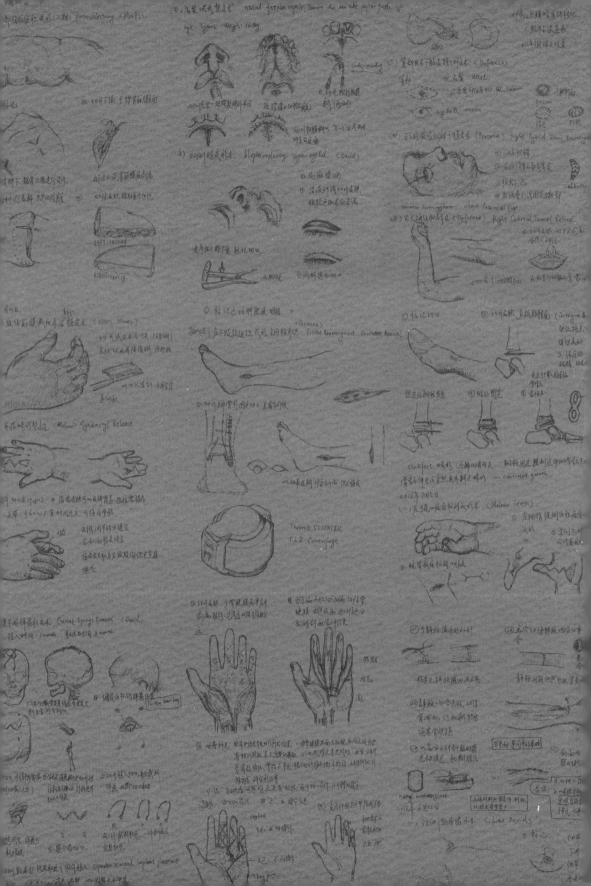

整形外科访学笔记

主审——邢　新

李跃军

薛春雨

李军辉

主编——毕宏达

人民卫生出版社

·北京·

美术修养和艺术美的熏陶是
外科的基础，学会也应用的素描绘画
给以塑造和美的思量，希望在这种
才艺方面，不断发挥创新开拓把美
学融入学科中去，发挥和发展她
的艺术水平，美与手术的精准结合。

张涤生

2008.6.10.

宏达：

　　非常高兴认识您并和您一起工作，祝您幸福，事业成功！

维克森林大学医学中心整形外科教授　科主任

Malcolm Marks

To Hongda
It has been a great pleasure knowing you and working with you. All the best for a happy and fruitful career

Malcolm Marks

致毕医生：

　　好朋友和艺术家！

维克森林大学医学中心整形外科教授

烧伤整形专家　创面中心主任

Joseph A. Molnar

To Dr. Bi,
a friend and an artist!
Best wishes,

Joel Molnar

毕医生：

您有难以置信的天赋！非常高兴认识你并且见证了你在美国的发展。祝福你在未来事业顺利！继续画！

维克森林大学医学中心整形外科教授

颅颌面专家　住院医师培训主管

Lisa David

To Dr. Bi,

You have an incredible gift!
It has been a great pleasure to
get to know you and see you
develop while here in the U.S.A.
I wish you all the best in
your future! keep drawing.

Lisa David MD.

毕医生：

感谢您这一年在我们科室做出的杰出工作，我会铭记你，我的朋友、显微外科医生和艺术家。

维克森林大学医学中心整形外科副教授

显微外科专家

Ivo A Pestana

Dr. Bi,
Thank you for your artistry and dedication to our
department this year. I will remember you
as a friend, microsurgeon, and artist.
Bless,
Iva A Pestana M.D.

毕医生：

    非常高兴这一年有你在我的手术室。在我心里你将永远是朋友，当你离开时我将无比悲伤。请保持联系，我永远的朋友。

维克森林大学医学中心整形外科洗手护士

Brenda Hess

To Dr. "B",

    It has been a joy having you in my OR. You will always be a friend in my heart. There will be a large void in my life when you have to leave us. Please stay in touch my forever friend.

Always,
Brenda L. Hess

毕医生：

　　虽然与你相识不久，但认识你很高兴。你将是我们永远的朋友，欢迎你来做客。

维克森林大学医学中心高级工程师

David Hess

Dr. 'B'

Have'nt known you long but it has been a pleasure and an honor knowing you. You will always be a friend and having you at our home.

Good Luck

David Hess

主编简介

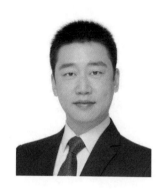

毕宏达

医学博士，副主任医师、副教授，硕士研究生导师；中国人民解放军海军第九二九医院副院长，中国人民解放军海军军医大学第一附属医院（上海长海医院）整形外科副主任。先后师从著名整形外科专家陈绍宗教授、邢新教授。从事整形外科工作 20 年，擅长复杂创面修复、瘢痕畸形矫正、显微修复重建、慢性创面诊治及各类美容手术。先后在国内外发表论著数十篇，其中以第一／通信作者发表 SCI 收录论著 16 篇。获四项国家专利，主持多项科研课题研究，包括国家自然科学基金项目、上海市自然科学基金项目、总后勤部军事医学科研课题（面上项目）、第二军医大学军事医学专项课题、上海长海医院科研探索创新项目等。参编、参译专著 7 部。获得中国人民解放军第二军医大学首届"银手术刀奖"提名奖，入选上海长海医院首批优秀青年人才。2016—2017 年在美国维克森林大学医学中心访问学习。

擅长医学绘图，坚持绘制手术笔记 16 年，点滴记录每日工作心得。这一工作习惯受到了已故学界泰斗张涤生院士的赞赏与鼓励。

访学期间工作照

（滨州医学院张锴教授拍摄）

序 一

我非常荣幸为本书作序。本书的作者是一名我非常尊敬的外科医生、同事。2016 年 5 月 16 日到 2017 年 4 月 27 日，毕宏达医生在维克森林大学医学中心整形外科访问学习。接待毕医生是一件令人愉快的事。我们在修复重建外科的很多领域共同讨论、交换意见。毕医生与我们的几位教授共同撰写了一系列学术论文，我们彼此之间受益良多。

我们的手术室禁止参观访问学习的人员拍照，但这项规定并未给毕医生带来任何挑战。他的学识植根于艺术才能，而且两者不相伯仲。他能够在手术进行中快速地绘图，记录手术台上的每一个细节，从不遗漏。这种才能成就了这本不同凡响的专著。这本书代表了医学与艺术的交汇，书中所绘制的每一例手术的解剖结构都无比精准。

美国北卡罗来纳州温斯顿 – 塞勒姆市

维克森林大学医学中心

整形外科教授

医学博士

美国外科学会会员

（译者：毕宏达）

Foreword 1

I am honored to write this forward to a book authored and drawn by a surgeon and colleague whom I greatly admire. Dr. Hongda Bi was a visiting scholar to the department of plastic surgery at Wake Forest School of Medicine from May 16th, 2016 to April 27th, 2017. It was a delight and a pleasure to host Dr. Hongda Bi. We discussed and exchanged views and opinions on a multitude of topics related to reconstructive and elective surgery. Dr. Bi collaborated on a number of manuscripts with our faculty and we all learned a great deal from each other.

Taking photographs in the operating room was forbidden, however this proved not to be a challenge for Dr. Bi. His medical knowledge was equaled or even super seeded by his artistic ability. He was able to sketch an operation in detail as fast as it was happening and his pen never missed a detail. This talent has resulted in this outstanding book. This book symbolizes the interplay between science and artistry. The anatomy is drawn to perfection as the drawings accompany the text of all the surgeries Dr. Bi observed.

Professor of Plastic and Reconstructive Surgery

Wake Forest University School of Medicine

Winston-Salem, North Carolina, USA

序 二

　　我们的星球上分布着众多的国家和不同的种族。人与人之间因宗教信仰、政治理念和种族差异等原因彼此分隔，但医学没有国界，不论身居哪个国家、来自哪个种族，共同罹患的疾病消除了人与人之间的差异。因此，医生之间乐于无私地分享医学知识，用来帮助患者；而不会考虑宗教、政治和种族等问题。

　　这本书是不同背景的医生之间分享医学知识的良好例证。毕宏达医生在维克森林大学医学中心整形外科访问学习一年时间。在这段时间里，我们很高兴能够彼此分享知识，毕医生则把这种分享过程变得令人愉悦。毕医生毫无保留地向我们介绍了他的经验，令我们受益匪浅。他友善的性格和幽默的谈吐每天都给我们带来欢乐。对我们而言，他不但是一个求学的学者，而且是来自中国海军军医大学第一附属医院（上海长海医院）的亲善大使。

　　在这本书里，毕医生为"手术艺术"一词带来了新的诠释。借助他的钢笔和速写本，他在手术室里准确、实时地记录下手术台上的每例手术。他绘画才能卓越，手术记录精准。虽然我们大多数人无法阅读图画旁边的中文，但书中的图画并不需要翻译。这本书是独一无二的，它记录了一名外科医生观察学习的经历，同时是医生之间无私分享知识的例证，还帮助其他人收获知识。这些图画会讲述一切。

　　我希望读者们能知道毕医生的绘画能力得到了他的儿子（小名"小鱼"）的继承。就像我们都很想念毕医生一样，我的孙女，Kimber，也一直在想念她的朋友"小鱼"。我们期待在未来会有很多次的重聚。

美国北卡罗来纳州温斯顿－塞勒姆市

维克森林大学医学中心

烧伤中心副主任　创面治疗与高压氧中心主任

整形重建与再生医学教授

Joseph A. Molnar

（译者：毕宏达）

Foreword 2

Our planet is one of many peoples with many governments. Many religious, political and ethnic differences exist to separate these people but the practice of medicine is universal. No matter our country of origin, we suffer from many of the same medical conditions which minimize our differences. As a result, physicians share their knowledge freely regardless of origins as we wish to help others without concern of religious, political and ethnic differences.

The pages that follow are a representation of the experience of sharing medical knowledge between physicians from different backgrounds at a very personal level. Dr. Hongda Bi came to join us at Wake Forest University for one year to learn about the practice of plastic surgery in our department. We were happy to share but Dr. Bi made it a pleasure. He also shared his knowledge freely leading to education for us as well. His friendly personality and warm sense of humor delighted us all on a daily basis. He was not only a scholar in search of knowledge but a good will ambassador for Changhai Hospital and the Chinese people.

Surgeons often speak of the "art of surgery" to account for practice of surgery that is without strong scientific basis. With experience they have learned that certain techniques are effective even if they do not know why. In the pages that follow, Dr. Bi has given this to a whole new meaning. With his pen and sketch book, he drew pictures daily in the operating room of every surgery in real time in a flawless fashion. His artistic talent is superb and his sketches are accurate. While many of us are unable to read the Chinese language text, the drawings in the following book require no translation. Dr. Bi has rendered everything he saw in a precise fashion for all to see without explanation. This is a unique compendium of one surgeon's observational experience to demonstrate the sharing of surgical knowledge so that others may continue to learn. The pictures speak for themselves.

I wish to also share with the world that Dr. Bi's artistic talent was inherited by his son, known to us as "Little Fish". While we all miss Dr. Bi since his departure, my granddaughter, Kimber, misses Little Fish as well. We look forward to many reunions in the future.

Professor of Plastic and Reconstructive Surgery and Regenerative Medicine

Medical Director, Wound Care and Hyperbaric Medical Center

Associate Director, Burn Unit

Wake Forest University School of Medicine

Winston-Salem, North Carolina, USA

前 言

写这本书的想法形成于我在维克森林大学医学中心访问学习的中期，大约是我在整形外科学习 6 个半月的时候。某天在手术间歇时，Malcolm Marks 主任问我："你的图打算出版吗？"我当时并未在意，所以仅仅礼节性地回答："或许吧。"几天后 Marks 主任再次问了我同样的问题，我意识到他也许是在给我某种建议或鼓励，所以那一次我的回答很坚决："当然！"

维克森林大学（Wake Forest University）位于美国北卡罗来纳州的历史名城温斯顿 - 塞勒姆（Winston-Salem），整形外科是维克森林大学医学中心的明星科室。整形外科的前任科主任 Luis Agenta 教授在颅颌面外科、皮肤软组织扩张及创面修复领域成果卓著。他创立的头盔疗法是小儿颅颌面畸形重要的辅助疗法，他的另一项重要发明是负压创面治疗技术，该技术在创面治疗领域影响深远。基于以上成就，Agenta 教授在 2016 年荣获美国外科医师协会 Jacobson 创新奖。2012 年，Agenta 教授访问中国人民解放军海军军医大学附属第一医院（上海长海医院）整形外科，我有幸与他结识并提出访学意愿，2016 年在中华医学会整形外科学分会留学基金的资助下最终成行。

绘制手术笔记是我多年坚持的工作方式和业余爱好。从进入维克森林大学医学中心整形外科开始到学习结束，我一共参观了 1 500 余例手术，绘制了 7 本（5 000 余幅）手术图。这些图画给我的学习带来很大的帮助，在手术间里我尽量记录下所见的一切，以便术后能够有充裕的时间向教授们请教，充分理解他们处理各类临床问题的思路。而且这样做也很容易帮我与其他医生之间建立友谊——当我与整形外科的医生一道参加其他科室的会诊手术时，他们总会说，"毕，给他们看看你的画"，接下来的交流就变得简单。当然，这种形式最大的好处，还是在于帮助我记忆——每一幅画，都能让我回想起手术现场的每一处细节——即便我早已经过了记忆的黄金年龄。

本书以一名高年资整形外科医生的视角，以手绘图片为主要形式，展示了一所美国住院医师教学医院（teaching hospital）整形外科一年时间里真实发生的部分手术案例。本书浓缩了笔者一年的访学历程，旨在解答美国同行做什么、如何做、为何这样做三个主要问题。中美两国的医疗体系运作模式差异很大，东西方人群的解剖特点、生活习惯不同，疾病谱也不同，因此，即便是同一个专业的日常工作也会有很大差异，笔者将凭借个人理解尽量阐释；中美两国整形外科的学科范围和专科教育、培训模式均不同，笔者也将就此种差异进行一定的比较。

整形外科是一门解决问题的学科，注重对临床问题的认识、理解，强调建立合理的问题解决策略。虽然笔者记录的并非都是疑难病例，但代表了美国整形外科医生对"成熟"方案的基本共识，其中的部分病例能够代表美国资深整形外科教授的临床功力，值得借鉴。另外，美国同行对新材料的临床使用也是我着力记录的内容，将一并奉献给读者。

受素材的限制，这本书并不能系统、全面地介绍整形外科各方面的知识。另外，虽然美国的医学教育标准化程度很高，但笔者在一年时间里、在一家医学中心能够接触到的信息毕竟是有限的，本书记录的资料只是当代美国整形外科临床水平的管窥。必须明确，书中对病例的述评仅为笔者一家之言和个人感悟，囿于知识水平、语言能力，书中内容难免出现错误，不当之处敬请谅解。此外，书中图片都是在手术台边即时绘制完成的，空间有限、视角狭窄、时间紧张，因而难免潦草，希望读者能够海涵。

感谢中华医学会整形外科学分会与中国人民解放军海军军医大学第一附属医院（上海长海医院）提供的出国学习机会；感谢我的家人在访学期间对我的支持；感谢李跃军教授、邢新教授百忙中拨冗审阅。这本书对我另有特殊意义，我可以比较有底气地告诫我的儿子，在人生的任何阶段都不要松懈。

2023 年 1 月于上海

目 录

第二篇

颅颌面外科

第三篇

乳房整形

第四篇

面部修复重建

第五篇

手部创面修复

第六篇
美容外科

第一篇　创面修复

现代整形外科学专业的形成源于两次世界大战。战争期间大量的伤员需要回归社会，催生了以治疗创伤／畸形为主要任务的整形外科专业，可以说整形外科是战火中飞出的"金凤凰"。

创面修复是整形外科工作的核心内容之一。整形外科采用组织移植技术可以实现对骨组织、深部脏器等的有效覆盖，从而挽救肢体甚至生命。在急诊室里，整形外科医生像是患者眼中的"白袍巫师"，拥有魔力，能够使他们的创伤得到完美的救治，并抚平受伤的心灵。即便是医生同行对整形外科医生往往也有某种期待：嗨！这里有个创面，能否帮个小忙把它修好？事实上，每一例创伤或创面都是特殊的挑战，并没有"标准化"的答案，整形外科医生手里能够掌握的武器就是原则（principles），把各种原则合理组合运用以解决临床问题，这就是整形外科医生的"魔法"。一名有经验的整形外科医生知道保持冷静，并耐心地告诉患者：我们可以做些什么；有哪些事是做不到的；即便有风险，尝试做哪些事是值得的。当然，学会在正确的时间做正确的事，是需要长年累月的大量积累才能获得的能力。

维克森林大学医学中心是一所一级创伤中心。美国的创伤中心在人员技术实力、资源储备、硬件设施等方面有严格的标准。一级创伤中心需要有物资储备仓库、急救车队、急救直升机等硬件匹配。笔者租住的公寓即在医院急救直升机的航路上，每晚都有数架直升机轰鸣飞过。整形外科是浸信会医学中心创伤中心的核心力量之一，日常有大量创伤、创面患者就诊。该科室最著名的成果是发明了负压疗法（negative pressure wound therapy，NPWT），目前，负压疗法的应用已经极大地超出了原有目的，由单纯创面治疗逐渐演进出植皮固定、创面暂时封闭、预防切口感染等多种临床应用模式，其临床探索仍在不断深入。

第一章　常规创面修复

第一节 躯干会阴创面修复

病例 1　乳腺癌切除术后胸壁创面修复

【病历简介】患者女性，47岁，诊断为炎性乳腺癌，行新辅助化疗及放疗，治疗效果不理想，决定实施根治性扩大切除。

【诊疗过程】术前肿瘤外科与整形外科会诊，共同制订手术方案。肿瘤切除由肿瘤外科实施。切除了肿瘤及周围皮肤软组织及胸大肌，形成巨大创面，基底部胸骨、肋骨外露（图1-1-1）。切除组织送快速冷冻诊断证实边缘无肿瘤，由整形外科医生开始重建工作。首先行深筋膜表面皮肤剥离（图1-1-2），动员创周皮肤，适当缩小创面，并便于探查周围组织。在游离健侧胸大肌肌瓣过程中，发现胸廓内动脉穿支较粗（直径约2mm），决定采用胸大肌翻转肌瓣（图1-1-3），以增加胸大肌肌瓣覆盖范围（图1-1-4、图1-1-5）。改为侧卧位切取背阔肌肌瓣修复剩余创面（图1-1-6～图1-1-8），肌瓣表面植皮。

【治疗结果】术后肌瓣、皮片全部成活，背阔肌供区术后18天拔除引流管。

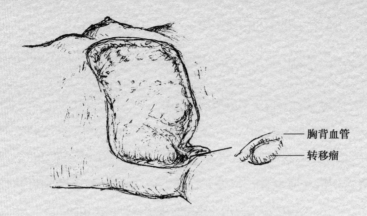

胸背血管

转移瘤

图 1-1-1　左侧炎性乳腺癌扩大切除术后创面

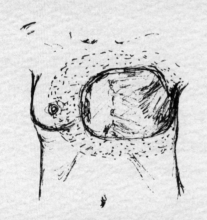

图 1-1-2　沿深筋膜表面剥离，动员创周皮肤

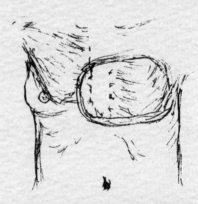

图 1-1-3　设计右侧胸大肌肌瓣

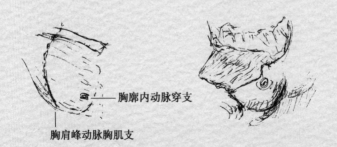

胸廓内动脉穿支

胸肩峰动脉胸肌支

图 1-1-4　离断胸肩峰动脉胸肌支，肌瓣翻转覆盖胸骨

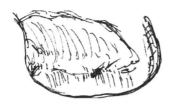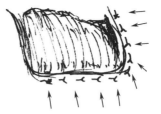

图 1-1-5　动员周围皮肤、缩小创面，变更体位

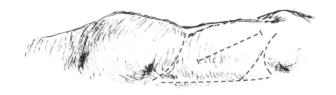

图 1-1-6　设计背阔肌肌瓣，标记切口

切取背阔肌肌瓣

完成剥离

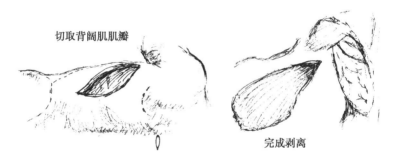

图 1-1-7　分离肌瓣，经皮下隧道转移至胸前

背阔肌

胸大肌

23cm×15cm

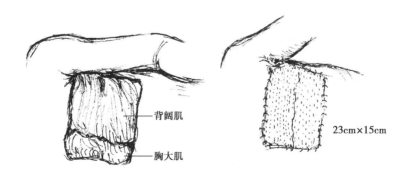

图 1-1-8　背阔肌与胸大肌瓦合，在肌瓣表面植皮

【述评】

炎性乳腺癌有浸润性生长特点，易发生早期转移，应采用综合性治疗，通常需要新辅助化疗、放疗与手术治疗相结合。浸润性乳腺癌通常需要扩大切除，而且胸大肌甚至胸骨、肋骨均有可能受到累及，术后可出现较大范围的胸壁软组织缺损，通常需要整形外科合作行修复工作。术者综合采用了多种技术，思路非常清晰：行皮下游离、局部皮肤推进以缩小创面，再以肌瓣翻转覆盖骨外露创面，最后以背阔肌肌瓣瓦合胸大肌肌瓣，实现了骨外露及放射性损伤创面的彻底封闭，展示了娴熟的技术和扎实的修复重建功力。

国内医生多倾向于应用肌皮瓣进行修复重建，而美国医生倾向于使用肌瓣＋植皮，或许是欧美地区肥胖者较多、患者皮下脂肪较厚的缘故。本例患者肿瘤切除后软组织缺损范围较大，采用单一背阔肌肌瓣预计难以有效覆盖，因此选用患侧背阔肌肌瓣与对侧胸大肌肌瓣联合修复的方式。这一手术方案比较安全，而且背阔肌肌瓣供区无植皮后凹陷畸形。缺点是对健侧乳房形态可能有一定影响；另外，背阔肌肌瓣供区血清肿发生率较高，有时需要反复抽吸治疗。

本例患者备选手术方案还有腹直肌肌皮瓣＋背阔肌肌皮瓣方案，此外，游离股前外侧皮瓣法也可以作为备选。与上述各种备选方案比较，术者实际使用的方案相对来说更加简单、安全。

病例 2   双侧胸大肌肌瓣修复胸骨切口骨髓炎创面

【病历简介】患者女性，72岁，因冠状动脉狭窄行冠状动脉旁路移植术，术后因移植血管栓塞而再次手术，重新行静脉移植。最后一次手术后2周左右，出现胸骨正中切口感染、裂开，长期换药切口不愈合（图1-2-1）。CT检查证实胸骨存在慢性骨髓炎，纵隔未受累及。

【诊疗过程】患者接受换药治疗5月余，并接受了系统的抗生素治疗。期间曾尝试两次清创缝合，术后闭合切口均再次因感染裂开。此次拟采用肌瓣覆盖方式修复创面。术前准备包括充分敞开、灌洗引流及敏感抗生素治疗。全身麻醉后取仰卧位，由胸外科医生完成清创，切除大部分坏死的胸骨。整形外科医生行创面修复，以胸肩峰动脉胸肌支为蒂设计双侧胸大肌肌瓣推进方式封闭创面（图1-2-2），在肌肉表面剥离皮肤，并离断胸大肌起、止点，保护血管蒂，将两侧肌瓣叠加于胸骨正中创面缝合固定（图1-2-3）。留置多根皮下引流管后，皮肤创面直接钉合（图1-2-4），切口表面用负压创面引流装置保护。

【治疗结果】术后7天胸骨正中切口顺利愈合，拆除皮钉，随访3个月感染未复发。

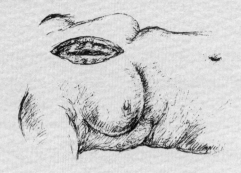
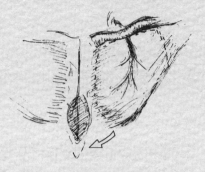

图 1-2-1　胸骨正中切口，慢性骨髓炎创面　　　图 1-2-2　设计双侧胸大肌肌瓣修复创面

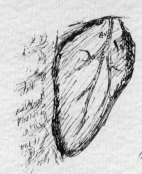
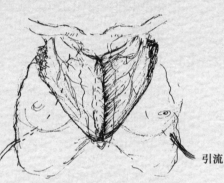

引流

以一侧胸大肌折叠填塞创腔　　　另一侧胸大肌叠于表层，加强切口

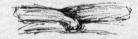

缝合示意

图 1-2-3　游离胸大肌肌瓣，两侧瓦合修复创面

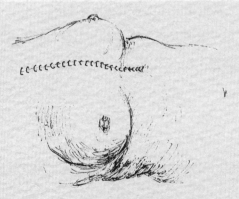

图 1-2-4　间断缝合皮下组织，钉合皮肤

【述评】

胸骨正中创面（sternal wound）是颇为棘手的临床难题。正常情况下，胸骨后壁有两侧胸廓内动脉及其穿支血管，血供较为丰富，因此，单纯开胸手术后胸骨感染率并不高，切口感染往往与线结反应、钢丝外露有关。冠状动脉旁路移植术需要将胸廓内动脉用作冠脉搭桥的动力血管，从而破坏了胸骨血供，造成局部缺血。因此，在冠状动脉旁路移植术的患者中，胸骨正中切口感染、迁延不愈，甚至发展成骨髓炎的情况时有发生。

本例患者接受过两次冠状动脉旁路移植术，双侧胸廓内动脉均已被旁路移植利用，胸骨血供受到严重影响。术后切口感染逐渐发展为慢性骨髓炎。对于这样的患者，只有通过血供丰富的组织瓣进行覆盖，方有愈合的希望。可供选择的方案有胸大肌肌瓣，或者带蒂大网膜移植。腹直肌肌皮瓣、翻转胸大肌肌瓣等方式因上游血供被破坏，故无实施基础。

本例患者采用了双侧胸大肌肌瓣法修复创面。由于胸廓内动脉已被离断，因此选择胸肩峰动脉胸肌支作为肌瓣血供来源，充分游离肌瓣，交叉叠放，覆盖胸骨正中创面。

因胸大肌在旋转推进过程中会出现"缩短"的现象，胸骨远端创面的有效覆盖是这一手术的难点与要点。术者需小心地将胸大肌从锁骨下缘充分松解，借用血管的弹性增加组织移动度。在锁骨下区手术时要格外注意，避免损伤血管蒂，并确保松解充分到位。本例手术前，医院恰有捐献的遗体可供解剖学习，整形外科住院医生对新鲜尸体标本进行了各种肌皮瓣的解剖和手术模拟。这种结合实战的解剖学习，能够使年轻医生提前掌握手术的难点、要点，终身受益。

胸部皮肤弹性良好，因此，动员创周皮肤通常能顺利闭合创面，不需要额外植皮或皮瓣移植。术后在闭合的皮肤切口表面使用创面负压疗法（incisional negative pressure therapy）能够在一定程度上消除死腔，降低感染概率。

病例 3　胸大肌、腹直肌肌瓣修复胸骨切口骨髓炎创面

【病历简介】 患者男性，69 岁，因风湿性心内膜炎接受心脏瓣膜置换术。术后胸骨正中切口裂开，形成慢性创面，迁延不愈 1 年余（图 1-3-1）。胸骨正中切口曾接受 2 次清创缝合，术后均再次发生感染裂开。CT 检查证实胸骨存在慢性骨髓炎。

【诊疗过程】 首先行清创术，扩大切除创缘皮肤及软组织。刮除胸骨表面骨皮质，见深部组织无感染征象，于是保留了胸骨固定钢丝（图 1-3-2）。设计右侧胸大肌翻转肌瓣、左侧胸大肌旋转推进肌瓣以及左侧腹直肌翻转肌瓣封闭覆盖胸骨创面（图 1-3-2）。将肌瓣堆叠于胸骨表面，缝合固定，供区留置皮下引流（图 1-3-3）。皮肤创面直接缝合，切口表面用负压封闭引流保护。

【治疗结果】 术后胸骨正中切口愈合，术后 14 天拆线，随访 3 个月感染未复发。

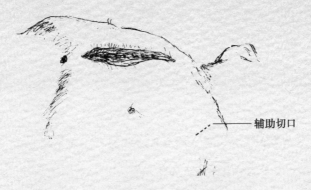

辅助切口

图 1-3-1 胸骨正中切口伴慢性骨髓炎创面

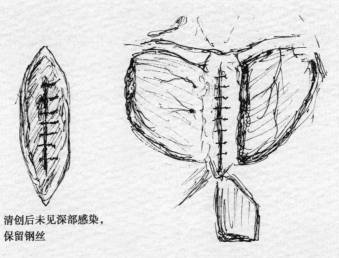

清创后未见深部感染，
保留钢丝

图 1-3-2 清创，设计翻转胸大肌肌瓣，推进胸大肌肌瓣及翻转腹直肌肌瓣修复创面

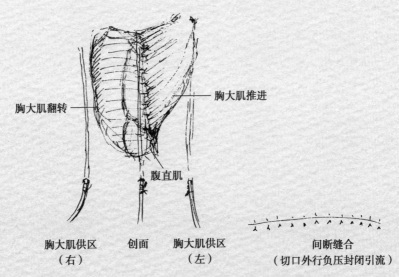

胸大肌翻转　　　　　　　胸大肌推进

腹直肌

胸大肌供区　　创面　　胸大肌供区　　　　间断缝合
（右）　　　　　　　（左）　　　（切口外行负压封闭引流）

图 1-3-3 三组肌瓣瓦合，拉拢缝合皮肤

【述评】

病例 3 与病例 2 的区别在于其双侧胸廓内动脉是完好的，因此，手术修复方式更为灵活。患者胸骨正中骨髓炎创面主要在远端，相对而言治疗难度大，具有一定的代表性。

胸大肌肌瓣是修复胸骨正中创面最常用的局部组织瓣。胸大肌血供来源于胸肩峰动脉胸肌支、胸廓内动脉穿支，两者均可独立营养整块胸大肌。因此，胸大肌肌瓣可设计为凭借胸肩峰动脉胸肌支的带蒂肌瓣，或者是凭借胸廓内动脉穿支的翻转肌瓣。

术者选用一侧胸大肌推进肌瓣、对侧胸大肌翻转肌瓣的方式，优点是覆盖胸骨表面的肌瓣组织量充裕、无张力，覆盖确实。对胸骨远端创面，可采用腹直肌肌瓣翻转覆盖的方式，增加局部组织量。腹直肌肌瓣血供也来自胸廓内动脉，其组织量充足，可依据创面大小进行切取。值得注意的是，切取腹直肌肌瓣后会造成腹壁强度下降，可以采用前鞘折叠或人工补片的方式加强腹壁，预防腹外疝。

本例术者在剥离左侧胸大肌推进肌瓣时使用了一个小技巧，即在腋窝前方胸大肌表面做一处约 3cm 长的附加切口。这样做的好处：一是此处胸大肌较厚，附加切口便于肌肉的离断；二是利用这一切口可在直视下解剖胸肩峰动脉血管蒂，使手术更加安全。

病例 4　局部胸大肌肌瓣修复胸骨切口骨髓炎创面

【病历简介】　患者男性，68 岁，因冠状动脉狭窄行冠状动脉旁路移植术。术后胸骨正中切口裂开，形成慢性创面。CT 检查未见慢性骨髓炎。患者有严重的吸烟史，术后未遵医嘱戒烟。本次手术前曾接受清创缝合，在切口负压封闭引流下出现过短期愈合（2 个月）。

【诊疗过程】　首先行清创术，扩大切除创缘皮肤及软组织，用水动力清创设备反复冲洗创面。以异体脱细胞真皮基质封闭创基，剥离切缘两侧胸大肌形成局部推进肌瓣，"8"字缝合肌瓣覆盖创面，留置负压封闭引流后，水平褥式缝合闭合皮肤（图 1-4-1）。

【治疗结果】　术后 14 天拆线，随访 2 个月感染未复发。

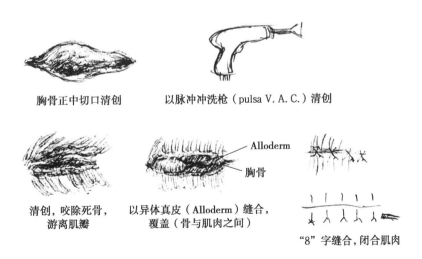

胸骨正中切口清创　　　　　以脉冲冲洗枪（pulsa V.A.C.）清创

清创，咬除死骨，　　　以异体真皮（Alloderm）缝合，　　"8"字缝合，闭合肌肉
游离肌瓣　　　　　　覆盖（骨与肌肉之间）

Alloderm
胸骨

图 1-4-1　局部胸大肌肌瓣覆盖胸骨正中创面

【述评】

胸骨正中切口创面问题的临床治疗应当为阶梯性的：并非胸骨正中切口一旦裂开，就立即实施组织瓣移植修复。正确的思路是结合患者情况，优先选择创伤小、费用低的方案。首先应当是换药观察；经过一段时间的换药治疗后，可以尝试清创、闭合切口；如果清创缝合无法奏效，可以谨慎地使用自体组织移植。

修复胸骨正中切口创面需要多个学科密切配合，协作完成。就修复策略而言，术者对局部组织瓣的使用要有合理的设计，充分考虑血供问题，尽可能组合应用以提高修复可靠性。若局部的肌瓣仍然无法控制感染，还可以在腹腔镜下切取带蒂大网膜组织，经皮下隧道转移至胸骨创面，利用大网膜丰富的血供对抗局部感染，促进愈合。

病例 5　腹直肌肌皮瓣修复胸壁皮肤恶性肿瘤切除创面

【病历简介】患者男性，76 岁，胸部肿块，进行性增大 2 年，病理学检查为隆凸性皮肤纤维肉瘤，术前 CT 检查显示肿瘤未侵及肋骨（图1-5-1）。

【诊疗过程】患者取平卧位，标记肿块边缘，扩大 1.5cm 切除肿瘤及周边皮肤，在胸骨、肋骨表面切除病灶，标记后送快速冰冻活检（图1-5-2），结果为皮缘、基底均未见肿瘤。依据创面特点（大小、深度），术者决定采用腹直肌皮瓣方案修复创面。切开腹直肌前鞘（图1-5-3、图1-5-4），于皮瓣远端横断腹直肌，结扎离断腹壁下动脉（图1-5-5、图1-5-6）。继续向近端游离肌皮瓣时，见一来自肋间动脉的穿支进入皮瓣无法携带，予结扎切断。此时观察到皮瓣血供发生异常，即刻行吲哚菁绿试验检查皮瓣血供，见皮瓣血供不良、肌瓣远端灌流不足（图1-5-7）。于是将皮瓣自肌瓣表面切除，修薄为皮片（图1-5-8）。折叠加强缝合腹直肌供区，肌瓣翻转覆盖骨外露创面，表面植皮修复创面（图1-5-9）。

【治疗结果】术后 14 天拆线，肌瓣与皮片均一期愈合。

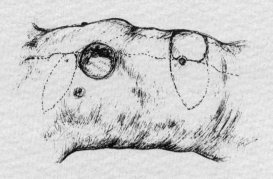

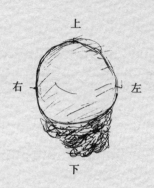

图 1-5-1 胸壁隆凸性皮肤纤维肉瘤，扩大切除术后，
计划以腹直肌肌皮瓣或胸廓内动脉穿支皮瓣修复创面

图 1-5-2 标记部位后将切除病灶送快速
冰冻活检

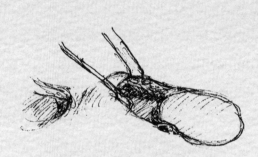

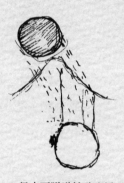

切开皮瓣，至腹壁深筋膜表面（腱膜），
沿其表面作皮下隧道，至与受区相通

经皮下隧道转移皮瓣示意

图 1-5-3 切开皮瓣，经皮下隧道转移皮瓣

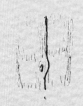

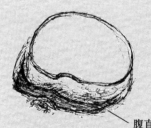

于内侧缘切开腹直肌前鞘，
注意避开白线

图 1-5-4 切开腹直肌鞘，解剖分离肌皮瓣

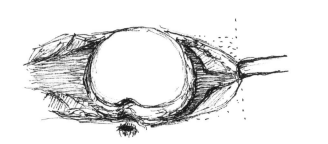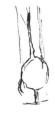

图 1-5-5 向远端适当游离肌瓣，以携带更多组织

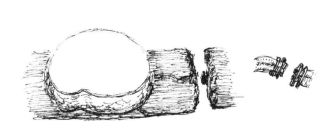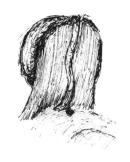

图 1-5-6 结扎离断腹壁下动脉

图 1-5-7 结扎肋间血管进入肌瓣
分支后，见皮瓣血供出现障碍

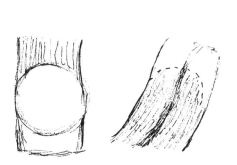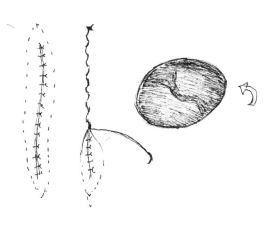

图 1-5-8 皮瓣、肌瓣远端血供不佳
（荧光照射下不显色），予切除

图 1-5-9 缝合腹直肌前鞘，翻转腹直肌肌瓣
覆盖创面，表面植皮

【述评】

笔者最初认为这是一例过于谨慎的手术，但事实证明，术者的谨慎的确有理有据。

本例为胸壁恶性肿瘤扩大切除术后创面修复。通常情况下，肿瘤切除由肿瘤外科医生完成，但本例手术由整形外科医生完成了全部工作。术中切除组织十分细致、规范，确保肿瘤切除彻底。最初的修复重建方案包括胸廓内动脉穿支皮瓣或腹直肌肌皮瓣。完成肿瘤切除工作后，术者依据创面特点，决定采取垂直腹直肌肌皮瓣（vertical rectus abdominal myocutaneous flap，VRAM）修复方案。

皮瓣切取分离十分顺利。然而，在解剖血管蒂时，发现一来自腹壁下动脉的粗大皮穿支自腹直肌内侧缘直接进入肌皮瓣，因难以携带，遂结扎切断；继续解剖肌皮瓣时另见来自肋间动脉的皮支进入皮瓣，切断后皮瓣即出现缺血迹象（图1-5-10）。应用吲哚菁绿试验检查皮瓣血供，见灌流不足，于是改为翻转腹直肌肌瓣结合植皮修复创面。

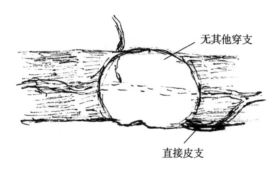

无其他穿支

直接皮支

图1-5-10　皮瓣血供示意，来自肋间动脉分支与腹壁下动脉直接皮支

笔者一直认为纵向腹直肌皮瓣血供恒定可靠，因此，对术者决定改变手术方案最初颇感意外。然而，腹直肌肌皮瓣的血供本质上仍然来自穿支。术中血管解剖发现岛状皮瓣有直接皮支滋养，并且吲哚菁绿试验检查证实切断滋养血管后，皮瓣出现血供障碍。在这种情况下，期待有其他的未知穿支给皮瓣带来血供，无疑是冒险的，改变手术方案是合理的。

本例手术医生是一名经验丰富的显微外科专家，擅长用腹壁下动脉穿支皮瓣游离移植再造乳房，对局部解剖很熟悉，盘点手术操作并无差错。对于这例患者，将皮瓣修薄为皮片的方案或许过于谨慎了，但对笔者极具警示意义——岛状带蒂肌皮瓣同样存在血供障碍风险，无论何时，精细操作、审慎判断才能确保手术安全。

病例 **6**　　背阔肌肌瓣＋人工补片修复胸壁全层缺损

【病历简介】　患者女性，48岁，右侧乳腺癌、乳房切除后3年，术后接受辅
　　　　　　　助放疗，局部继发纤维肉瘤。

【诊疗过程】　手术由肿瘤外科与整形外科医生合作完成。患者取侧卧位，于
　　　　　　　胸腔镜下检查，见肿瘤穿透胸壁，与肺组织紧密粘连，取局部
　　　　　　　肺组织送活检，结果为阳性；扩大切除受累的皮肤、乳腺、胸
　　　　　　　大肌、肋骨及肺组织，自胸腔镜切口置入胸腔引流管（图1-6-1），
　　　　　　　以可吸收补片修复骨性胸壁缺损，修补完成后恢复通气，检
　　　　　　　查肺功能。整形外科医生以背阔肌肌皮瓣修复软组织缺损
　　　　　　　（图1-6-2）。

【治疗结果】　术后14天拆线，肌皮瓣成活，创面顺利愈合。

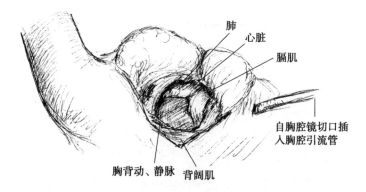

图1-6-1　右胸壁肉瘤，切除受累肺段、肋骨及皮肤软组织

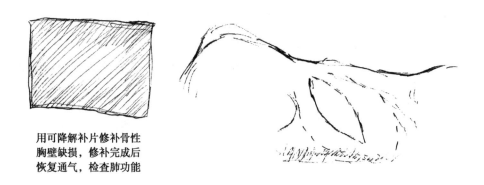

图1-6-2　设计背阔肌肌皮瓣修复创面

【述评】

　　这是一例复杂的胸壁恶性肿瘤切除与重建手术，要点在于切除与修复的衔接。术前，肿瘤外科与整形外科医生共同制订了手术方案，包括肿瘤切除范围及修复方案（背阔肌肌皮瓣方案）。术中，整形外科医生与肿瘤外科医生共同对胸背血管、背阔肌是否受到肿瘤侵犯进行了大体评估，对活检取材部位也进行了共同确认。此外，切除肿瘤前对胸背动、静脉血管蒂进行了分离保护，在背阔肌肌瓣边缘用手术巾进行了切缘保护（避免种植转移）。

病例 7　　腹直肌肌瓣修复尿道癌根治术后会阴缺损

【病历简介】 患者男性，74岁，因尿路梗阻行膀胱镜检查，见尿道新生物，
　　　　　　　病理检查诊断为尿道癌。

【诊疗过程】 泌尿外科行经腹会阴联合尿道扩大切除、尿道转流术。肿瘤切除
　　　　　　　后会阴区出现较大软组织缺损，整形外科协助以腹直肌肌瓣腹腔
　　　　　　　内转移修复会阴缺损（图1-7-1），皮肤直接缝合。

【治疗结果】 术后会阴创面顺利愈合。

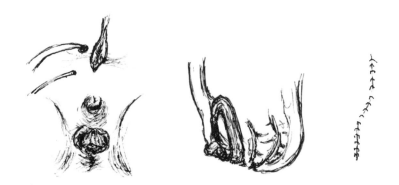

图1-7-1　尿道癌术后会阴创面，腹直肌肌瓣填充闭合死腔，术后行切口负压封闭引流

【述评】

　　会阴区肿瘤扩大切除后，常伴有较广泛的软组织缺损。针对这一区域的缺损，运用腹直肌肌瓣填充能够有效消除死腔，防止会阴切口裂开，降低术后并发症发生率。对经腹会阴联合手术的患者，切取腹直肌肌瓣简单方便，而且不破坏腹直肌前鞘，对腹壁强度影响也较小。

　　在美国，整形外科很少开展肿瘤切除工作，而肿瘤外科医生也一般不会尝试修复重建工作，但两者间的合作是十分顺畅的。当然，这种合作是以各组医生的经济利益能够得到充分保障为基础的。

病例 8   分次皮肤扩张法修复下腹部、会阴、大腿瘢痕

【病历简介】 患者女性，13岁，会阴区软组织创伤后瘢痕。一期采用皮片移植
修复，遗留大范围瘢痕及软组织凹陷，为改善外观行手术治疗。

【诊疗过程】 手术为分期进行，一期在右下腹、右髂部、右大腿埋置3个皮
肤扩张器（图1-8-1），切开皮肤后以子宫颈扩张器剥离皮下组
织，损伤小，不易破坏血管及皮神经，组装注射壶与扩张囊（图
1-8-2），行内置式注水扩张（每周1次）。半年后取出扩张器，
将扩张皮瓣以推进方式转移至瘢痕区，切除皮瓣覆盖区瘢痕，间
断缝合切口（图1-8-3）。

【治疗结果】 术后皮瓣成活，创面顺利愈合。待半年后再次行皮肤扩张，修复
残余瘢痕。

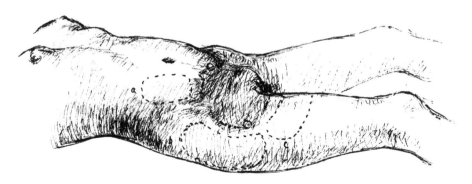

图1-8-1 下腹部、会阴部烧伤后瘢痕，标记皮肤扩张器位置

注射壶与扩张器分置，两者之间用金属管连接、组合；避免一体式扩张器使用中，为引出注射壶而在输水管周围进行广泛的分离；注射壶内有金属衬板，注水扩张时可通过磁铁在体表对注射壶进行定位

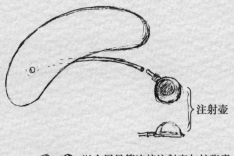

注射壶

以金属导管连接注射壶与扩张囊

图 1-8-2　组合连接内置式皮肤扩张器

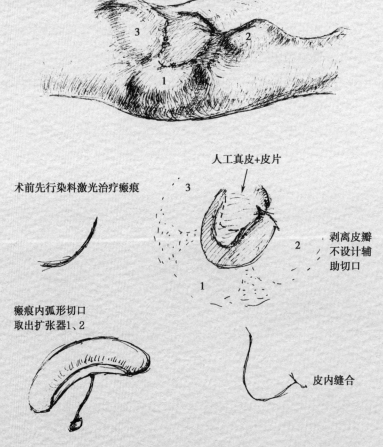

术前先行染料激光治疗瘢痕

人工真皮+皮片

剥离皮瓣不设计辅助切口

瘢痕内弧形切口取出扩张器1、2

皮内缝合

图 1-8-3　半年后取出扩张器，扩张皮瓣以推进方式修复部分创面

【述评】

　　皮肤扩张器是治疗继发瘢痕畸形的有效方法。一般来说，为了提高扩张皮瓣覆盖效率，可设计辅助切口，将扩张皮瓣以易位、旋转和推进等方式覆盖受区，从而提高扩张皮肤使用效率。但这样做的缺点是增加了辅助切口瘢痕，以及偶尔出现皮瓣局部血供障碍。本例体现了术者使用皮肤扩张术的独特理念：梯次扩张，不增加额外辅助切口。这种方式虽然效率不高且手术次数相对增多，但胜在安全、无额外瘢痕、皮瓣血供可靠，因而修复远期效果可能更好。

　　笔者注意到一处细节：虽然本例采用闭合式扩张（内置注射壶），但在取出扩张器后医生仍然将渗液、扩张器等常规送微生物培养。这种严谨的做法值得借鉴，可以帮助医生在术后一旦发生感染时可及早针对性用药。

病例 9   臀大肌肌皮瓣修复脊柱侧弯支架感染创面

【病历简介】 患者男性，26 岁，先天性脊柱侧弯伴脊柱裂、下肢截瘫。半年前行截骨脊柱侧弯矫正术，术后内固定感染、骶尾部创面形成，经换药治疗 3 个月不愈合。

【诊疗过程】 脊柱外科医生取出内固定后，整形外科医生行重建术。松解脊柱两侧肌肉组织覆盖裸露的棘突，并闭合内固定取出切口。设计右侧臀大肌肌皮瓣修复骶尾部创面（图 1-9-1），在臀中肌表面剥离，于梨状肌上孔找到臀上动脉，解剖至血管蒂无张力，将皮瓣旋转 180° 后覆盖骶尾部创面，供区直接拉拢缝合（图 1-9-2）。

【治疗结果】 术后皮瓣成活，创面顺利愈合。半年后拟再次行脊柱畸形矫正。

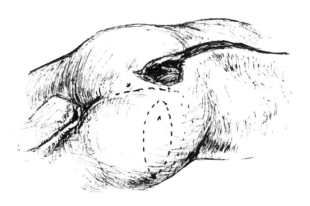

图 1-9-1　脊柱侧弯伴脊柱裂，骶尾部创面，设计臀大肌肌皮瓣

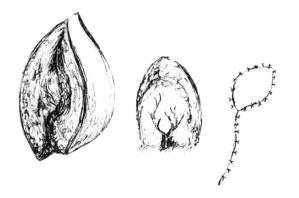

图 1-9-2　岛状臀大肌肌皮瓣覆盖创面，供区直接拉拢缝合

【述评】

　　本例采用经典的臀大肌肌皮瓣修复骶尾部创面。臀大肌肌皮瓣血供可靠，但质地较厚，因而在皮瓣设计时需留出余量，避免转移后皮瓣"缩短"造成创面难以修复。

　　笔者认为，腰动脉穿支皮瓣、臀上动脉穿支皮瓣等筋膜皮瓣也可适用于该患者，而且操作更为简捷。

第二节 四肢创面修复

病例 10 游离股前外侧皮瓣修复小腿骨缺损创面

【病历简介】 患者男性，34岁，交通事故导致左侧胫骨开放性骨折伴骨缺损，左踇趾骨折。先期行克氏针固定踇趾骨折，胫骨骨折行髓内钉骨折复位内固定、骨缺损以骨水泥封闭覆盖（图1-10-1），皮肤创面勉强拉拢缝合。术后出现皮肤水肿进而胫前皮肤软组织坏死。骨水泥及部分胫骨外露。

【诊疗过程】 手术在组织水肿消退、软组织情况稳定后进行（术后4周），期间给予负压封闭引流治疗，暂时封闭创面。标记清创范围、切除纤维化组织（图1-10-2），显露被骨水泥封闭的胫骨缺损段（图1-10-3），以骨刀凿除骨水泥，显露髓内钉及骨缺损（图1-10-4），取少量骨组织送细菌培养。重新调配抗生素磷酸钙骨水泥填充骨缺损，表面以丙烯酸甲酯骨水泥封闭，完成骨折段处理。沿患肢胫后动脉走行方向设计"S"形切口（图1-10-5），多普勒探查旋股外动脉降支穿支位置，设计股前外侧皮瓣（图1-10-6），自设计线前缘切开，在深筋膜下找到皮瓣穿支血管，牵开股直肌，见血管蒂为肌皮穿支，肌肉内行程较短（图1-10-7）。于受区行胫后血管探查，在创伤区近端找到相对健康的血管（图1-10-8）。在股外侧肌内仔细解剖穿支血管，完全游离皮瓣血管蒂（图1-10-9），以亚甲蓝点染，避免移植过程中出现血管蒂扭转。将皮瓣断蒂，记录热缺血时间（图1-10-10），供区直接拉拢缝合，显微镜下完成血管吻合，间断缝合固定皮瓣（图1-10-11）。

【治疗结果】 术后皮瓣成活，创面顺利愈合。

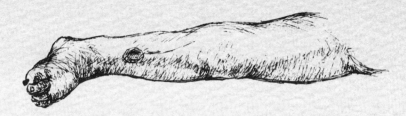

图 1-10-1 左侧胫骨骨外露创面，前软组织缺损，踇趾骨折

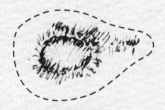

标记清创范围

图 1-10-2 标记清创范围，
切除纤维瘢痕组织

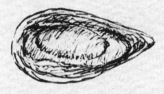

图 1-10-3 显露骨缺损和表面
覆盖的抗生素骨水泥

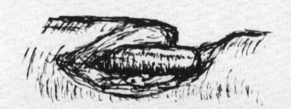

图 1-10-4 凿除骨水泥，显露髓内钉及骨缺损

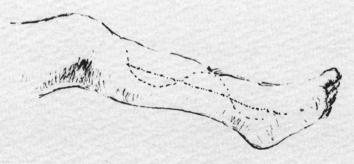

图 1-10-5 设计血管探查切口

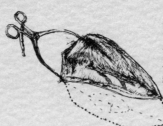

向前内侧牵开股直肌，见股前外降支血管，肌皮穿支型血管蒂、穿支粗大，肌肉内行程短

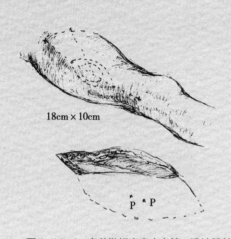

18cm × 10cm

P P

图 1-10-6　多普勒探查穿支血管，设计股前外侧皮瓣

P 代表穿支血管位置。

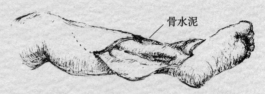

骨水泥

探查胫后血管，见创伤区（trauma zone）如下改变：①深筋膜增厚；②脂肪变性，失去弹性；③肌肉失活，纤维化

图 1-10-7　找到皮瓣穿支血管，探查小腿受区血管

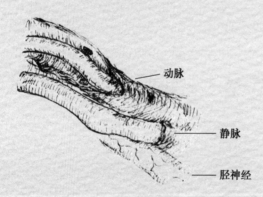

动脉

静脉

胫神经

图 1-10-8　在胫骨缺损近端约 5cm 处找到相对健康的受区血管

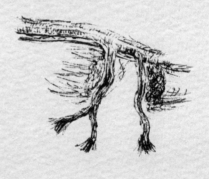

图 1-10-9　沿穿支走行方向在股外侧肌内解剖穿支血管蒂

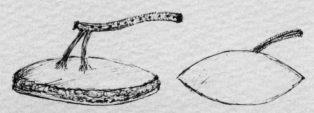

离断血管蒂，记录热缺血时间

图 1-10-10　完成皮瓣切取

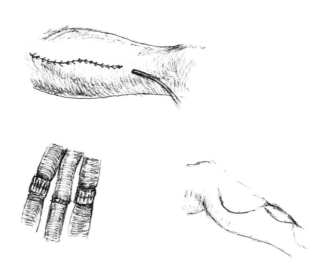

图 1-10-11 皮瓣供区直接拉拢缝合，显微镜下吻合血管，修复缺损

【述评】

胫骨骨折后软组织损伤，因水肿、缺血等因素可出现渐进性皮肤坏死，造成软组织缺损、骨外露。采用组织移植修复此类缺损是解决这一问题的基本策略。本例患者采用游离股前外侧皮瓣移植修复，手术操作规范，细节处理细腻。除股前外侧游离皮瓣，修复这一缺损的备选方案可以有以下几种：腓肠神经营养血管逆行皮瓣、腓动脉穿支皮瓣、胫后动脉穿支皮瓣、腓肠肌内侧头肌瓣等。

患者为开放性骨折合并骨缺损，国内对于这种情况多采用外固定方式。外固定方式相对更安全，但对患者日常生活有一定影响。本例采用了髓内钉内固定，应用骨水泥封闭骨缺损，患者术后能够较快地实现负重、行走，早期回归正常生活。丙烯酸甲酯类抗生素骨水泥与周围骨组织结合极为紧密，需用骨刀大力凿除，这种材料能有效保护骨缺损创面。然而，一旦发生髓腔感染，则必须取出髓内钉，重新固定骨折。

病例 11　股薄肌、背阔肌游离移植，局部肌瓣移植修复下肢骨外露创面

【病历简介】　患者男性，38 岁，有吸毒史。左下肢贯通伤，软组织缺损、胫骨缺损、骨外露。初次手术以抗生素骨水泥填充骨缺损，以股薄肌肌瓣游离移植修复创面，受区血管选择胫后动脉，行端端吻合。术后 7 天出现血管栓塞、移植肌瓣全部坏死（图 1-11-1）。

【诊疗过程】　全身麻醉后取左侧卧位，清创切除坏死肌瓣。一组术者探查胫后血管，另外一组切取左侧背阔肌（图 1-11-2）。受区血管纤维化严重，遂向近端延长切口，寻找可用血管（图 1-11-3），行血管多普勒检查，可探及动脉血流信号，此时供区组已完成背阔肌切取（图 1-11-4）。横断受区胫后动脉，松开血管夹后，动脉射血不活跃，尝试行动脉球囊扩张（图 1-11-5）。扩张后动脉射血改善，但镜下见动脉内膜增厚、伴行静脉有附壁血栓形成（图 1-11-6），因动脉射血不足，再次行球囊扩张，动脉灌流仍不理想，暂时将背阔肌肌瓣与受区简单缝合固定（图 1-11-7），尝试镜下吻合血管（图 1-11-8），端端吻合动脉，吻合器 + 手工缝合静脉两支（图 1-11-9），血管超声探头提示动脉吻合口梗阻，切开检查见动脉吻合口血栓形成（图 1-11-10），反复尝试吻合，均因血栓导致吻合血管不通（图 1-11-11），此时胫后动脉吻合口已接近腘动脉分叉处，进一步游离及吻合均十分困难，因此放弃游离组织移植，转而采用比目鱼肌肌瓣推进覆盖骨外露区，1 周后肌瓣表面肉芽新鲜，创面植皮修复（图 1-11-12）。

【治疗结果】　术后比目鱼肌肌瓣成活，拉网植皮创面顺利愈合。

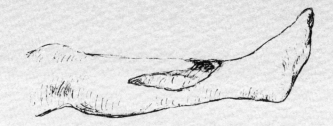

图 1-11-1 股薄肌肌瓣游离移植修复骨外露创面后 7 天，移植肌瓣坏死

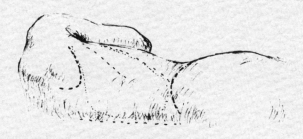

图 1-11-2 背阔肌肌瓣标记与切口设计

向上延长切口，见浅静脉炎症明显，无利用可能

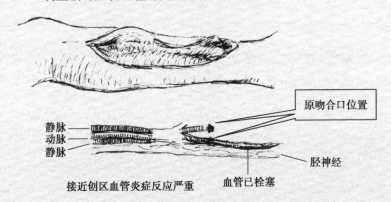

原吻合口位置

静脉
动脉
静脉

胫神经

接近创区血管炎症反应严重 血管已栓塞

图 1-11-3 受区血管探查，原吻合口上方血管已发生栓塞

动脉动力检查

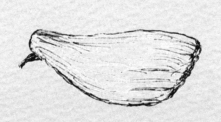

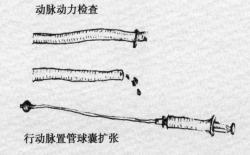

行动脉置管球囊扩张

图 1-11-4 完整切取整块背阔肌 图 1-11-5 受区胫后动脉灌流不足，行动脉球囊扩张

扩张后动脉射血略有改善

镜下观察血管

动脉内膜增厚

动脉压力不足，表明血管
情况不理想

静脉有附壁血栓形成

图 1-11-6　扩张后灌流改善，显微镜下见血管条件不佳

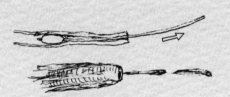

肌瓣转移至受区，暂时固定

扩张后仍呈动力不足表现

固定皮瓣后检查，血管蒂无张力

图 1-11-7　再次行动脉球囊扩张，缝合固定背阔肌肌瓣

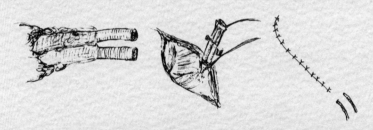

图 1-11-8　修剪胸背血管外膜，闭合背阔肌肌瓣供区

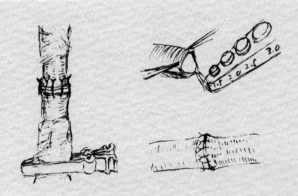

图 1-11-9　显微镜下吻合动脉，吻合器 + 手工缝合静脉

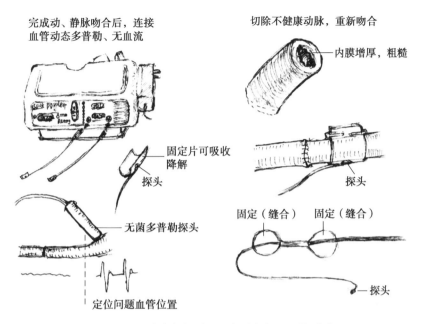

完成动、静脉吻合后，连接血管动态多普勒、无血流

固定片可吸收降解

探头

无菌多普勒探头

定位问题血管位置

切除不健康动脉，重新吻合

内膜增厚，粗糙

探头

固定（缝合）　固定（缝合）

探头

图 1-11-10　动脉吻合口梗阻，切除吻合口，重新吻合

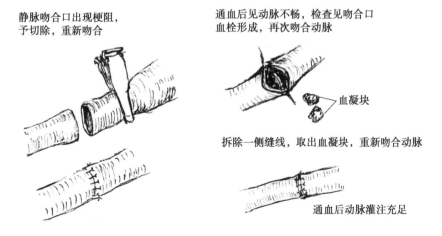

静脉吻合口出现梗阻，予切除，重新吻合

通血后见动脉不畅，检查见吻合口血栓形成，再次吻合动脉

血凝块

拆除一侧缝线，取出血凝块，重新吻合动脉

通血后动脉灌注充足

图 1-11-11　再次出现吻合口梗阻，尝试再次吻合

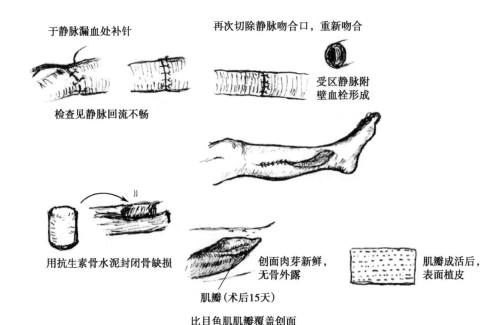

于静脉漏血处补针

再次切除静脉吻合口，重新吻合

检查见静脉回流不畅

受区静脉附壁血栓形成

用抗生素骨水泥封闭骨缺损

创面肉芽新鲜，无骨外露

肌瓣成活后，表面植皮

肌瓣（术后15天）

比目鱼肌肌瓣覆盖创面

图1-11-12　放弃游离背阔肌肌瓣，用比目鱼肌肌瓣覆盖创面，二期植皮

【述评】

本例患者最终修复成功，但过程一波三折。主刀医师在第一次显微外科修复失败后，再次尝试以显微外科方式修复未果，白白损失了一块背阔肌组织。首先，患者股薄肌修复失败，原因可能是发生了血管危象，此种情况下受区血管可利用性存疑；其次，在未进行充分的血管探查的情况下切取背阔肌肌瓣稍显草率，造成进退维谷的窘境。

笔者认为，当显微外科修复创面失败后，对后续修复方式的选择应当异常慎重。就本例患者而言，吸毒可能是手术失败的首要原因：吸毒者通常不会遵循医嘱，尤其通过静脉摄入毒品者，血管可存在反复损伤，其初次手术的失败不能排除上述原因；再次手术仍然存在失败风险。就修复方案而言，局部带蒂皮瓣、肌瓣均可考虑，安全性更高，在已经切取背阔肌后发现患肢血管条件不佳的情况下，采用桥式交叉腿显微移植也是一种备选方案，而不应该轻易将整块背阔肌丢弃。

针对特定创面所采取的修复方式可有多种选择，但修复重建阶梯所代表的临床逻辑是由简单到复杂、由局部到远位；显微重建应当是慎重权衡的方案，修复重建的逻辑是阶梯而不是"电梯"。

病例 12　游离股前外侧皮瓣修复胫前骨外露创面

【病历简介】患者男性，27岁，交通事故导致右侧胫骨骨折、骨缺损、软组织缺损。骨折采用髓内钉内固定，并用抗生素骨水泥填充骨缺损区。一期手术后出现软组织坏死，骨水泥外露。

【诊疗过程】采用游离股前外侧皮瓣覆盖骨水泥外露创面。全身麻醉后取平卧位，清创切除坏死皮肤，探查胫后血管（图1-12-1）。多普勒探查股前外侧穿支，设计股前外侧皮瓣（图1-12-2），沿皮瓣前缘切开皮肤，在深筋膜下寻找穿支，在股外侧肌内解剖穿支（图1-12-3、图1-12-4），完成皮瓣切取。细致探查胫后血管（图1-12-5），由创伤区向近端逐渐游离，见血管条件逐渐改善（图1-12-6）。选择适当平面横断血管，见静脉内膜光滑，但动脉射血动力不足，给予升压药静脉滴注、加速补液后，血流灌注改善（图1-12-7）。镜下完成血管吻合，固定皮瓣（图1-12-8）。

【治疗结果】术后当晚患肢发生皮瓣动脉危象，急诊行血管探查，见吻合口血栓形成，切除该段血管，行静脉移植，术后皮瓣顺利成活。

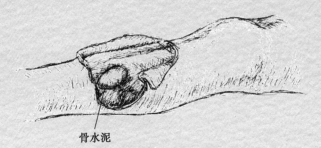

骨水泥

图 1-12-1　清创、探查胫后血管

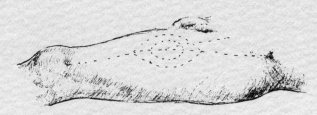

髂前上嵴与髌外侧缘连线中点，
多普勒检查，确定穿支血管位置

图 1-12-2　设计左侧股前外侧皮瓣（图中虚线）

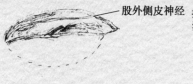

股外侧皮神经

掀起皮瓣，见一穿支，
源自股直肌，予以离断

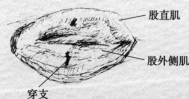

股直肌

继续追踪，见该
穿支来自降支血
管穿过股外侧肌，
另发出直肌支
（已切断）

股外侧肌

穿支

图 1-12-3　沿设计线前缘切开皮肤，解剖旋股外侧动脉降支穿支

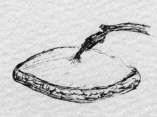

肌内穿支携少量
"肌袖"，游离皮
瓣，解剖至旋股
外动脉降支

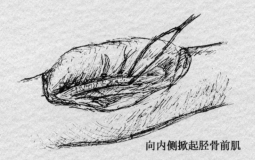

向内侧掀起胫骨前肌

图 1-12-4　完整解剖穿支至旋股外侧动脉降支　　　图 1-12-5　解剖胫后动脉

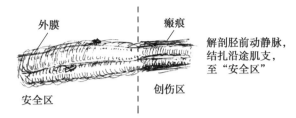

图 1-12-6　由远及近解剖胫后血管，见血管条件逐渐改善

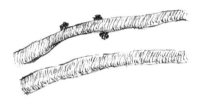

自损伤区由远向近游离胫前动、静脉，剥除外膜

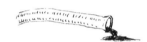

镜下观察：静脉良好，动脉内膜良好，但灌流射血动力不足，此时患者收缩压为104mmHg（使用升压药）；立刻给予加速补液、升高体温、剥除外膜（解痉）等措施，动脉血流灌注转为正常

图 1-12-7　完成血管外膜修剪，选取适当平面横断血管

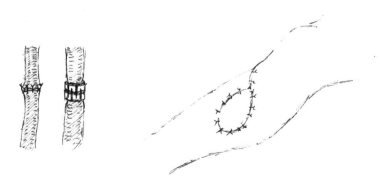

图 1-12-8　镜下吻合动、静脉，缝合固定皮瓣

【述评】

　　本例患者手术顺利，但在术后出现了皮瓣动脉危象，实施了血管探查、静脉移植。

　　准确判断受区血管的可靠性一直是显微外科领域的临床难题。术前可采用增强CT血管重建、超声多普勒检查等方法大致判断，术中可依据血管解剖大体观察、射血试验、镜下检查内膜等方式，但对隐蔽的血管损伤或痉挛等问题仍然难以准确判断。本例患者术中动脉灌流不足，提示血管可能有损伤，术中虽然以人为干预得到缓解，但危险因素并未解除，最终还是需要静脉移植。笔者认为在解剖受区血管时，应当尽量避开创伤区；术者可在大体水平作出初步预估，选择相对可靠的血管平面。解剖血管束长度应当适中，尽量少做分离，从而避免对血管的过度骚扰。如果存在疑问，应当果断处理，勿存侥幸心理。

　　有随机对照临床研究表明，在负压创面治疗技术的帮助下，早期各个阶段开展显微外科重建与传统的延期重建总体并发症发生率相差不多。笔者认为，显微重建如果不能在急诊情况下第一时间完成，适当延期、完善创面准备依旧是提高手术安全性的可靠方式。

病例 13 股薄肌肌瓣游离移植修复胫前软组织缺损、骨外露创面

【病历简介】 患者女性，78岁，右侧足踝部复杂骨折，急诊行髓内钉＋钢板固定骨折，术后前踝区出现软组织缺损、内固定外露。

【诊疗过程】 拟采用股薄肌肌瓣游离移植修复创面。全身麻醉后取平卧位，清创、探查胫前血管，见胫前血管损伤严重，离断后射血动力不足（图1-13-1）。转而探查胫后血管，见血管弹性良好（图1-13-2），遂切取对侧股薄肌肌瓣，滋养血管与胫后血管行端侧吻合，静脉行端端吻合（图1-13-3）。创面暂时给予负压封闭引流。

【治疗结果】 术后肌瓣顺利成活，一周后切取刃厚皮片在肌瓣表面植皮修复创面。

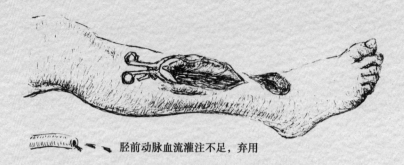

胫前动脉血流灌注不足，弃用

图 1-13-1　右侧足踝部骨外露创面，探查见胫前血管动力不足

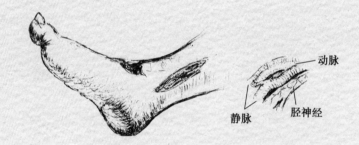

动脉

静脉　胫神经

图 1-13-2　探查胫后血管，见血管弹性良好

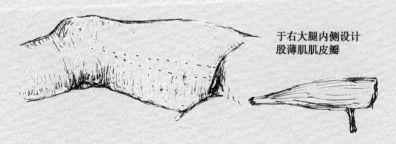

于右大腿内侧设计
股薄肌肌皮瓣

图 1-13-3　切取对侧股薄肌肌瓣，吻合血管后在肌瓣表面植皮修复创面

【述评】

　　术者面临血管条件不佳情况时，果断改变受区血管选择，确保了手术的成功。

　　股薄肌肌瓣是美国整形外科医生应用较多的组织瓣。因其血管蒂相对较长、口径较粗，且供区隐蔽，可用于修复多种创面。因肥胖问题，不少美国患者皮下脂肪肥厚，不适合做单纯皮瓣移植。肌瓣游离移植结合皮片移植相对更安全，而且修复后局部不显臃肿，具有一定的优势。股薄肌肌瓣的缺点是其远端逐渐变细为腱性组织，该区域血供相对薄弱，用该区组织覆盖创面，一旦发生坏死将面临修复失败。在手术设计时应当充分准备，尽量用血供良好的股薄肌中段组织作为主要修复材料。

病例14 腓肠肌肌瓣修复下肢多发伤、骨外露创面

【病历简介】 患者男性，46岁，交通事故导致多发伤，右手创面、右侧胫骨骨外露创面（图1-14-1）。

【诊疗过程】 拟采用比目鱼肌肌瓣移植覆盖创面。全身麻醉后取平卧位，清创、探查胫骨缺损，以骨水泥填充。探查见比目鱼肌严重纤维化，肌肉内散在血栓、活性欠佳，改用腓肠肌内侧头转移修复创面，肌瓣表面以刃厚皮片植皮（图1-14-2）。

【治疗结果】 术后7天肌瓣、皮片均顺利成活。

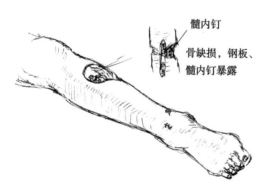

图1-14-1 胫骨上段骨折、骨外露创面

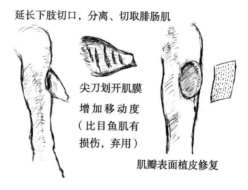

图1-14-2 术中见比目鱼肌损伤较重，改用腓肠肌肌瓣+皮片修复创面

病例 *15*　腓肠肌肌瓣修复胫骨外露创面

【病历简介】患者男性，49 岁，交通事故导致右侧膝关节骨折，行切开复位
　　　　　　固定。术后 10 天左右切口上段皮肤出现坏死，形成胫骨骨外
　　　　　　露创面。

【诊疗过程】拟采用腓肠肌内侧头转移 + 植皮修复创面。全身麻醉后取平卧
　　　　　　位，清创后向下纵向延长原手术切口，在腓肠肌转为腱性区予以
　　　　　　水平横断，沿肌束分离内侧头，向前内侧转位覆盖创面（1-15-
　　　　　　1），肌瓣表面暂时给予负压封闭引流。

【治疗结果】术后 7 天肌瓣顺利成活，在其表面移植刃厚皮片修复创面。

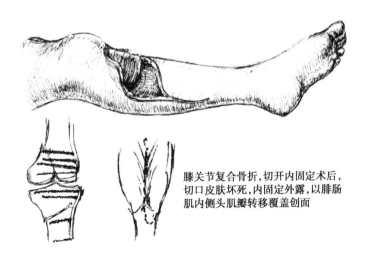

膝关节复合骨折，切开内固定术后，
切口皮肤坏死，内固定外露，以腓肠
肌内侧头肌瓣转移覆盖创面

图 1-15-1　腓肠肌内侧头肌瓣修复胫前骨外露创面

病例 16   腓肠肌肌瓣修复胫骨中段骨外露创面

【病历简介】 患者男性，34 岁，交通事故伤，左侧胫骨骨折，行髓内钉 + 钢板固定骨折，术后切口皮肤缺血坏死，胫骨及钢板外露。

【诊疗过程】 清创后设计辅助切口，以腓肠肌内侧头肌瓣覆盖骨外露创面，肌瓣表面切开以延长肌瓣，辅助切口及继发创面植皮修复（图 1-16-1）。术后给予负压封闭引流，患肢以夹板支具固定制动。

【治疗结果】 术后 7 天肌瓣及皮片均顺利成活。

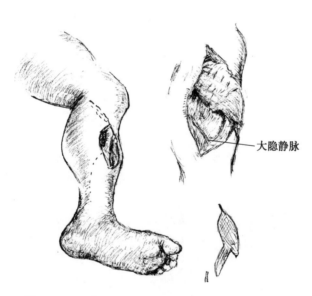

— 大隐静脉

图 1-16-1　腓肠肌肌瓣 + 植皮修复胫骨中段骨外露创面

【述评】

（病例14～16）腓肠肌肌瓣是临床修复胫骨中上段骨外露缺损的常用方法。这一手术操作不难，但细节处理不尽相同。一般而言，腓肠肌肌瓣切取均需要设计辅助切口：一方面有利于向下方解剖分离肌瓣，另一方面需要向内上方开放皮下通道，以利于肌瓣转移。切口设计为斜形则视野良好，操作方便；而纵向直切口则有利于对小腿浅层神经、血管的保护。

受肌瓣宽度限制，腓肠肌肌瓣修复胫骨创面长度有限，可采用切开肌腱的方式"延长"肌瓣，单凭肌瓣无法到达的部分可动员周围肌肉或皮肤组织封闭。术中不勉强缝合皮肤，以无张力覆盖骨组织为准，继发创面植皮可确保安全。

病例 17　局部皮瓣修复下肢骨外露创面

【病历简介】患者男性，54 岁，交通事故致左下肢多发骨折，行钢板＋外固定支架固定骨折，术后内踝部位皮肤坏死，钢板外露。

【诊疗过程】全身麻醉后取平卧位，清创、切除创缘，反复冲洗创面。以创面远端为弧顶，在足背及小腿设计旋转推进皮瓣。于深筋膜表面剥离，转移皮瓣到骨外露区，间断缝合固定，皮瓣供区取刃厚皮片拉网缝合（图 1-17-1）。

【治疗结果】术后局部皮瓣及皮片均顺利成活。

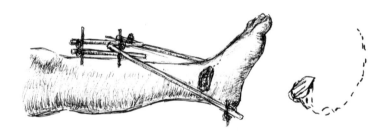

图 1-17-1　局部旋转皮瓣修复左侧内踝钢板外露创面

【述评】

内踝区的软组织缺损可有多种修复方法，包括腓肠神经营养血管逆行皮瓣、内踝/前踝上穿支血管蒂皮瓣，以及显微游离皮瓣等，但最简单易行的仍然是局部皮瓣。局部皮瓣方案的优点在于设计简单，手术时间短，其缺点为：术后在足踝部遗留植皮瘢痕，不耐摩擦，可能影响长期功能，等等。不管怎样，在足踝部带蒂岛状瓣、显微游离瓣修复技术盛行的时代，经典的局部皮瓣修复同样不应被忽视。

病例 18   局部组织瓣 + 植皮修复多发创面修复

【病历简介】 患者男性，75 岁，有吸毒史。1 周前吸毒过量至昏迷，压迫造成多处软组织坏死（腹壁、大腿、会阴及右手背）。

【诊疗过程】 全身麻醉后取平卧位，清创、反复冲洗创面，左膝部创面与膝关节相通，给予拉拢周围肌肉组织闭合关节，创面以刃厚皮片覆盖；右手背伸肌腱外露，以人工真皮（Integra）覆盖肌腱表面后，给予负压封闭引流（图 1-18-1）。术后腹壁、下肢及会阴移植皮片均顺利成活。右手背术后 7 天表层人工真皮（Integra）液化，再次以人工真皮（Pramatrix）覆盖（图 1-18-2），7 天后人工真皮仍未愈着（图 1-18-3）。

Pramatrix 是一种人工真皮材料，主要成分为胶原，干态储存，使用前需要水合，表面无硅胶膜，价格较 Integra 略低。

【治疗结果】 最终利用局部皮瓣覆盖示指伸肌腱，其余暴露肌腱切除后植皮修复创面。

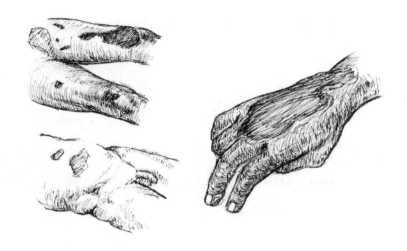

图 1-18-1　双下肢、腹壁清创后植皮修复，右手背清创后用双层人工真皮覆盖创面

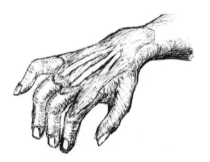

图 1-18-2　再次以人工真皮覆盖裸露肌腱

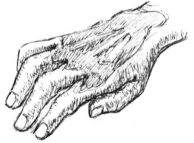

图 1-18-3　术后 2 周部分肌腱为肉芽覆盖，部分肌腱外露、坏死

【述评】

　　该患者或许可以采用腹部带蒂皮瓣修复手背，以保护肌腱、恢复手功能。手术医生对此也表认同，但提出：根据多年经验，吸毒者很难保证在 3 周内遵守医嘱、配合治疗，对于这类吸毒患者，最简单的措施才是解决问题的可靠方式。

病例 19 　　背阔肌肌瓣游离移植修复下肢骨外露创面

【病历简介】 患者男性，36 岁，交通事故致双下肢多发软组织缺损，左侧内
　　　　　　 踝区骨折、钢板外露创面，右足伸肌腱外露（图 1-19-1）。

【诊疗过程】 患者伤情稳定、双下肢水肿消退后开始修复重建。左足钢板外露
　　　　　　 创面行清创，向近端探查胫后血管。设计右侧背阔肌肌瓣（图
　　　　　　 1-19-2）。探查见右侧胫后血管弹性良好，右足前次覆盖的人
　　　　　　 工真皮接受良好、肉芽新鲜（图 1-19-3）。完成背阔肌肌瓣切
　　　　　　 取，供区缝合后留置负压引流管（图 1-19-4），游离肌瓣覆盖
　　　　　　 左足骨及钢板外露创面。镜下行胸背动脉与胫后动脉端侧吻合，
　　　　　　 胸背静脉与胫后静脉端端吻合（吻合器法）（图 1-19-5）。肌
　　　　　　 皮瓣表面以大腿刃厚皮片拉网移植封闭，敷料包扎，石膏托固定
　　　　　　 患肢（图 1-19-6），右足肌腱、少量骨外露创面采用人工真皮
　　　　　　 覆盖（图 1-19-7）。在创基血运良好的情况下，毛细血管从裸
　　　　　　 露的肌腱、骨组织周围逐渐长入人工真皮基质内，实现对肌腱及
　　　　　　 骨组织的修复（图 1-19-8）。

【治疗结果】 术后游离肌瓣及皮片均成活。右足人工真皮完全覆盖外露肌腱及
　　　　　　 骨组织，7 天后行植皮修复创面。

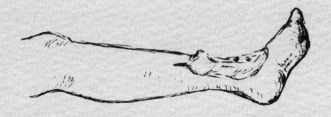

图 1-19-1　左足骨折术后软组织缺损、钢板外露创面

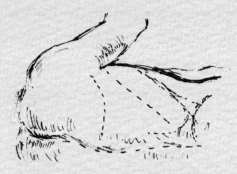

图 1-19-2　设计右侧背阔肌肌瓣

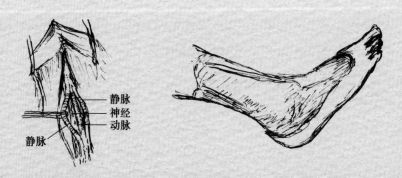

静脉
神经
动脉
静脉

图 1-19-3　探查左侧胫后动、静脉，再次以人工真皮覆盖右足创面

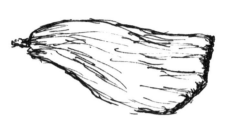
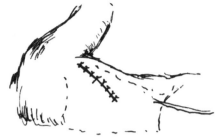

图 1-19-4 背阔肌肌瓣转移至受区，供区直接缝合

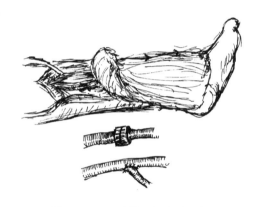

图 1-19-5 肌瓣与受区暂时固定，
显微镜下吻合血管

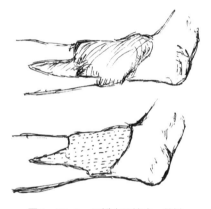

图 1-19-6 肌瓣表面植皮，敷料
包扎，石膏托固定

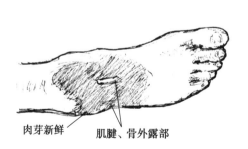

肉芽新鲜　　肌腱、骨外露部

图 1-19-7 1 周后再次以人工真皮覆盖右
足创面，右足大部分人工真皮已接受，残留
小范围伸肌肌腱外露

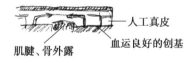

人工真皮
肌腱、骨外露　　血运良好的创基

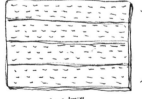

使用前常规清创，
切除失活组织，
至健康骨、肌腱，
清除细菌生物膜

1:1打孔

图 1-19-8 人工真皮修复机制示意

【述评】

本例为教学手术，由2名住院医师完成，主管医师在旁关注指导。美国整形外科住院医师培训需要6年时间，培训期满即开始独立行医。因此，住院医师培训强度极大，标准也十分高。显微外科是考察医生综合能力的重要标准之一，两名30岁出头的年轻医生娴熟地完成了任务。相较之下，我国医生接受培训的时间总体与美国相似甚至更长，但培训水平及标准化程度却有差距，需要不断改进临床医生培训模式。

在修复重建策略方面，本例患者双下肢采取了两种不同方式。左侧较大范围骨外露创面采用了自体组织移植方式，右下肢采用了人工修复材料方式（人工真皮）。与游离背阔肌组织移植方法比较，人工真皮一侧术后早期不显臃肿、形态更佳，小范围的伴有肌腱外露的软组织创面也得到良好的修复。

病例 20   腓肠神经营养血管筋膜瓣修复下肢骨外露创面

【病历简介】 患者男性，44岁，摩托车交通事故致右侧外踝软组织摩擦损
伤、骨外露。

【诊疗过程】 一期行清创＋腓肠神经营养血管逆行筋膜瓣翻转覆盖创面，表
面植皮。术后筋膜瓣远端出现瘀血坏死，给予清创后行人工真皮
覆盖，表面行负压封闭引流（图1-20-1）。10天后计划行股薄
肌肌瓣游离移植修复创面，术中揭除人工真皮表面硅胶膜，见愈
着良好，骨外露创面得到覆盖。再次行人工真皮修复。

【治疗结果】 2周后人工真皮愈着良好，再次于肉芽表面植皮修复创面（1-
20-2）。

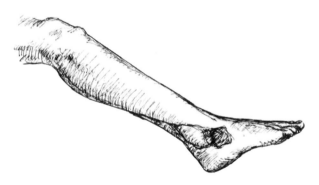

图1-20-1   腓肠神经营养血管筋膜瓣修复外踝骨外露创面失败，人工真皮覆盖创面

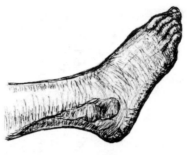
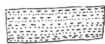

取大腿刃厚皮片
拉网后植皮修复创面

直皮区表面给予
负压封闭引流

图1-20-2　人工真皮移植术后，植刃厚皮片修复创面

【述评】

　　本例为笔者在维克森林大学访学期间所见的唯一一例腓肠神经营养血管翻转筋膜瓣手术。腓肠神经营养血管逆行岛状瓣操作简便，应用灵活，可用于修复远至前足、足底的中等大小创面，国内应用甚广。而笔者接触的美国医生均对这一皮瓣评价不高，认为其易发生回流障碍、远端坏死，并不可靠。此外，还有观点认为这一皮瓣破坏了足踝区感觉，对足踝承重区功能有较大影响。笔者认为，这一皮瓣相对于足踝部其他穿支皮瓣而言，其血管变异少，血供相对稳定，较游离皮瓣操作简便，即便远端出现瘀血坏死，多数情况下仍可补救，在足踝部创伤修复中仍是一种重要的方法。

病例 21　分次皮肤扩张法修复下肢软组织创伤后瘢痕

【病历简介】　患者女性，17岁，车祸致右下肢软组织创伤后软组织大范围撕脱、感染，出现坏死性筋膜炎。急诊行广泛清创后，一期采用皮片移植修复，顺利愈合，但局部软组织凹陷，为改善外观行手术治疗。3个月前行扩张器置入术，术后扩张过程中出现软组织感染，于是中止扩张。

【诊疗过程】　因第一次扩张期间出现扩张器感染，中止扩张、取出扩张器（图1-21-1），将扩张囊内渗液送细菌培养，扩张皮瓣以推进方式移至瘢痕区，切除皮瓣所覆盖植皮区瘢痕（图1-21-2），缝合固定皮瓣。半年后二次置入扩张器（图1-21-3），方法同病例8，以子宫颈扩张器剥离皮瓣，组装内置式皮肤注射壶（见图1-8-2、图1-8-3）。每周注水扩张一次，3个月后取出扩张器（图1-21-4）。再次将扩张皮瓣以推进方式移至创面，切除部分凹陷瘢痕并以皮瓣覆盖（图1-21-5）。

【治疗结果】　仍遗留小范围瘢痕，需再次皮肤扩张修复。

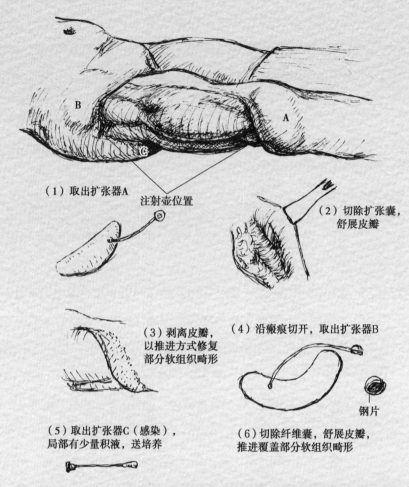

（1）取出扩张器A

注射壶位置

（2）切除扩张囊，
舒展皮瓣

（3）剥离皮瓣，
以推进方式修复
部分软组织畸形

（4）沿瘢痕切开，取出扩张器B

钢片

（5）取出扩张器C（感染），
局部有少量积液，送培养

（6）切除纤维囊，舒展皮瓣，
推进覆盖部分软组织畸形

图1-21-1　皮肤扩张修复右大腿瘢痕，扩张器感染，中止扩张、取出扩张器

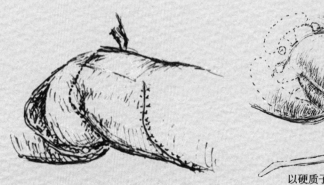

图1-21-2　利用扩张皮瓣覆盖部分凹陷畸形

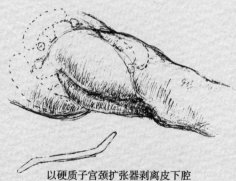

以硬质子宫颈扩张器剥离皮下腔

图1-21-3　半年后再次行扩张器置入

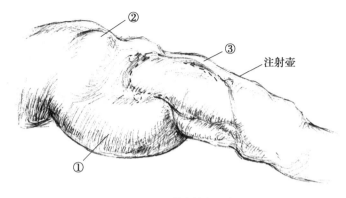

② ③ 注射壶

①

图 1-21-4　注水扩张 3 个月

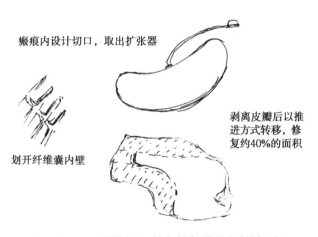

瘢痕内设计切口，取出扩张器

剥离皮瓣后以推
进方式转移，修
复约40%的面积

划开纤维囊内壁

图 1-21-5　取出扩张器，扩张皮瓣以推进方式修复创面

【述评】

　　本例与病例 8 治疗策略基本相同，使用皮肤扩张器梯次扩张，以推进方式逐渐缩小创面，不增加额外辅助切口。这例患者在治疗期间体重明显增加、下肢脂肪增厚，第二次取出扩张器时未见皮瓣组织明显变薄，还有进一步行皮肤扩张的余地。

第三节　头颈创面修复

病例22　人工真皮 + 局部组织瓣修复电击伤创面

【病历简介】　患者男性，67岁，在家中维修屋顶时触高压电，造成头顶部、右踇趾坏死（图1-22-1）。

【诊疗过程】　待电击伤全身情况稳定后，开始进行有计划的清创重建工作。初次手术的目的是尽可能控制感染、清除坏死组织，以异体皮暂时覆盖创面。1周后凿除部分颅骨外板，并以人工真皮移植覆盖，期待肉芽新生后期植皮修复（图1-22-2）；足趾则在创面新鲜后，以残趾剔骨皮瓣覆盖骨外露创面，其余部分植皮修复（图1-22-3）。

【治疗结果】　去除颅骨外板后，人工真皮愈着良好，足趾创面经3周负压封闭引流后肉芽新鲜，两处创面最终以皮片移植方式修复。

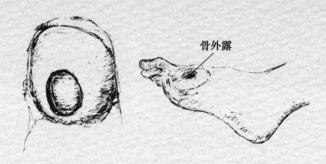

骨外露

图1-22-1 电击伤头皮全层缺损、右足骨外露创面

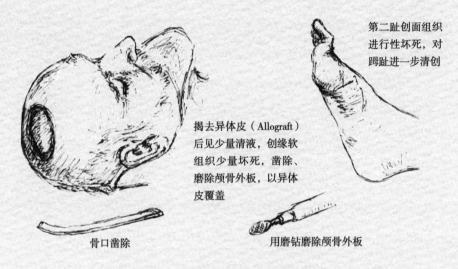

第二趾创面组织
进行性坏死，对
踇趾进一步清创

揭去异体皮（Allograft）
后见少量清液，创缘软
组织少量坏死，凿除、
磨除颅骨外板，以异体
皮覆盖

骨口凿除　　　　　　　　　用磨钻磨除颅骨外板

图1-22-2 1周后再次清创，凿除颅骨外板

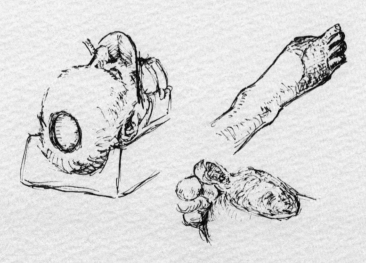

图1-22-3 1周后再次清创，人工真皮覆盖颅骨板障表面，第二趾剔骨皮瓣
覆盖踇趾骨外露创面

【述评】

电击伤可造成组织广泛损伤，可呈渐进性发展，范围很难预测。临床常见较小的创面下深部广泛的损伤，而且常有清创难以发现的隐蔽性坏死组织。相对而言，电击伤创伤组织的稳定需要更长的时间。本例患者采取了逐次清创的方式，手术过程体现了整形外科医生对创伤组织的爱惜和灵活运用。右足踇趾截趾后出现骨外露创面，第二趾内侧同样出现皮肤软组织全层坏死。待界限清楚、组织稳定后，以第二趾剔骨皮瓣修复踇趾骨外露创面，实现了对创伤残余组织的灵活利用。

病例 23　局部皮瓣修复头皮电击伤

【病历简介】患者男性，58岁，头顶部高压电击伤，颅骨外露创面。

【诊疗过程】待电击伤全身情况稳定后，一期采用颅骨外板磨除、人工真皮移植的方式尝试封闭创面（图1-23-1），但1周后人工真皮愈着不理想，改为以双侧局部旋转推进皮瓣修复创面（图1-23-2）。

【治疗结果】术后皮瓣成活，创面一期愈合。

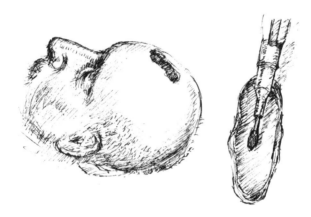

图1-23-1　头顶部电击伤全层软组织坏死，磨除颅骨外板

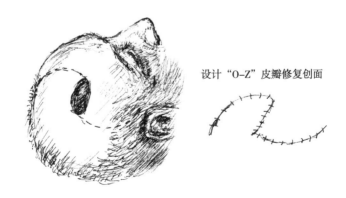

设计"O-Z"皮瓣修复创面

图1-23-2　1周后人工真皮未愈着（发生血肿），以局部皮瓣修复创面

【述评】

此例患者前期治疗采用了常规的颅骨外板凿除＋人工真皮移植方案。第二次手术中发现虽然有部分人工真皮愈着不佳，但皮肤创缘相对稳定，手术医生于是采取了"O-Z"皮瓣封闭创面，相对灵活地解决了问题。

该例头皮缺损范围不大，有机会一期修复创面。笔者曾不解为何对这样小的创面大费周折。随着参观学习的深入才逐渐认识到，"照章办事"是美国临床医生工作的原则。头皮电击伤治疗有相对固定的指南：首先要等待创面软组织稳定，其次是尽可能减少对创周软组织的骚扰，避免加剧组织坏死。当然，遵章办事并不等于循规蹈矩，医生仍然有权根据患者的具体情况，采用个体化治疗方案。本例患者治疗过程中，手术医生既充分遵守了规范，又结合实际情况，灵活地解决了问题。

病例 24　　局部皮瓣修复头皮肿瘤切除、颅骨全层缺损创面

【病历简介】　患者男性，68 岁，头顶部鳞状细胞癌，CT 检查见肿瘤侵及颅骨全层（图 1-24-1）。

【诊疗过程】　手术由神经外科与整形外科医生合作完成。神经外科医生完成颅骨肿瘤切除及硬脑膜、颅骨修补，整形外科医生承担软组织修复。术中用胶原补片修补硬脑膜，以可吸收材料板修复颅骨内板，胶原结合高分子材料填充颅骨全层缺损。以局部旋转推挤推进皮瓣结合植皮修复创面（图 1-24-2）。

【治疗结果】　术后皮瓣、皮片均成活，创面一期愈合。

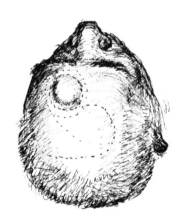

图 1-24-1　头顶部鳞状细胞癌，累及颅骨全层，曾行局部放疗

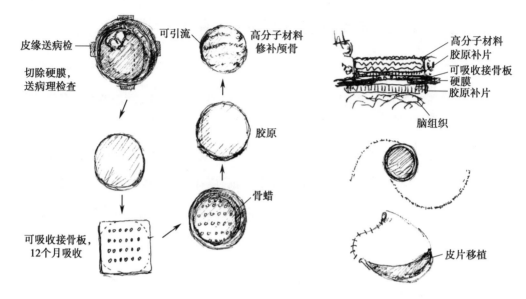

图 1-24-2 切除病变组织、修补颅骨，以局部旋转推挤推进皮瓣结合植皮修复创面

【述评】

    颅骨缺损可使脑组织缺乏保护，增加意外风险，需要手术修复。目前多采用自体阔筋膜或人工胶原材料来修复硬脑膜缺损，骨性缺损可采用高密度聚乙烯或钛板等材料修复。本例患者颅骨缺损范围不大，因而全部采用人工材料，完成了从硬脑膜到颅骨全层组织的分层修复，体现了材料科学对临床医学的支持作用。

病例 25　　局部皮瓣修复头部游离皮瓣移植术后残余创面

【病历简介】患者男性，61 岁，头皮鳞状细胞癌，侵及颅骨。一期手术切除
　　　　　　肿瘤及受累的颅骨，以高密度聚乙烯修复颅骨，皮肤软组织创
　　　　　　面以背阔肌肌瓣＋植皮修复。术后肌瓣远端出现血供障碍坏死，
　　　　　　造成局部骨外露（图 1-25-1）。

【诊疗过程】全身麻醉下取仰卧位，切除创缘组织，创面反复冲洗。原计划
　　　　　　行局部易位皮瓣修复创面，术中切开皮瓣远端，见创面可以双
　　　　　　蒂皮瓣方式无张力缝合（图 1-25-2），皮瓣供区在颅骨骨膜
　　　　　　表面植皮。

【治疗结果】术后双蒂皮瓣与移植皮片均成活，创面顺利愈合。

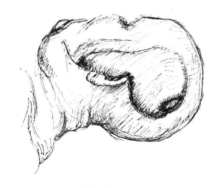

图 1-25-1　皮瓣远端组织坏死、颅骨外露

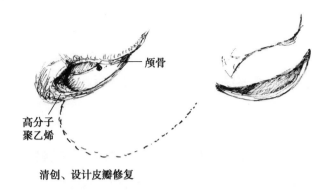

颅骨

高分子
聚乙烯

清创、设计皮瓣修复

图 1-25-2　清创后以双蒂皮瓣推进 + 植皮修复创面

【述评】

　　修复重建工作往往存在不确定性，因而整形外科医生必须学会容忍工作的不完美。本例患者的手术无疑是成功的——背阔肌肌瓣顺利成活，然而创面未得到全部有效覆盖。医生在手术中可以准确判断血管吻合是否通畅，但无法预判哪一部分肌肉将发生坏死，因为患者存在个体解剖差异。因此，成熟的修复重建外科医生必须时时保持谨慎，即便手术成功了，修复效果也要等等看，并对后续潜在问题有跟进的解决方案。

　　就本例患者而言，头皮局部易位皮瓣似乎也可以解决创面覆盖问题，供区可以植皮修复。

第二章 慢性创面治疗

人们对日常生活中的急性创面（如擦伤、小面积烧烫伤、皮肤切割伤等）及其自然愈合过程并不陌生，但较少遭遇创面愈合停滞的慢性问题。何为慢性创面，目前仍无统一的定义。使用最广泛的定义是"经正规的分期修复仍不愈合的创面或经过修复但难以恢复正常结构及功能的创面"（美国创伤愈合学会，Wound Healing Society，1994）。根据2009年欧洲压疮咨询委员会（European Pressure Ulcer Advisory Panel，EPUAP）和美国国家压力性损伤咨询委员会（National Pressure Ulcer Advisory Panel，NPUAP）共同发表的《压力性溃疡的预防和治疗》（*"Pressure Ulcer Prevention & Treatment"*）临床指南，可将慢性创面定义为"停滞在正常愈合某一阶段的创面"。此外，还有依据时间的定义，如"超过3个月不愈合的创面"等。与急性创面相比，慢性创面有特殊的病理生理改变，其临床治疗存在更大的挑战。几乎所有的慢性创面都存在共同特征：创面经年累月无进展，患者心理负担、经济压力与日俱增。

保守估计美国有超过750万名慢性创面患者，每年在慢性创面方面消耗的医疗资金约为200亿美元，并且数字仍在逐年递增。有研究认为，到2050年，四分之一的美国老龄人口可能受到皮肤慢性创面问题的困扰。随着经济发展和人口老龄化，以及饮食结构的改变，慢性创面问题有可能在不久的将来成为困扰我国卫生事业的难题之一。

维克森林大学医学中心开设慢性创面治疗中心。全美有约2 000家类似的慢性创面治疗中心，为慢性创面患者提供医疗支持。由于每例慢性创面患者都有其独特性，处理慢性创面要求临床医生不但具有扎实的临床技能、懂得综合运用各种手段提供针对性治疗，还要有持续的耐心及良好的沟通能力，不断地为患者提供心理支持。对绝大多数确诊的慢性创面，其基本治疗原则是尽可能将慢性伤口转化为急性伤口，以及给予营养支持、感染控制、解除压力、创面护理等。

设立创面中心的目的，是为慢性创面患者提供专业的治疗，并在一定程度上减少手术次数、节约医疗资源。创面中心的人员构成包括临床医生、护士和技师。

慢性创面中心的一般工作流程是，医生负责评估病情、制订检查及治疗规划、门诊清创、选择针对性敷料，并在治疗过程中建议保险公司提供必要的轮椅、床垫、矫形鞋、支具等；护士承担患者的医疗文书记录，并负责换药等基础工作。创面中心的关联科室包括血管外科、内分泌科及感染控制科，其中血管外科在创面中心设有诊室。所有患者常规接受血管检查，评估患肢血供情况，内分泌科提供饮食及血糖控制方案，感染控制科根据创面培养情况提供抗感染治疗。高压氧舱也是创面中心的重要设备，由专门的技师辅助治疗，价格较贵（单人氧舱每小时收费约 2 000 美元）。创面中心的物资配备还包括种类繁多的敷料，如各种胶原敷料、银离子敷料、异体皮肤等。虽然针对创面特点选用适当的敷料需要临床经验，但制订合理的治疗策略及生活方式的改变往往比"聪明的"敷料选择更重要，也是创面中心工作的核心。

第一节　压疮清创

　　压疮，又称压力性溃疡，多数情况下发生于截瘫患者。因脊髓损伤、下肢感觉障碍，皮肤失去了疼痛保护，当长期处于同一体位时造成软组织压力损伤。人体体位与承力部位相关，当患者长期处于坐位时（如乘坐轮椅），坐骨结节区承受最大压力，易发生坐骨结节溃疡；当患者长期处于平卧位时，骶尾部承力较多，易发生骶尾部溃疡；对应地，侧卧位患者好发大转子区溃疡。如患者采取45°半卧姿势，则能够有效降低坐骨结节与骶尾部压力，从而降低压力性溃疡的发生概率。

　　压力长期作用首先导致局部血管受压闭塞、局部血流中断，软组织因缺血发生坏死。相对于脂肪组织，肌肉对缺血更加敏感，因而较先受损。因此，压力性溃疡早期，往往是皮肤干性坏死范围相对局限、深部坏死组织范围大。有时由于感染播散等因素，创面可在皮下广泛潜行。

　　对于高危患者，压疮应以预防为主。一旦溃疡发生，治疗的关键并不在于手术，而在于营养支持、生活方式改变。压疮治疗需要消耗大量的资源，可给患者家庭带来沉重的负担。美国的商业医疗保险虽然支持压疮患者的治疗，但控制极为严苛，保险费用也累积增加，患者负担十分沉重。

病例 26　急性期压疮清创

【病历简介】　患者女性，64岁，交通事故导致脊髓损伤、截瘫，长期卧床致骶尾部压疮。最初为红斑，进而表面皮肤干性坏死，形成黑痂（图1-26-1）。

【诊疗过程】　全身麻醉下取右侧卧位，行清创术：标记创缘，适当扩大切除范围；切除坏死组织，以咬骨钳去除坏死筋膜；彻底止血后，大量盐水反复冲洗，以敷料填塞，待二期手术。

【治疗结果】　患者术后转至康复护理中心，定期到创面中心换药（每周1次），接受专业指导，近期主要工作为抗感染对症治疗，创面可在一周后给予负压封闭引流，减少换药工作量。

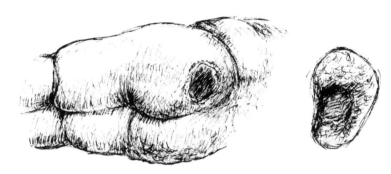

图1-26-1 左侧臀部压疮，皮肤干性坏死

【述评】

本例患者为急性期压疮。治疗要点为加强全身支持、抗感染及清创引流。压疮患者通常伴有低蛋白血症，一方面可能是前期营养摄入不足，另一方面是发生局部感染后蛋白消耗增加。营养摄入不足造成皮下组织变薄也是压疮发生的危险因素之一。因此，在压疮急性期强化营养支持十分重要。因压疮下普遍有广泛的潜行坏死区，清创术中应当适当扩大范围，较彻底地切除坏死组织，以有效控制感染。

病例 27 稳定期压疮清创

【病历简介】 患者男性，60岁，高位截瘫，骶尾部、左侧坐骨结节、左侧大转子及阴囊压疮，定期至创面中心换药，近期感染加重，行手术清创。

【诊疗过程】 全身麻醉下取俯卧位，用亚甲蓝对创腔进行染色，切除全部染色组织（图1-27-1）；用骨刀凿平引起压迫的凸起骨，用咬骨钳切除骨表面坏死筋膜，并取骨组织细菌培养，创面以湿敷料填塞，外部用干燥敷料覆盖（图1-27-2）。

【治疗结果】 患者术后转至康复护理中心，定期到创面中心换药。患者创面丢失液体及蛋白较多，近期主要措施为加强营养支持，纠正营养不良。

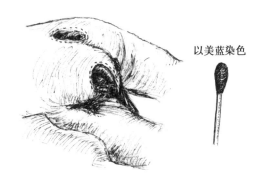

图1-27-1 骶尾部、左侧坐骨结节、左侧大转子、阴囊压疮清创

以美蓝染色

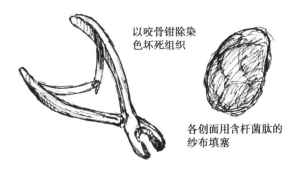

以咬骨钳除染色坏死组织

各创面用含杆菌肽的纱布填塞

图1-27-2 用咬骨钳咬除坏死组织，取少量骨组织送细菌培养，创面用纱布填塞

【述评】

压疮患者顺利度过急性期后（感染得到控制、全身情况改善），创面逐渐趋于稳定，开始缓慢愈合。此时，组织水肿逐渐消退，创缘、创基纤维化，细菌生物膜形成，通常需要反复清创促进愈合。亚甲蓝染色能够帮助识别创面坏死组织，避免术中遗漏；咬骨钳是一种高效的清创器械，其咬合力可轻易切割坏死组织，对健康组织损伤较小，比用锐性器械清创更加安全。

清创术后为防止出现大出血，一期可用敷料填塞创腔。待明确无活动性出血后，再给予负压封闭引流，促进创面愈合。

病例 28   压疮纤维板清创

【病历简介】 患者男性，71 岁，高位截瘫患者，骶尾部、左侧坐骨结节压疮。
经换药治疗 6 个月后，皮肤创面显著收缩，但皮下仍存巨大潜
行腔隙，创面愈合停滞。

【诊疗过程】 全身麻醉下取俯卧位，用亚甲蓝对创腔进行染色，创缘内陷生长
的皮肤予以切除，用咬骨钳切除皮下纤维囊，创面适当扩大、以
利于局部引流，继续换药治疗（图 1-28-1）。

【治疗结果】 慢性创面经过阶段性治疗后，创面可逐渐收缩。因皮下死腔愈合
缓慢，当皮肤创口缩小后，创面引流不畅可导致创面愈合停滞；
此时需适当扩创。这一过程在患者身上或许会再次出现。

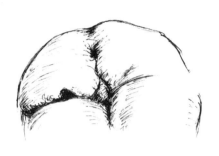

美蓝染色，适当扩大
清创范围

切除纤维囊，
咬除筋膜滑囊，
截除病变骨

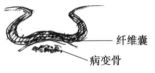

—— 纤维囊

—— 病变骨

图 1-28-1 切除纤维囊，适当扩大创口

【述评】

在压疮愈合过程中，相较而言，皮肤血供相对丰富，愈合速度较快；皮下组织血供受到广泛破坏，愈合缓慢。在此阶段，清创术中宜有针对性地切除纤维化组织；在坐骨结节、大转子等部位，骨组织表面的结缔组织在炎症刺激下增厚，形成纤维囊（bursa），这种异常增厚的组织血供极差，不利于愈合，应当有目的地加以清除，以利于创基获得血供。若骨组织裸露，可凿除骨皮质，显露骨松质，一方面帮助创基获得血供，另一方面可削除骨性突起，从而减少局部受压，一定程度上避免压疮复发。

病例 29　压疮潜行腔隙清创

【病历简介】　患者男性，65岁，骶尾部、右侧坐骨结节压疮。皮肤创口显著收缩已近愈合，但探查见皮下仍有潜行腔隙（图1-29-1）。

【诊疗过程】　全身麻醉下取俯卧位，行扩创治疗，用亚甲蓝染色创面组织，咬骨钳咬除纤维板（图1-29-2），并取少量骨组织进行细菌培养，创面用敷料填塞。

【治疗结果】　患者皮肤已接近愈合，但皮下死腔范围仍然较广，预计此次清创后，患者将接受皮瓣移植手术。

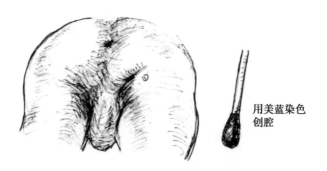

用美蓝染色
创腔

图1-29-1　右侧坐骨结节部压疮清创

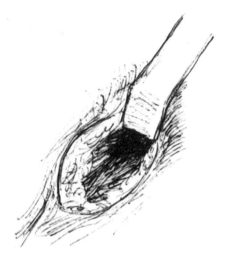

图 1-29-2　切除创口皮肤，敞开创腔，切除亚甲蓝染色组织

【述评】

　　随着患者情况逐渐改善，压疮可出现皮肤创面显著缩小但皮下仍存在较广泛的潜行腔隙。从表面上看，创面仅余小的凹陷开口，类似肚脐的形状，但皮下创腔仍未愈合。此种情况下，创面引流不畅可影响愈合，因此，需要对皮肤创面进行扩创。

　　因皮下组织广泛纤维化，创腔内组织愈合十分困难。此时，可根据患者全身情况，酌情实施组织移植，充填创腔，促进愈合。

第二节　压疮的外科修复

压疮可造成广泛的组织缺损，因此，皮瓣移植术是临床修复压疮的重要手段。但是，并非所有的慢性创面均适合或需要接受皮瓣手术，部分患者可通过换药治疗实现创面愈合。

利用皮瓣移植修复慢性创面需要一定的条件：患者全身情况稳定，无贫血及低蛋白血症，感染得到有效控制；创面周围组织量相对充足，有足够的组织用于覆盖创面及填充皮下潜行死腔。此外，利用皮瓣移植修复压疮要做好多次手术的准备，术后切口的某一段出现感染、裂开的情况是难以避免的。

在修复时机方面，皮瓣移植要避开压疮急性期。在这一阶段患者全身情况差、局部组织感染重，手术失败率高。通常在愈合停滞阶段手术比较安全，即皮肤已接近愈合，形成脐样凹陷；然而皮下死腔仍然较大。此时单凭换药再难取得进展，利用皮瓣移植填充死腔有助于实现创面愈合。

皮瓣移植修复压疮的要点在于相对彻底的清创，以及对皮下死腔的确切填充。慢性压疮的纤维化组织通常有细菌定殖，当有血供的皮瓣覆盖创面后，定殖细菌获得养分、开始增殖，从而导致术后创面感染性渗出增加。术中彻底清创、反复冲洗创面能在一定程度上降低术后感染的概率，但是，也无法彻底避免术后感染。术后感染通常可控，只要皮下死腔得到有效的充填，经阶段性换药引流，创面多可愈合。

皮瓣移植术无法在根本上避免压疮复发。因此，修复慢性创面的皮瓣，设计应尽量简单，对创面周围组织的利用要尽可能节约，为将来可能的下一次手术留下条件。

压疮的预防主要依靠生活习惯的改变和外界对患者的支持。就患者而言，摆脱消极心态、保持健康的生活习惯，是避免压疮复发的核心。虽然绝大多数压疮患者无法自理，但积极的心态有助于改善全身情况，维持合理的膳食，积极地配合护理，这些都有助于慢性创面患者远离医院手术台。

在美国，设立慢性创面中心的初衷就在于减少手术次数、节约成本。因而不难理解，从性价比看，手术治疗慢性创面不如通过换药实现愈合。当然，这也与美国手术室收费较高有关，医生决定对慢性创面患者实施手术时均十分谨慎。

病例 30　双侧"V-Y"推进皮瓣修复骶尾部压疮

【病历简介】患者男性，39岁，骶尾部压疮，前期在创面中心经较长时间的创面换药治疗，创面条件改善，拟设计双侧"V-Y"推进皮瓣修复创面（图1-30-1）。

【诊疗过程】于全身麻醉下清创，扩大切除骶尾部创面。咬骨钳咬除突出骨，大量液体冲洗创面。设计双侧"V-Y"皮瓣，沿设计线切开皮肤，推进两侧皮瓣覆盖创面；间断闭合供区，留置4根皮下引流。术后3周两皮瓣接缝处破溃，渗液切口裂开。经换药3周后渗出减少，创面清洁，再次清创缝合，创面顺利愈合（图1-30-2、图1-30-3）。

【治疗结果】术后21天拆线，创面顺利愈合。

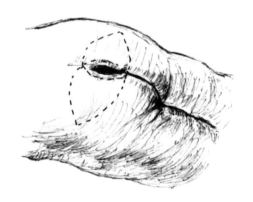

图1-30-1　骶尾部压疮伴骨外露，设计双侧"V-Y"皮瓣修复创面

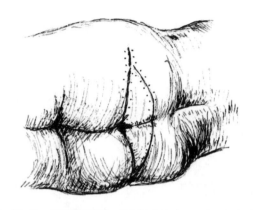

图 1-30-2　术后切口裂开，给予换药治疗，3 周后行清创缝合

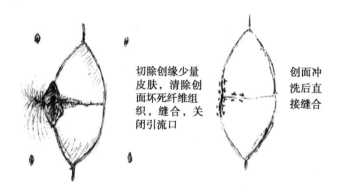

切除创缘少量皮肤，清除创面坏死纤维组织，缝合，关闭引流口

创面冲洗后直接缝合

图 1-30-3　切除裂开创面，间断闭合

【述评】

　　这是一例经典的双侧 "V-Y" 推进皮瓣修复骶尾部压疮。皮瓣血供来自臀上动脉穿支，手术设计与操作均较简单。虽然术者留置了 4 根皮下引流管（见图 1-30-3），但在术后仍出现了继发感染，再次手术清创缝合后，创面顺利愈合。

　　对此例患者，单侧或双侧旋转推进皮瓣也可作为备选方案。

病例 31　局部推进皮瓣修复大转子压疮

【病历简介】　患者女性，42 岁，右侧大转子压疮，经换药治疗创面条件改善，
　　　　　　　设计局部推进皮瓣修复创面（图 1-31-1）。

【诊疗过程】　于全身麻醉下清创，扩大切除创面，凿平大转子外侧凸起骨，显
　　　　　　　露髓腔，用大量液体髓腔冲洗（图 1-31-2），并用冲洗枪反复
　　　　　　　冲洗创面（图 1-31-3）。沿设计线切开，形成单蒂推进皮瓣；
　　　　　　　皮瓣远端去表皮充填创面死腔（图 1-31-4），间断缝合闭合。

【治疗结果】　术后 21 天拆线，创面顺利愈合。

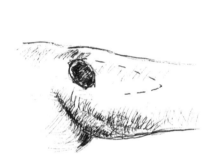

图 1-31-1　右侧大转子压疮，创面及
　　　　　　局部皮瓣初步设计

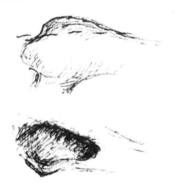

图 1-31-2　清创，凿平凸起骨，骨髓
　　　　　　腔大量液体冲洗

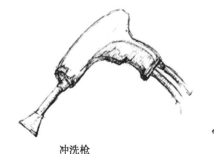

冲洗枪　　　　　　冲洗+负压吸引

图 1-31-3　冲洗枪结合加压冲洗与吸
　　　　　　引两项功能

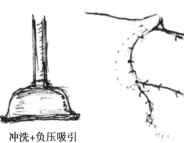

图 1-31-4　单蒂推进皮瓣修复创面，
　　　　　　皮瓣远端去表皮充填创面死腔

病例 32   阔筋膜张肌肌皮瓣修复左侧大转子压疮

【病历简介】 患者男性，52 岁，左侧大转子压疮，经阶段性换药治疗后创面
改善，皮肤接近愈合，但皮下潜行巨大死腔，拟采用同侧阔筋膜
张肌肌皮瓣修复创面（图 1-32-1）。

【诊疗过程】 在全身麻醉下取右侧卧位，设计右侧阔筋膜张肌肌皮瓣，标记清
创范围（图 1-32-2）。切除创缘皮肤及纤维组织，探查见皮下
潜行死腔向臀部延伸。延长皮瓣设计，以携带充裕组织。沿设
计线切开皮瓣，将深筋膜与皮瓣进行数针缝合固定，形成肌皮
瓣（图 1-32-3）。肌皮瓣供区直接拉拢闭合，皮肤以钉皮机钉
合（图 1-32-4）。皮瓣远端去表皮后充填死腔，皮肤间断钉合
（图 1-32-5）。

【治疗结果】 术后 21 天拆线，创面顺利愈合。

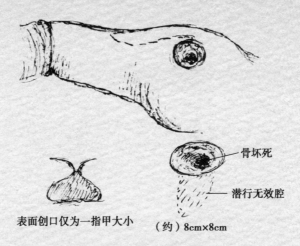

表面创口仅为一指甲大小

骨坏死

潜行无效腔

（约）8cm×8cm

图1-32-1 左侧大转子压疮，清创后见巨大皮下潜行死腔

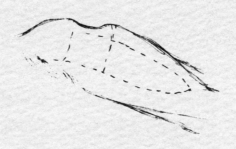

图1-32-2 设计阔筋膜张肌肌皮瓣修复创面

切开皮肤，将皮瓣与
阔筋膜缝合固定

剥离、形成皮瓣

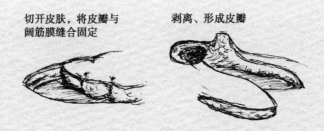

图1-32-3 切开、形成皮瓣

转移皮瓣至受区，供区直接缝合

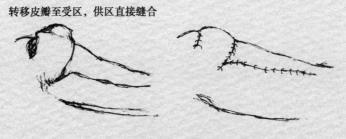

图1-32-4 肌皮瓣转移至创面，以钉皮机暂时钉合

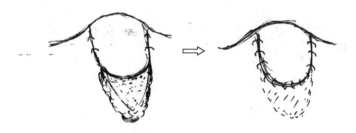

图 1-32-5　皮瓣远端去表皮、充填死腔，间断钉合皮下组织、皮肤

【述评】

（病例31、32）股骨大转子压疮与长期侧卧体位有关。因阔筋膜覆盖股骨大转子，该区压疮更易发生纤维化，出现皮下潜行腔穴。因此，常需要较大的组织瓣以有效充填死腔。阔筋膜张肌肌皮瓣是修复该区压疮常用的手段，其血供可靠，操作简便。若软组织缺损范围不大，局部皮瓣也可成为备选方案。

针对大转子压疮，修复方案应以转移的组织可确实充填死腔为前提。因此，在彻底敞开创腔前，应当准备多套修复预案，根据创腔大小选择适当的方案。

病例 33　股薄肌肌皮瓣修复会阴创面

【病历简介】　患者男性，64岁，会阴部左侧腹股沟慢性创面（富尼埃坏疽，Fournier gangrene），经创面换药治疗后情况改善，拟采用股薄肌肌皮瓣修复创面（图1-33-1）。

【诊疗过程】　在全身麻醉下取截石位。会阴部创面清创、反复冲洗。沿设计线切开皮肤，在远端找到股薄肌，离断肌肉止点。松解、推进肌皮瓣至创面，皮瓣近端去表皮后填充创腔（图1-33-2）。间断缝合皮瓣供区（图1-33-3）。

【治疗结果】　术后21天拆线，创面顺利愈合。

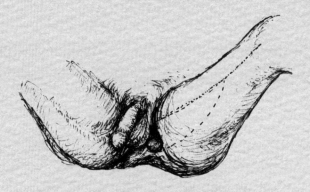

图1-33-1　左侧腹股沟创面，设计左侧股薄肌肌皮瓣修复创面

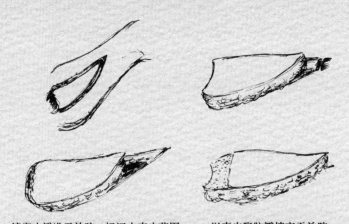

填塞皮瓣进无效腔，标记去表皮范围　　　以真皮脂肪瓣填充无效腔

图1-33-2　切开，形成股薄肌肌皮瓣，近端去表皮成为真皮脂肪瓣充

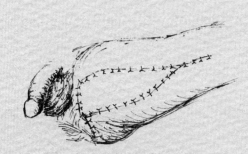

图1-33-3　间断缝合皮瓣及供区

病例 34　股薄肌肌瓣＋局部皮瓣修复坐骨结节压疮

【病历简介】 患者男性，36 岁，车祸致高位截瘫、左下肢截肢。骶尾部及坐骨结节压疮，长期于创面中心治疗。右坐骨结节压疮已大部分收缩，但皮下死腔巨大，经数次扩创仍无愈合倾向，创面愈合停滞。

【诊疗过程】 在全身麻醉下取俯卧位，设计右侧股后皮神经营养血管皮瓣，标记清创范围（图 1-34-1）。切除创面皮肤及坐骨表面增生的纤维组织，沿设计线切开皮瓣内侧，探查见皮下潜行腔隙较大（图 1-34-2）。决定以股薄肌转为填充死腔。探查股薄肌滋养血管，游离血管蒂，在耻骨结节切断股薄肌起点，远端横断股薄肌肌腱（图 1-34-3），将肌肉以血管蒂为中心旋转 180°，覆盖坐骨结节并填塞死腔。皮瓣以推进方式闭合创面（图 1-34-4）。

【治疗结果】 术后 21 天拆线，创面顺利愈合。

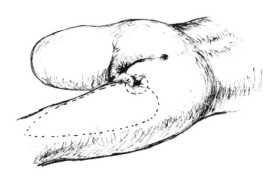

图 1-34-1　骶尾部压疮复发，设计右侧股后皮神经营养血管皮瓣修复创面

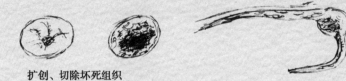

扩创、切除坏死组织

图1-34-2 扩创，沿设计线切开皮肤

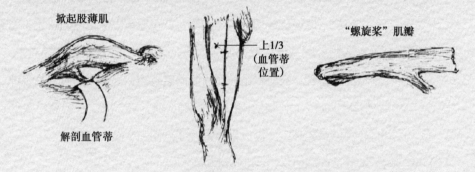

掀起股薄肌

解剖血管蒂

上1/3
（血管蒂
位置）

"螺旋桨"肌瓣

图1-34-3 解剖股薄肌血管蒂，形成螺旋桨肌瓣

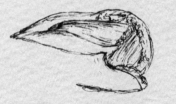

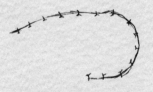

肌瓣转移，并与臀大肌缝合

以旋转推进瓣修复皮肤缺损

图1-34-4 肌瓣充填死腔，皮瓣推进修复创面

【述评】

（病例33、34）股薄肌肌瓣、肌皮瓣是修复坐骨结节压疮常用的组织瓣。

坐骨结节区压疮修复一般取俯卧位。在清创过程中，股薄肌位于创面内侧，分离显露很便利。顺肌束深面向远端适当分离即可找到肌肉滋养血管，此时，只需将血管蒂适度游离，就可以使肌瓣得到较大幅度的游离松解。肌瓣的转移方式包括肌瓣近端直接推进，或是肌瓣远端旋转移位，两者都可提供充裕组织至坐骨结节创面。

对于病例34，术者设计了螺旋桨式肌瓣，可作为一种参考，与肌瓣易位转移的方式比较，并无显著优势。

病例 35　臀上动脉穿支螺旋桨皮瓣修复坐骨结节压疮

【病历简介】 患者男性，49岁，左侧坐骨结节压疮，经阶段性换药治疗后创面改善，但出现愈合停滞。拟采用臀上动脉肌皮穿支为蒂的穿支螺旋桨皮瓣修复创面。

【诊疗过程】 在全身麻醉下取俯卧位，超声多普勒定位臀上动脉穿支位置，设计以臀上动脉肌皮穿支为蒂的穿支螺旋桨皮瓣（图1-35-1）。切除坐骨结节创面，沿设计线切开，在臀大肌表面剥离、解剖血管蒂，形成螺旋桨皮瓣覆盖创面。皮瓣远端去表皮充填死腔，间断缝合（图1-35-2）。

【治疗结果】 术后当夜患者发生肌肉痉挛，导致皮瓣静脉回流障碍。急诊行血管探查，见血管蒂被血凝块卡压。清除血凝块，静脉回流障碍得到缓解，给予制动措施。探查术后皮瓣血供良好，21天拆线，创面顺利愈合。

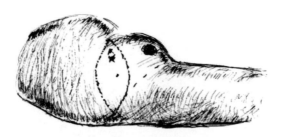

超声多普勒定位臀上动脉点，
以臀上动脉肌皮穿支为蒂的穿支螺旋桨皮瓣

图1-35-1　左侧坐骨结节压疮，设计穿支螺旋桨皮瓣修复创面

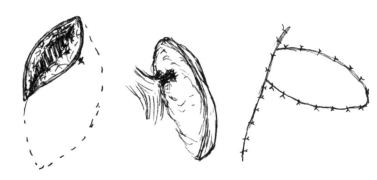

近蒂部切开，多普勒
再次探查血管蒂，定位

图 1-35-2　在臀大肌表面分离皮瓣，皮瓣旋转后修复创面

【述评】

　　臀上动脉可发出多支较大的穿支，以臀上动脉穿支为蒂可形成穿支螺旋桨皮瓣，修复坐骨结节压疮创面。

　　本例手术中，术者对穿支血管蒂进行了细致的解剖。为使皮瓣松动到位，对穿支进行了约 1cm 的肌肉内松解。虽然这样做在技术上无可挑剔，但术后早期出现了静脉瘀血，患者返回手术室接受了血管探查。静脉瘀血的原因为穿支蒂部被血凝块卡压。经过及时处理，皮瓣顺利成活。

　　笔者观点，就本例患者而言，采用穿支螺旋桨皮瓣并非首选：首先，这种术式操作相对较复杂，而且携带组织量有限，同时压疮患者极易发生肌肉痉挛，增加血管危象风险；其次，即便选择穿支蒂皮瓣，也不需要在术中过分追求对血管蒂的精细分离，皮瓣蒂部携带少量软组织更加安全；再次，在设计皮瓣时，尽可能留有余量，这样不需要在蒂部做太多工作即可使创面得到充分覆盖。

病例 36 皮片移植修复骶尾部巨大压疮

【病历简介】 患者男性，46岁，骶尾部巨大压疮，经较长时间的创面治疗（包括营养支持、高压氧治疗、创面换药等），患者全身情况得到改善，肉芽组织清洁，但创面愈合进展较慢（图1-36-1）。

【诊疗过程】 为缩小创面、减少体液及蛋白丢失，采取皮片移植的方式修复肉芽新鲜创面。术前先行药物治疗下肢肌肉痉挛，以避免术后过度牵拉活动造成植皮失败。于全身麻醉下用水刀清创（图1-36-2），切取大腿刃厚皮片，拉网覆盖压疮创面，皮片表面给予负压封闭引流。

【治疗结果】 术后大部分皮片成活，残余创面继续行换药治疗；鼓励患者加强营养、注意局部保护，避免植皮区破溃。

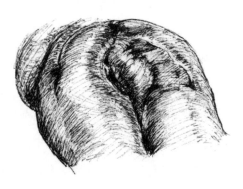

图1-36-1　骶尾部压疮，拟清创后植皮

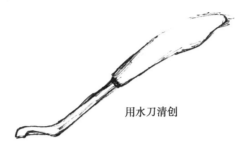

用水刀清创

图 1-36-2 水刀清创，拉网植皮

【述评】

一般认为，移植皮片不耐摩擦、不耐压，因此，皮片移植不是修复大范围压疮的首选方案，压疮应当以血供良好的筋膜皮瓣或肌皮瓣修复，以对抗压力及摩擦，防止压疮复发。但在特定情况下，皮片移植也可用于压疮的修复。

本例患者为反复发作的骶尾部压疮，曾接受过多次局部皮瓣移植手术，术后均出现压疮复发。此次手术前，患者全身情况得到了一定的改善，但局部创面在较长时间内进展缓慢、每日渗出较多。针对这样的患者，应用皮片移植能够快速封闭创面、有效减少体液及蛋白丢失，从而加速患者全身情况的改善，并在一定程度上改善患者生活质量。

压疮的预防是一项综合性工程，患者需要有积极的生活态度、合理的膳食摄入、妥善的日常护理。移植的皮瓣即便有一定的保护作用，但并不是避免压疮复发的绝对保障。

病例 37　分次闭合骶尾部巨大压疮

【病历简介】　患者男性，69岁，骶尾部巨大压疮。既往曾行局部推进皮瓣（左侧股后皮神经"V-Y"皮瓣）修复坐骨结节压疮，术后顺利愈合。半年前骶尾部压疮形成，行清创换药及支持治疗，创面情况改善，采用分次手术的方式，通过数次手术实现了创面闭合。

【诊疗过程】　第一次手术：于全身麻醉下清创，大量生理盐水反复冲洗创面，纱布敷料填塞（图1-37-1）；第二次手术：1周后再次切除创缘皮肤，孤岛凿除凸起骶骨（图1-37-2），间断缝合切口下半部分，重建肛门，负压封闭引流覆盖切口及残余创面（图1-37-3）；第三次手术：1周后前次缝合创面已愈合，设计局部旋转皮瓣修复残余创面（图1-37-4），皮瓣边缘去表皮、填充死腔；留置皮下引流、间断缝合皮瓣，闭合创面。表面给予负压封闭引流（图1-37-5）。

【治疗结果】　术后切口顺利愈合，于术后21天拆线。

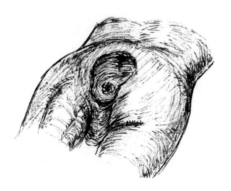

图1-37-1　骶尾部压疮复发，清创

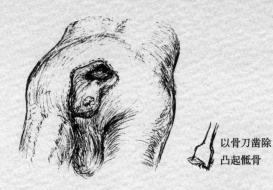

以骨刀凿除
凸起骶骨

图 1-37-2　再次清创，凿除骨性凸起

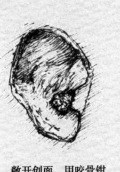 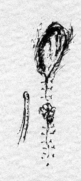 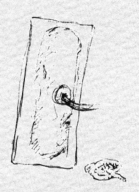

敞开创面，用咬骨钳
清除细菌生物膜，剥
离并缝合消灭无效腔

重建肛门，直接闭合
大部分创面

负压封闭引流

图 1-37-3　间断缝合部分创面，负压封闭引流

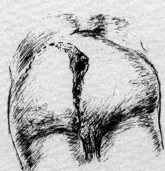

设计旋转推进瓣修
复创面，局部皮瓣
去表皮用皮下组织
填塞无效腔

图 1-37-4　用局部皮瓣修复创面

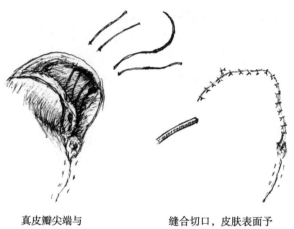

真皮瓣尖端与　　　　　缝合切口，皮肤表面予
无效腔缝合固定　　　　以负压封闭引流

图 1-37-5　皮瓣远端去表皮充填死腔，留皮下引流

【述评】

　　本例代表了治疗大范围慢性溃疡的一种策略——渐进性闭合。对于较大范围的软组织创面，一期闭合的后果常常是切口裂开或感染播散、手术失败。采取分次手术方式，每次闭合部分创面，余下部分给予负压创面治疗、维持渗出液引流通畅，可确保缝合闭合段的切口实现愈合；如此反复，逐渐修复创面。这种逐渐缩小创面的方式能够快速减少体液丢失，加快改善全身情况，缩短治疗周期。

　　实现压疮渐进性闭合的前提是局部组织具有一定的弹性，以及患者的全身情况已经得到改善、组织有较好的愈合能力。即便术后有小的感染灶复发，也可通过换药治疗实现愈合。

第三节 糖尿病足溃疡治疗

糖尿病足溃疡本质上也是一种压力性溃疡。糖尿病可造成周围神经病变、皮肤感觉功能下降，皮肤失去痛觉保护。而足部在人站立、行走中承受巨大的垂直压力、摩擦和组织剪切力，正常情况下，人体会根据痛觉反馈调整受力部位从而避免组织损伤。而糖尿病患者因缺乏感觉保护，上述这些力量可造成足部骨质凸起部位软组织反复损伤，进而形成溃疡。由于糖尿病溃疡较常发生在足踝部，也被称为糖尿病足（diabeticfoot）。此外，糖尿病可造成下肢血管病变及白细胞功能下降，导致下肢软组织缺血坏死，以及抗感染能力下降等。这些因素共同成为糖尿病足发生的基础，而足部受力的变化则是局部诱因。

正常人足跟受力部位在跟骨及第一、第五跖骨头。糖尿病患者因跟腱发生挛缩，造成足部受力点前移、前足受力增加。趾短屈肌的挛缩还可以造成足趾的过度屈曲，使趾腹过度负重。前足皮肤在压力及摩擦力作用下先是出现反应性角质增厚、局部组织弹性下降，从而将更多的压力传递到皮下组织。局部组织在长期压力作用下发生缺血坏死，但这种坏死在初期可被增厚的角质层掩盖。组织坏死与感染往往同步发生，当感染灶逐渐液化、皮肤出现破溃时，深部往往已经有骨髓炎发生。因此，对糖尿病足通常应实施 CT 检查或骨组织细菌培养，排除骨髓炎。骨髓炎一经明确诊断，病变骨应予以切除。

美国商业医疗保险公司为糖尿病患者支付定制保护鞋的费用。专业公司会测量患者足底承力图，并根据足底承力情况制作个体化的保护鞋。这种鞋能适当分散足部压力，在一定程度上减少糖尿病足部溃疡的复发率。

病例 38　糖尿病足溃疡清创、截趾

【病历简介】　患者男性，65 岁，糖尿病。右足第三趾较长并下垂，导致趾腹溃疡（图 1-38-1）。

【诊疗过程】　前期行数字减影血管造影（digital subtraction angiography，DSA），明确下肢血管通畅。于全身麻醉下行清创术，切除病变足趾骨组织，送细菌培养。趾间关节截骨，以趾腹皮肤翻转覆盖截趾残端（图 1-38-2）。

【治疗结果】　术后截趾切口顺利愈合，按期拆线。嘱患者注意避免下肢长期受压，改穿糖尿病足专用鞋。

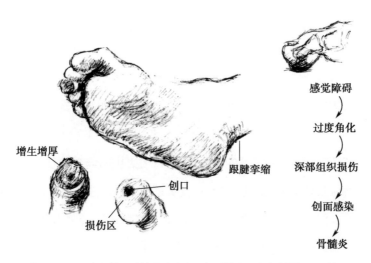

图 1-38-1　右足第三趾糖尿病溃疡，角质增生下方皮肤缺损、骨外露

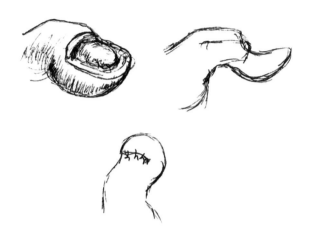

图 1-38-2　彻底清创，截除远节趾骨，翻转皮瓣封闭创面

【述评】

　　糖尿病足创面主要发生在前足。患者第三趾较长且突出，在行走时承受了额外的压力及剪切力。早期仅表现为过度角化，但事实上深部组织早已受到损伤。去除增生角质后可见皮肤溃疡、深及趾骨。对该患者进行远端趾骨截骨，既可以修复创面，又可以同时消除诱因，避免局部溃疡复发。

病例 39　糖尿病足溃疡清创、截骨

【病历简介】　患者男性，72岁，糖尿病。左足踇趾下垂，长期受压形成溃疡。

【诊疗过程】　术前行下肢血管超声多普勒检查，见下肢血管通畅。全身麻醉下行清创术，因创面较小，遂梭形切除溃疡及周缘皮肤。切除病变足趾骨组织，创面直接拉拢缝合（图1-39-1）。

【治疗结果】　术后切口顺利愈合，按期拆线。由创面中心医生联系医疗保险公司为患者定制糖尿病足专用鞋。

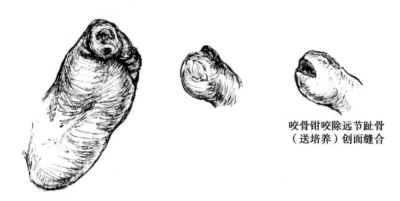

咬骨钳咬除远节趾骨
（送培养）创面缝合

图1-39-1　左足踇趾糖尿病足溃疡，切除溃疡及病变骨，创面直接缝合

【述评】

本例患者足底屈肌显著挛缩，造成足趾屈曲畸形，以踇趾最为显著。踇趾屈曲下垂情况下，趾端在外力反复作用下出现溃疡。因患者保险支持定制矫形鞋，因此术中并未对患趾进行切除或矫形，仅切除创面并清除部分病变骨组织。

病例 40　糖尿病足底溃疡清创、足底间隙引流

【病历简介】患者男性，79 岁，糖尿病，1 个月前右下肢温度降低，右足第二趾逐渐发黑，出现干性坏疽。

【诊疗过程】下肢血管检查提示右下肢动脉血流异常、胫前及胫后动脉狭窄。由血管外科行下肢血管球囊扩张、支架植入。术后给予抗感染及支持治疗。右足底逐渐肿胀伴疼痛。于全身麻醉下行右坏疽足趾切除＋切开引流术。沿右足第二趾屈肌腱走行方向切开跖腱膜，见足底软组织广泛变性坏死，大量恶臭脓液渗出。创面给予大量冲洗，湿纱布输送填塞（图 1-40-1）。

【治疗结果】术后患者转至创面中心换药，约半个月后足底跖腱膜切开创面逐渐愈合，足趾截趾创面在 2 个月后换药愈合。

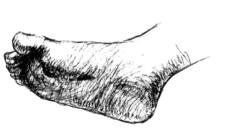
右足糖尿病足
软组织耐甲氧西林金黄色葡萄球菌感染

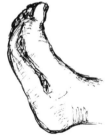
①冲洗探查伤口，足背足底贯通；
②予以彻底敞开；③创面填塞纱布，
冲洗，包扎，换药处理

图 1-40-1　右足第二趾糖尿病溃疡，足底广泛软组织感染，予以切开引流

【述评】

糖尿病足溃疡一旦出现足趾干性坏疽，往往提示患肢动脉主干血管发生闭塞；而且干性坏死组织周围通常有更广泛的潜行坏死。

这类患者需要接受血管外科检查，接受血管造影和介入治疗来恢复下肢循环。下肢循环恢复后，在血液营养下，患肢的感染通常会暴发加重，由干性坏死变为湿性坏死。因此，及时切开引流、控制感染十分重要。本例患者术中探查见跖腱膜间隙软组织广泛坏死、脓液恶臭，病原培养为耐甲氧西林金黄色葡萄球菌（methicillin resistant Staphylococcus aureus，MRSA）。术中行广泛清创，术后给予常规换药治疗。

这类患者足底感染切开引流后，皮下坏死空腔虽然较大，但通常可经换药自行愈合。

第四节　其他类型慢性创面

病例 41　复杂性局部疼痛综合征创面

【病历简介】患者女性，39 岁，车祸致右下肢毁损伤截肢。术后局部顽固性
疼痛，继而出现切口裂开，伴少量渗液。创面经清创缝合后暂
时愈合，后再次裂开，反复多次，形成 3cm×4cm 大小的创面，
经久不愈。诊断为复杂性局部疼痛综合征（complex regional
pain syndrome）（图 1-41-1）。

【诊疗过程】患者先后接受数次清创缝合术，尝试封闭切口，均以失败告终；
经阶段性高压氧治疗后，创面情况略有改善，尝试皮片移植，再
次失败；以人工真皮覆盖创面后，局部有较新鲜的肉芽生长，再
次尝试植皮，也未获成功。

【治疗结果】笔者在创面中心连续随访患者 1 年，记录了该患者多次手术，
但创面情况毫无进展。

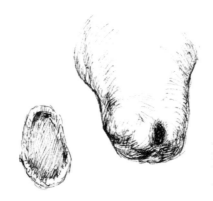

创周长期存在剧烈的、烧灼样疼痛，
轻微刺激可明显加重，神经阻滞麻醉
下疼痛可缓解。局部组织明显水肿、
创基纤维化

图 1-41-1　右下肢复杂性局部疼痛综合征创面

【述评】

　　复杂性局部疼痛综合征是一种继发于创伤或医源性损伤的局部顽固性疼痛综合征。其典型表现为局部的顽固性疼痛，伴有血供异常，某种程度上与雷诺现象相似。目前认为复杂性局部疼痛综合征患者的固性疼痛与皮肤感觉神经信号障碍有关，交感神经阻断实验为阳性。复杂性局部疼痛综合征的药物治疗包括抗抑郁、解痉及镇痛治疗。也有报道局部封闭或交感神经封闭阻滞有一定效果。

　　本例患者接受了多种治疗尝试，包括药物治疗和局部封闭治疗。针对创面，先后接受过清创缝合（多次）、人工真皮植入、异体皮移植、高压氧治疗、皮片移植治疗等，创面均无愈合倾向。患者创面最显著的改变是纤维化严重，即便彻底清创切除增生的纤维组织，在数日内即见创面再次为坚硬的纤维组织充填，愈合随即停止。

病例 42 皮片移植修复下肢静脉淤滞性溃疡创面

【病历简介】 患者男性，51 岁，左下肢静脉曲张，左小腿中下段出现迂曲静脉团块，毛发脱落、广泛色素沉着，局部偶有破溃，可缓慢自愈。近期左小腿大范围皮肤破溃，伴红肿及剧烈疼痛，诊断为静脉淤滞性溃疡。

【诊疗过程】 患者先后接受 3 次全身麻醉下手术清创，在深筋膜表面切除溃疡，给予患肢弹力加压治疗，约 1 个月后下肢水肿消退，健康肉芽组织生长，肢体疼痛显著缓解。再次手术给予清创并覆盖人工真皮，待人工真皮愈着后植皮修复创面（图 1-42-1）。

【治疗结果】 人工真皮愈着良好，一周后以刃厚皮片拉网移植修复创面。

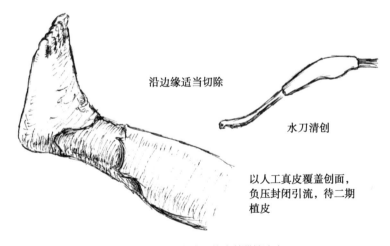

沿边缘适当切除

水刀清创

以人工真皮覆盖创面，负压封闭引流，待二期植皮

图 1-42-1 左小腿静脉淤滞性溃疡

【述评】

　　静脉淤滞性溃疡比较常见。修复下肢静脉淤滞性溃疡的最常规方法是皮片移植，术前需充分准备。其中，通过加压疗法消除组织水肿是最重要的手段，能够减轻局部炎症反应、缓解疼痛、改善创面条件，从而提高植皮成活率。使用人工真皮能够增加局部皮下组织厚度，使局部在植皮术后相对更耐摩擦，避免术后继发溃疡形成。相对糖尿病足溃疡，静脉淤滞性溃疡患者更容易加强局部保护，并通过结扎、切除病变的下肢静脉消除诱因，溃疡复发率相对较低。

病例 43　脊柱裂坐骨结节压疮

【病历简介】　患者男性，37岁，先天性脊柱裂，会阴感觉功能障碍，双侧坐骨结节区反复发作巨大压疮（图1-43-1）。

【诊疗过程】　患者先后接受数次清创术，清除坏死组织，待创面清洁后拟行皮瓣移植。

【治疗结果】　术后创面情况改善，3周后行股薄肌肌皮瓣移植封闭创面。

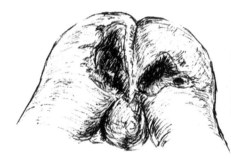

先天性畸形，脊柱裂，下肢神经功能障碍，骶尾部巨大压疮，予以清除坏死组织，清创敷料覆盖

图1-43-1　先天性脊柱裂，骶尾部巨大压疮

【述评】

　　脊柱裂患者可出现神经发育、功能异常。下肢有一定的活动能力，但感觉功能障碍。患者肛门括约肌功能异常，无法控制排便。由于神经发育异常，下肢肌力失去平衡，呈现足内翻畸形、髋关节外翻畸形。上述畸形改变使患者在日常生活中坐骨结节与大转子的受力额外增加。再加上失去感觉保护、会阴易被粪便污染等因素，脊柱裂患者在坐骨结节及大转子部位的压疮比较常见。

　　这类患者有一定的生活自理能力，但臀部、足踝部的压疮常反复发作。

病例 44　颈部慢性创面癌变

【病历简介】　患者男性，61岁，金属加工过程中高速砂轮碎裂，碎片导致颈部损伤，局部软组织内有大量金属异物碎屑，无法彻底清除，创面长期不愈合近3年。

【诊疗过程】　家庭医生将患者转诊至创面中心，因创面基底新生物性质不明，接诊医生安排患者在全身麻醉下行清创＋病理检查。术中探查见创面瘢痕化，伴结节样新生物、质地硬。创基中央紧贴气管前壁（图1-44-1）。谨慎分离，避免损伤气管，完整切除创面送病理检查。手术创面暂时以人工真皮覆盖（图1-44-2）。

【治疗结果】　术后病理结果为鳞状细胞癌，患者选择接受辅助放疗。

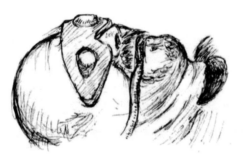
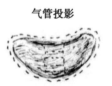

气管投影

颈部慢性创面伴异物　　　　　创基紧贴气管

图1-44-1　金属异物致颈部慢性创面，扩大0.5cm切除

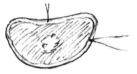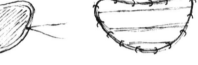

切除创面组织送病理检查　　　人工真皮覆盖创面

图1-44-2　创面以人工真皮覆盖

【述评】

对长期治疗无进展的慢性创面，临床医生应当保持警惕。压疮、糖尿病足溃疡、静脉淤滞性溃疡等常见的慢性创面问题，都有明确的原因和诊断标准。在医生积极的治疗下，创面愈合虽然缓慢，但仍可观察到一定程度的进展。然而，对一些不太明确的慢性创面问题应当保持警惕：一些罕见的细菌感染、免疫系统疾病、皮肤病、肿瘤等都可能造成皮肤溃疡，迁延不愈。这种"不明原因"的创面，需要临床医生抽丝剥茧、揭开谜团，进而解决问题。病理检查通常是解决此类问题的关键环节。

患者颈部外伤后创面不愈合显然与异物残留有关。然而，有经验的医生通常不会轻易相信经验：异物刺激的慢性创面并不稳定，病理检查永远胜过肉眼。

病例 45　会阴部富尼埃坏疽

【病历简介】　患者男性，74 岁，糖尿病。无诱因出现肛门周围红肿，伴疼痛，进行性加重，局部逐渐出现片状溃疡，有大量浆液性渗出，溃疡边缘皮肤与皮下分离成潜行腔隙，诊断为富尼埃坏疽（Fournier gangrene）。

【诊疗过程】　入院后行双侧腹股沟、阴囊切开引流，创面持续冲洗、换药治疗（图1-45-1）。纠正水电解质紊乱，针对性给予敏感抗生素并加强营养支持，加强控制血糖。

【治疗结果】　经积极支持治疗患者全身情况改善，创面渗出减少。给予反复多次清创，腹股沟创面直接缝合。阴囊及会阴创面逐渐收缩，二期缝合闭合。

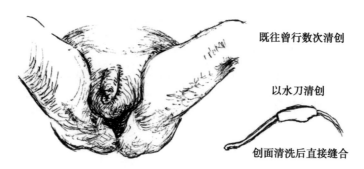

既往曾行数次清创

以水刀清创

创面清洗后直接缝合

图1-45-1　会阴部富尼埃坏疽清创

【述评】

　　富尼埃坏疽是发生于男性阴茎、阴囊、会阴及腹壁的化脓性皮肤筋膜感染，为混合感染，本质上与化脓性筋膜炎相似。感染造成皮肤血管栓塞，进而坏死，多种细菌协同作用，致感染进展、范围扩大，特征之一是皮下广泛的死腔伴大量浆液性渗出。

　　富尼埃坏疽患者多数伴有内科疾病、愈合能力较差，因此全身支持颇为重要。因皮下潜行腔隙范围广，创面引流通畅十分重要，往往需要多次清创，逐渐闭合创面。

病例 46 右小腿淋巴水肿创面

【病历简介】 患者男性，49岁，下肢淋巴水肿，既往曾行深筋膜上病变组织切除术（16年前），1年前出现右小腿溃疡，并逐渐加重、剧烈疼痛。

【诊疗过程】 患者在创面中心接受了下肢血管检查，接受弹力加压治疗以减轻下肢水肿，并实施高压氧治疗，创面显著改善，局部疼痛显著减轻。于全身麻醉下清创，刮除肉芽至纤维板。切取大腿刃厚皮片，拉网覆盖创面。皮片予加压包扎（图1-46-1）。

【治疗结果】 术后皮片全部成活，嘱患者长期用弹力套加压患肢。

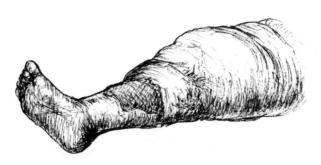

图1-46-1 右下肢慢性淋巴水肿切除、植皮

【述评】

　　下肢淋巴水肿的手术治疗方法包括皮下病变组织切除（康多莱昂手术，Kondoleon operation）、网膜移植、静脉淋巴移植、淋巴结移植等。保守疗法包括我国张涤生院士发明的微波烘绑疗法、抽吸引流、手法按摩等。皮下病变组织分期切除术操作相对简便，效果立现，但术后易破溃形成慢性创面。远期随访有较高的截肢率。

病例 47　　化脓性汗腺炎（腋窝、臀部、会阴）

【病历简介】　患者女性，44 岁，双侧腋下、臀部、会阴皮肤红肿破溃溢脓，反复发作。诊断为化脓性汗腺炎。

【诊疗过程】　手术分期进行，一期行病变组织切除，切除腋下、臀部及会阴感染组织，仔细止血，以湿敷料填充覆盖（图 1-47-1、图 1-47-2）。经换药 1 周后行二期手术，直接拉拢闭合部分创面，其余创面以自体刃厚皮片移植修复。

【治疗结果】　术后皮片成活，感染无复发。

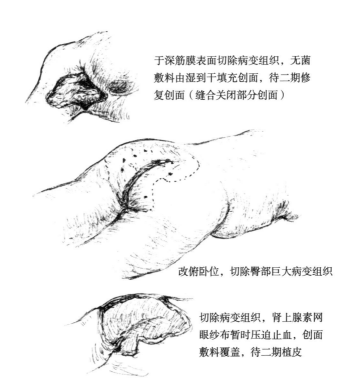

于深筋膜表面切除病变组织，无菌敷料由湿到干填充创面，待二期修复创面（缝合关闭部分创面）

改俯卧位，切除臀部巨大病变组织

切除病变组织，肾上腺素网眼纱布暂时压迫止血，创面敷料覆盖，待二期植皮

图 1-47-1　腋窝、臀部化脓性汗腺炎，病变组织切除，一周后清创植皮

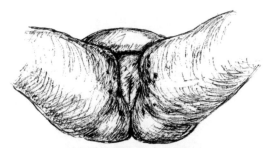

敞开切口，以刮匙清除坏死组织，
碘仿纱布填塞引流，1周后清创植皮

图1-47-2　会阴部化脓性汗腺炎，手术切除病变组织

【述评】

　　化脓性汗腺炎是一类感染性疾病，与肥胖、自身免疫、内分泌等多种因素有关，在我国并不多见，报道较多的为肛周、臀部。但这一疾病在美国颇为常见，腋窝、乳房下皱襞、臀部、会阴等部位均可发生。

　　化脓性汗腺炎如药物控制无效，可采用手术治疗。手术方式是切除病变组织，创面充分引流后，二期植皮修复。手术治疗化脓性汗腺炎后仍有一定的复发率。

病例 48 创腔镜探查右大腿慢性窦道

【病历简介】 患者女性，66岁，右侧髋关节置换术后出现人工关节感染、取出人工关节后并发腹外疝；行疝修补术，以补片加强腹壁。术后手术切口瘢痕出现破溃渗液，形成慢性窦道，共3处皮肤破口。患者于慢性创面中心换药治疗2年，窦道仍然未愈合（图1-48-1）。

【诊疗过程】 签署知情同意书后，患者接受创腔镜检查。将纤维喉镜自窦道外口插入，进镜12cm。镜下检查窦道，见窦道结构迂曲、内壁为大量白色絮状纤维组织覆盖；镜下取少量组织活检。未探及窦道底部有明确异物或感染灶（图1-48-2）。

【治疗结果】 术后病理检查结果报告为纤维组织。患者于术后3个月窦道渗出突然增多，行手术切开引流。

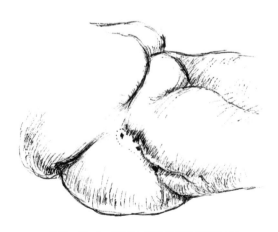

图1-48-1　右侧大腿外侧慢性窦道2年

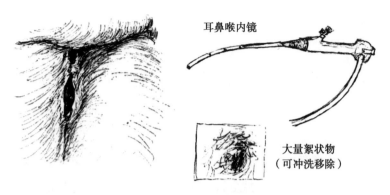

耳鼻喉内镜

大量絮状物
（可冲洗移除）

图 1-48-2　经窦道口插入纤维喉镜，探查并取少量组织送病理检查

【述评】

本例为髋关节置换后慢性窦道患者。患者重度肥胖，随着创面进展，皮肤逐渐收缩，最终形成数个窦道，经年累月不愈合。

窦道形成提示深部可能存在异物或其他感染源。窦道的治疗通常是适当扩创、冲洗引流及谨慎地搔刮清创，待线结等异物脱落，窦道可自然愈合。这种治疗比较保守，愈合时间难以预料。在窦道感染得到控制的情况下，也可以实施彻底的清创，将窦道周围纤维化组织彻底切除，实现愈合。然而在实践中，因窦道内情况不明，外科医生通常难以下决心彻底清创。

内镜帮助临床医生能够直观地观察窦道内部结构。经由皮肤创口，内镜能够抵达窦道内一定深度；对窦道内部能够实施清洗及病理标本抓取，帮助医生判断病情并制订方案。

利用内镜检查窦道存在一定的局限。窦道并非生理腔道，与重要解剖结构之间的关系存在不确定性，医生无法在镜检过程中判断窦道外部的潜在危险。即使某一段窦道内壁是可疑的，也无法在镜下确定这里是否与腹腔相通，是否与肠管、血管等相粘连。因而，内镜对窦道内部的检查和处理一定是保守的。本例患者最终还是接受了开放式手术清创。

第三章　烧伤创面修复

奠定现代烧伤治疗基本原则的事件是一场酒吧火灾。1942 年 11 月，正值第二次世界大战太平洋战争期间，美国军舰停靠在波士顿港口，轮休的水兵到当时著名的椰树沟酒吧休闲，当晚酒吧突发大火，并在 20 分钟内化作一片灰烬。虽然麻省总医院、波士顿市立医院等知名医疗机构就在附近，但伤员抢救成功率极低，300 余人丧生，其中大多数是水兵。这场大火震惊了美国社会，也引起了美国军方的高度重视：椰树沟酒吧大火与海面战场情形极为相似，密闭空间、成批伤员、高死亡率，这像极了美军当时在太平洋上的情形——舰艇上狭小的舱室、密集的人群和时刻可能落下的高爆炸弹。美国军方投入了大量的经费研究伤员死亡原因和应对办法。在战争需要和经费激励下，研究人员迅速揭开了烧伤吸入性损伤的神秘面纱，并建立了相应的诊疗方案。

烧伤治疗需要消耗大量的资源，在美国，烧伤中心（burn center）是区域性的烧伤治疗资源中心，不但集中了烧伤治疗专家，还常规性储备大量烧伤救治物资。维克森林大学医学中心烧伤中心辐射北卡罗来纳州与周边地区，是区域内烧伤伤员的诊疗中心。James Holmes 教授、Jeffery Carter 教授都是著名的烧伤外科专家，整形外科的 Joseph Molnar 教授在烧伤整形领域声誉卓著。烧伤小组（burn team）经常与整形外科合作，整形外科主要负责面、手、足等部位的烧伤早期治疗和全身各部位的烧伤晚期畸形整形。另外，还有独立的康复与功能锻炼团队服务于烧伤小组。

第一节　烧伤早期创面修复

病例 49　躯干部火焰烧伤清创植皮

【病历简介】　患者女性，34岁，40%总体表面积（total body surface area，TBSA）汽油烧伤，主要集中在胸腹部、双上肢及面颈部（图1-49-1）。

【诊疗过程】　早期给予抗休克、抗感染及支持治疗。安全度过休克期，组织水肿吸收后，着手清创植皮，包括切痂、削痂、水刀清创等方式，逐层切除变性坏死组织（图1-49-2）。背部及大腿供皮区以注水肿胀，电动取皮刀切取刃厚皮片，皮片以轧皮机拉网、扩大面积，覆盖创面后以钉皮机固定（图1-49-3）。面部、手部清创及植皮由整形外科团队完成，采用整张皮肤，不打孔、不缝合，使用组织胶水将皮片黏合固定（图1-49-4）。

【治疗结果】　术后移植皮片大部分成活，患者转入烧伤康复中心。

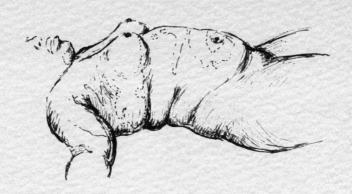

图 1-49-1　40% 总体表面积烧伤患者，术前大体观

徒手取皮刀：削痂清创　　清创毛刷：清洁皮肤，　　　水刀：清创
　　　　　　　　　　　　刮除表层坏死组织

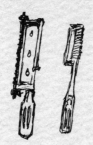

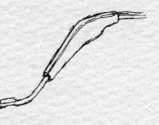

图 1-49-2　切削痂工具

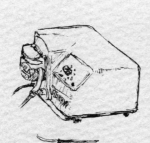
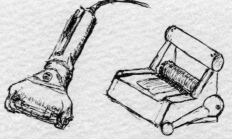

取皮注水针，类似　　　　　　　　　　　　　轧皮机轧皮
吸脂肿胀液泵

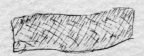
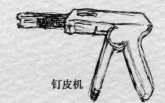

皮片打孔：增加面积引流　　　　钉皮机

图 1-49-3　取皮、植皮工具

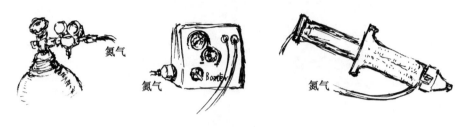

图1-49-4　用氮气驱动纤维蛋白胶水喷洒，黏合面部、手部移植皮片

【述评】

　　大面积烧伤患者的救治需要消耗大量资源。美国烧伤手术室的环境设置、器械配备与国内大致相当，清创水刀、电动取皮刀等动力设备与手动切削痂传统器材均为常规设备。在供皮源充足的情况下，维克森林大学医学中心烧伤小组习惯采用1∶（2～3）的拉网植皮，认为这一比例的术后美容效果比较好。在处理面部植皮时习惯采用纤维蛋白胶及组织胶水等代替针线缝合固定皮片，以减少术后缝线瘢痕。躯干、四肢部植皮则广泛使用钉皮机以加快手术速度。

病例 50　自体表皮细胞移植修复烧伤创面

【病历简介】　患者男性，66 岁，交通事故后汽车爆燃，导致头面部及躯干部
70% TBSA 烧伤。

【诊疗过程】　早期给予抗休克、抗感染及支持治疗。度过休克期，组织水肿吸
收后，采用自体表皮细胞移植结合植皮修复创面。患者取俯卧
位，预估皮肤缺损面积，背部注水肿胀后以电动取皮刀切取刃厚
皮片（图 1-50-1）。计算皮片面积，按照 1 ： 80 的比例分配
切取的刃厚皮片：1 份留作自体表皮细胞移植的细胞来源，其余
拉网植皮覆盖创面。应用自体表皮细胞移植工具盒制作细胞悬
液，具体为：皮片切为 1cm×1cm 小块；以胶原酶消化；用中
和液（乳酸钙）终止消化，再用手术刀剥去未消化组织、粉碎
真皮；洗涤清洗、筛网过滤后收集细胞悬液（图 1-50-2）。完
成创面拉网植皮覆盖后，以自体表皮细胞悬液喷洒至创面，外用
细网眼纱布防止细胞流失（图 1-50-3）。先用湿润敷料覆盖表
层，后用干燥敷料包扎覆盖植皮区，最后以整张棉垫敷料包裹
术区。

【治疗结果】　术后移植皮片大部分成活，患者转入烧伤康复中心。

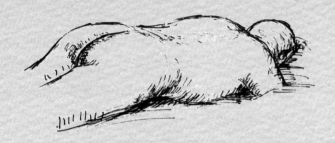

图 1-50-1　70% 总体表面积烧伤患者，清创后背部切取刃厚皮片

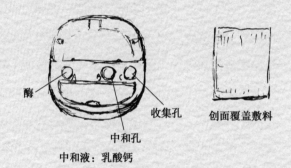

酶

收集孔

中和孔

创面覆盖敷料

中和液：乳酸钙

图 1-50-2　皮片以自体表皮细胞移植套件消化为细胞悬液

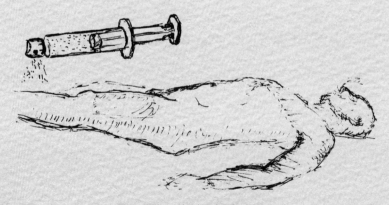

图 1-50-3　在创面喷洒细胞悬液

【述评】

　　大面积烧伤治疗的皮肤来源一直是临床难题。自体表皮细胞移植技术有约20年的历史，理论上可实现1：80的皮源扩展，即取$1cm^2$的断层皮，经酶消化后制成细胞悬液喷洒，细胞成活后修复$80cm^2$的创面。笔者访学期间该技术正在申请美国食品药品监督管理局（Food and Drug Administration，FDA）临床应用许可。维克森林大学医学中心是临床试验单位，当时已应用于大面积烧伤患者20余例，效果良好。我国则在10年前就已经批准该技术的临床应用，但临床应用并不广泛，部分原因可能为费用较高。自体表皮细胞移植技术还可以用于治疗皮肤色素异常疾病，如白癜风等。

病例 51　人工真皮 + 植皮修复头面部及躯干部热水烫伤

【病历简介】　患者女性，3岁，洗澡时热水烫伤（50%TBSA）。

【诊疗过程】　早期给予抗休克、抗感染及支持治疗。前期采用人工真皮覆盖，
　　　　　　　改善创面；1周后胶原愈着良好（图1-51-1）。于背部取刃厚
　　　　　　　皮片，部分消化为细胞悬液行自体细胞移植，部分拉网修复躯干
　　　　　　　及会阴创面。面部以大张皮片分区修复，皮片用纤维蛋白胶和组
　　　　　　　织胶水固定（图1-51-2）。

【治疗结果】　术后移植皮片全部成活，患儿转至社会福利机构。

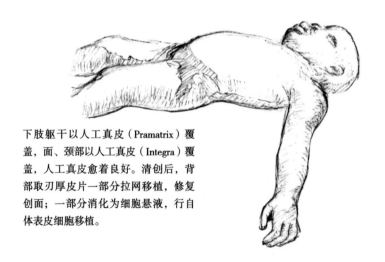

下肢躯干以人工真皮（Pramatrix）覆
盖，面、颈部以人工真皮（Integra）覆
盖，人工真皮愈着良好。清创后，背
部取刃厚皮片一部分拉网移植，修复
创面；一部分消化为细胞悬液，行自
体表皮细胞移植。

图1-51-1　50%总体表面积热水烫伤，二期手术

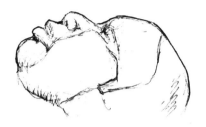

图 1-51-2　面部行分区植皮，皮片用组织胶水和纤维蛋白胶固定

【述评】

在美国，儿童烧伤通常涉及法律问题。医生有责任调查是否存在虐待儿童或监护人失责等，并向警方报告。本例患儿家属将失去对孩子的监护权。

儿童烧伤治疗具有特殊性。与成人比较，儿童皮肤薄，体温调节能力弱，体内糖原储备少，同等情况下皮肤损伤深，易发生低体温、低血糖等，导致伤情加剧，甚至死亡。早期抗休克治疗对挽救患儿生命十分重要，而创面修复质量将影响患儿的长期发育。

当儿童烧伤患者出现以下情形时，美国医生应当向警方报告：家属叙述与伤情检查结果不符；前后叙述不一致；患儿兄弟姐妹承受指责；受伤时监护人不在场；延迟呼叫医疗救护；患儿淡漠抑郁；合并其他损伤等。

病例 52　植皮恢复右手烧伤创面色素

【病历简介】　患者女性，22岁，黑色人种，右手背热水烫伤，评估为浅Ⅱ度。

【诊疗过程】　经清创换药，去除坏死脱落表皮，手术切除表层坏死组织，取大腿内侧刃厚皮片修复创面，皮片用纤维蛋白胶和组织胶水固定，敷料包扎（图1-52-1）。

【治疗结果】　术后移植皮片全部成活，右手颜色恢复正常。

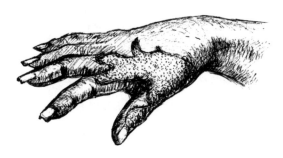

图1-52-1　右手烫伤，清创后，取右大腿刃厚皮片修复创面

【述评】

　　浅Ⅱ度烧伤创面可自行愈合，但黑色人种往往出现局部色素脱失，遗留斑驳形态，影响美观。本例患者烧伤区域大部分实为间生态组织，有机会换药愈合。但考虑患者为年轻女性、右手为优势手、创伤部位暴露等因素，采取了清创植皮以恢复右手颜色。大腿供皮区愈合后虽然也有可能出现色素脱失，但相对隐蔽，对外观影响小。

病例 53　自体表皮细胞移植恢复面部烧伤创面色素

【病历简介】患者男性，2岁，黑色人种。交通事故中被火焰灼伤面部皮肤，主要为浅Ⅱ度创面。

【诊疗过程】经换药治疗后，创面清洁、肉芽新鲜。以水刀清创，去除坏死组织，使烧伤区皮肤真皮基底平整。自大腿根部取少量刃厚皮片，使用自体表皮移植工具盒，将皮片消化为悬液，喷洒至面部表皮缺损区（图1-53-1）。

【治疗结果】术后创面愈合，面部皮肤色泽恢复。

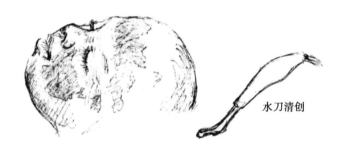

水刀清创

左大腿取刃厚皮片，消化成细胞悬液

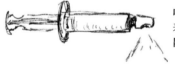

喷洒至供区、受区
表面以Telfa（不粘绷带）
防止细胞流失

图1-53-1　幼儿头面部烧伤后，以自体表皮细胞移植修复创面

【述评】

　　黑色人种烧伤后有特殊的肤色重建问题。患儿面部皮肤为灼伤，若任其自愈，则会遗留散在的色素脱失区，影响美观。因此，进行相对保守的清创，并采用自体表皮细胞移植的方法将含有黑色素细胞的细胞悬液均匀地喷洒种植于创面，可在术后实现相对均匀的肤色重建。以自体表皮细胞移植重建皮肤色素在我国也有开展，主要用于帮助白癜风患者实现皮损区颜色恢复。

第二节　烧伤晚期瘢痕修复

病例 54　左腋窝瘢痕松解"Z"成形术

【病历简介】患者男性，46岁，躯干、左上肢大面积烧伤术后2年。左腋窝继发蹼状瘢痕挛缩，影响患肢运动。

【诊疗过程】术前标记腋窝蹼状瘢痕，分别设计连续"Z"成形、"五瓣"成形。全身麻醉后取平卧位，患肢外展。先行腋窝后壁瘢痕松解，采用"五瓣"法。首先纵向劈开瘢痕条索，探查、保护瘢痕下血管神经结构；按设计线横向打断瘢痕，交错瘢痕组织瓣松解、延长切口，检查见肩关节已能满足功能活动，缝合皮瓣。放弃腋窝前壁瘢痕松解（图1-54-1）。

【治疗结果】术后瘢痕组织瓣顺利成活，患者转入烧伤康复中心接受物理治疗。

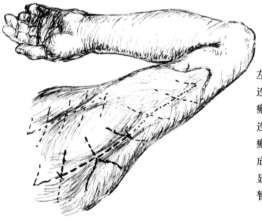

左腋窝烧伤后蹼状瘢痕，设计连续"Z"成形松解腋窝前壁瘢痕；设计"五瓣"成形结合连续"Z"成形松解腋窝后壁瘢痕。松解腋窝后壁"五瓣"成形完成后，瘢痕牵拉不明显，放弃多余连续"Z"成形，暂时放弃前壁松解

图1-54-1　腋窝蹼状瘢痕松解

病例 55　颈部、腋窝、右手瘢痕松解

【病历简介】患者男性，59岁，大面积烧伤术后继发瘢痕挛缩，下睑外翻、颈部瘢痕粘连，右腋窝、右虎口瘢痕粘连。

【诊疗过程】全身麻醉后取仰卧位（图1-55-1），首先行腋窝蹼状瘢痕"五瓣"成形，松解腋窝瘢痕。完成腋窝瘢痕松解后，开始行颈部及右上肢瘢痕松解术（图1-55-2）。颈部直接横向切开挛缩瘢痕，取下腹部全厚皮片移植修复；右侧虎口瘢痕行"五瓣"法结合连续"Z"成形松解。完成腋窝及颈部瘢痕松解后，下睑外翻已在一定程度上改善，因此采取外眦成形术。在外眦处设计"Y-V"皮瓣，切开瘢痕将睑板缩短缝合固定在外眦骨膜上，皮瓣推进后缝合为"V"形，下睑外翻得到矫治。

【治疗结果】术后移植皮片及瘢痕组织瓣均顺利成活，患者转入烧伤康复中心接受物理治疗，开始康复锻炼。

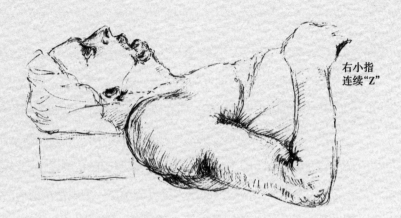

右小指
连续"Z"

图 1-55-1　松解切口设计

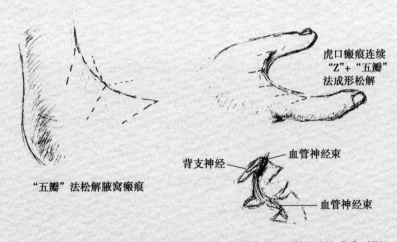

"五瓣"法松解腋窝瘢痕

虎口瘢痕连续
"Z"+"五瓣"
法成形松解

背支神经

血管神经束

血管神经束

图 1-55-2　"五瓣"法矫正腋窝蹼状瘢痕，"五瓣"法成形结合连续"Z"成形
松解右虎口瘢痕挛缩畸形

病例 56　唇、颏、颈、胸瘢痕黏连松解

【病历简介】　患者男性，32岁，交通事故封闭空间烧伤、吸入性烧伤后1年。颈部、腋窝、右肘部及右手腕瘢痕挛缩。患者有严重的吸烟史。

【诊疗过程】　患者取仰卧位，诱导后，气管套管直接连于呼吸机。首先行腋窝瘢痕松解。右侧胸壁弧形切开瘢痕组织瓣，沿浅筋膜分离，松解腋窝瘢痕（图1-56-1）。胸壁瘢痕皮肤松解后恰好覆盖腋窝神经血管区，松解创面以人工真皮覆盖。完成腋窝瘢痕松解后，行颈部及右上肢瘢痕松解。颈部直接横向切开挛缩瘢痕，取右下腹部全厚皮片移植修复；右侧腋窝行弧形切开，松解瘢痕挛缩，将瘢痕组织瓣退回至肘窝，保护局部血管、肌腱，创面以人工真皮覆盖；右腕部行连续"Z"成形术，松解束带样瘢痕（图1-56-2）。

【治疗结果】　术后患者仍未戒烟。术后3天下腹部皮片供区及颈部皮片受区均出现血肿，急诊手术清除血肿。颈部皮片进一步修薄、打孔后，间断缝合固定，打包加压包扎，术后移植皮片愈合；人工真皮接受不佳，7天后再次补植人工真皮。2周后在人工真皮表面移植网状皮片，创面顺利愈合。患者转入烧伤康复中心接受物理治疗，开始康复锻炼。

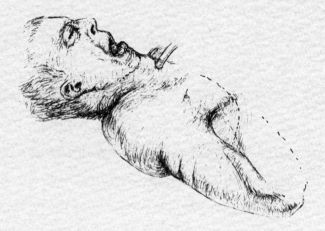

图 1-56-1 烧伤后瘢痕畸形，松解切口设计

肘部设计弧形
切口，松解瘢痕

右肘、右腋窝
以人工真皮覆盖，
负压封闭引流，
待1周后以刃厚
皮片植皮修复

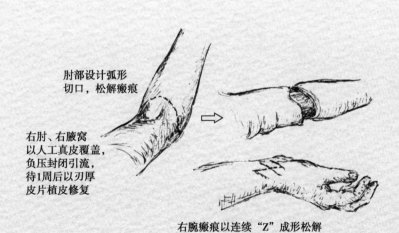

右腕瘢痕以连续"Z"成形松解

图 1-56-2　上肢瘢痕松解

病例 57　颈部瘢痕挛缩再次手术松解

【病历简介】　患者男性，57岁，烧伤后瘢痕挛缩，曾接受瘢痕松解术，术后颈部与右肘部仍然存在轻度瘢痕挛缩。

【诊疗过程】　全身麻醉后取仰卧位。沿颈部原植皮切口瘢痕上缘切开，松解瘢痕，取左腹股沟全厚皮片覆盖创面，打包包扎。右侧腋窝行弧形切开，松解瘢痕挛缩，瘢痕组织瓣退回至肘窝，保护局部血管、肌腱，创面以人工真皮覆盖（图1-57-1）。

【治疗结果】　术后移植皮片成活，1周后在全身麻醉下行右肘部人工真皮表面移植刃厚皮片修复创面。患者转入烧伤康复中心接受物理治疗，开始康复锻炼。

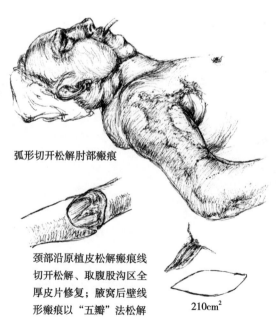

弧形切开松解肘部瘢痕

颈部沿原植皮松解瘢痕线
切开松解、取腹股沟区全
厚皮片修复；腋窝后壁线
形瘢痕以"五瓣"法松解

210cm²

图1-57-1　颈部、右腋窝、右肘关节瘢痕挛缩

病例 58　下睑、唇、颏、颈、胸瘢痕挛缩松解

【病历简介】　患者男性，48岁，烧伤后下睑、唇、颏、颈、胸瘢痕挛缩（图
1-58-1）。

【诊疗过程】　全身麻醉后取仰卧位。首先松解腋窝瘢痕，以"五瓣"法松解腋
窝瘢痕，交错皮瓣缝合固定。完成腋窝松解后，横向切开、松解
颈部挛缩瘢痕，创面取下腹部全厚皮片覆盖，打包包扎。

【治疗结果】　术后移植皮片及瘢痕瓣均顺利成活，患者转入烧伤康复中心接受
物理治疗，开始康复锻炼。下睑瘢痕暂时接受物理治疗，待颈部
瘢痕稳定后再行手术治疗，期间注意行角膜保护。

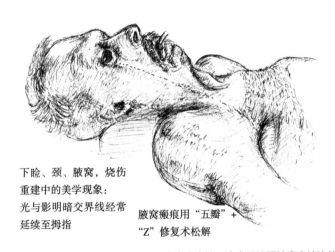

下睑、颈、腋窝，烧伤
重建中的美学现象：
光与影明暗交界线经常
延续至拇指

腋窝瘢痕用"五瓣"+
"Z"修复术松解

图 1-58-1　下睑、唇、颏、颈、胸瘢痕挛缩，注意下睑至腋窝挛缩连线

【述评】

（病例54～58）大面积烧伤后通常需要多次手术松解瘢痕挛缩造成的功能障碍。从某种角度上来说，腋窝是烧伤后瘢痕挛缩的中心地带：下睑、口角、颈部均受瘢痕牵拉向同侧腋窝移位；上肢则往往出现两条瘢痕挛缩条带，一条起自拇指背侧止于腋窝前壁，另一条起自小指止于腋窝后壁。

理解瘢痕挛缩的规律对于瘢痕松解手术程序非常有意义。行瘢痕松解的首要部位是腋窝，当腋窝得到有效松解后，颈部、颏部、颊部及下睑的挛缩均可得到一定程度的松解；而完成颈部松解后，面颊部及眼睑挛缩将获得进一步改善。因此，行大范围烧伤瘢痕挛缩松解的顺序应当从腋窝开始，向挛缩带远处逐渐完成，每完成一步，重新评估远处瘢痕畸形程度，使自体皮肤资源得到充分有效的利用，避免浪费。

在切口设计方面，关节以远的弧形切口有利于关节保护，完成松解后，皮肤"退回"关节附近，能够对血管、神经及肌腱等进行有效保护。若瘢痕条带两侧皮肤质地尚可，各种形式的局部组织成形均可有效延长切口，从而打断瘢痕挛缩。其中最常用的方法为"五瓣"成形。

第三节　烧伤残余创面修复

病例 59　　人工真皮移植修复大面积烧伤后残余创面

【病历简介】患者女性，58 岁，95%TBSA 烧伤患者，经积极治疗保住了生命。术后下肢肌肉严重萎缩，瘢痕挛缩导致踝关节僵硬、下垂内翻畸形。患者长期卧床，两侧大腿突出部位散在多处创面，部分可短时愈合，部分迁延不愈（图 1-59-1）。

【诊疗过程】全身麻醉后取仰卧位。用人工真皮覆盖各处散在创面，钉皮机固定人工真皮；术后以敷料包扎固定。

【治疗结果】术后部分人工真皮（Integra）接受，局部组织适量增加厚度；再次用人工真皮（Pramitrix）覆盖各处创面，术后行创面换药。

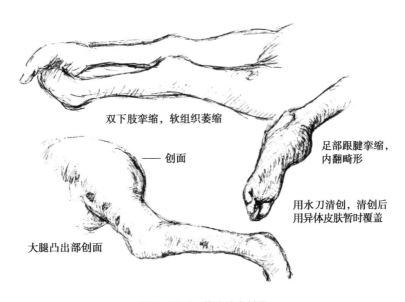

双下肢挛缩，软组织萎缩

—— 创面

足部跟腱挛缩，内翻畸形

用水刀清创，清创后用异体皮肤暂时覆盖

大腿凸出部创面

图 1-59-1　烧伤残余创面

【述评】

　　大面积烧伤残余创面是临床极难处理的问题之一。由于瘢痕挛缩，烧伤后下肢关节呈严重的挛缩畸形，导致下肢受力承重部位改变；下肢活动受限进一步导致肌肉萎缩、骨关节突出部位更容易受压损伤。另外，植皮修复的创面不耐摩擦，可反复破溃。此外，此类患者还存在供皮区有限、愈合能力差等问题。如何控制创面复发、改善患者生活质量是解决此类问题的关键，在这一方面，适应家庭护理需要的新材料研究可能比医疗技术更为重要。

病例 *60* 分次手术切除埋藏毛发，面部瘢痕整形

【病历简介】 患者男性，38 岁，面部、双上肢烧伤。一期植皮修复烧伤创面
后出现了严重的瘢痕增生，导致睁眼、张口受限。此外，瘢痕问
题还造成右拇指嵌甲、甲沟炎反复发作，以及面部埋植毛囊反复
感染。

【诊疗过程】 全身麻醉后取仰卧位。首先行面部类固醇瘢痕内注射、染料激光
照射。横向切开口角两侧的条索状瘢痕，开大口角。切除下唇感
染灶、去除埋植在瘢痕下的毛囊。切开松解右手掌条索状瘢痕，
取腹股沟小块全厚皮片修复手掌创面（图 1-60-1）。术后 4 个
月再次手术，行面部瘢痕类固醇注射、染料激光照射，切除下唇
瘢痕下感染的埋植毛囊。右拇指因瘢痕畸形引起甲沟炎，行指甲
拔除术、甲床部分切除（图 1-60-2）。甲床整形后 4 个月，再
一次于全身麻醉下行面部瘢痕类固醇注射、染料激光治疗，并又
一次切除下唇感染的瘢痕下埋植毛囊（图 1-60-3）。

【治疗结果】 患者面部瘢痕逐渐软化，但毛囊感染反复出现，仍然需要后续
手术治疗。

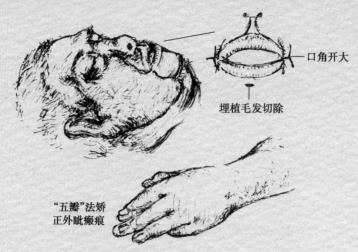

口角开大

埋植毛发切除

"五瓣"法矫
正外眦瘢痕

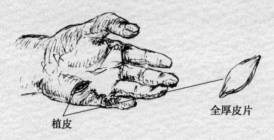

"五瓣"法行虎口开大，连续"Z"成形松解左小指

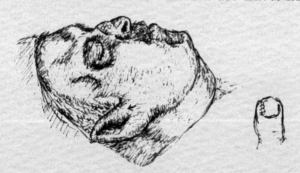

全厚皮片

植皮

图1-60-1 面部、左上肢烧伤后多处瘢痕挛缩畸形，面部残余创面不愈合

图1-60-2 清理面部埋植毛发，矫正甲床畸形

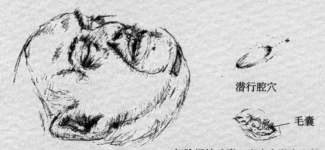

潜行腔穴

毛囊

切除埋植毛囊，瘢痕内激素注射

图1-60-3 切除瘢痕下埋植毛囊感染灶

【述评】

烧伤患者术后瘢痕问题通常需要长期治疗。瘢痕增生的治疗方式主要有激光照射、类固醇瘢痕内注射及压力疗法等。对于发生在眼角、口角等部位的瘢痕，因瘢痕牵拉、挛缩可造成功能障碍，如张口受限、眼睑闭合不全等，通常需要手术松解。口周及颊部胡须浓密者，烧伤植皮后经常因毛发埋植造成局部感染。本例患者面部发生瘢痕异常增生，毛发埋植在增厚的瘢痕内反复感染，成为困扰患者的主要问题。

针对烧伤后瘢痕，外科治疗的效果是有效的，也是有限的。通过各种治疗，不断地帮助患者逐渐改善形态与功能、重建患者的信心，从而助其回归社会是烧伤后瘢痕治疗的最终目的。因此，心理干预与重建在瘢痕治疗过程中具有重要价值。维克森林大学医学中心烧伤团队组织了特殊的"烧伤之家"公益活动，让成功走出烧伤阴影的患者来帮助新患者度过心理应激期。在这里，用烧伤幸存者（burn survivors）替代烧伤受害者（burn victims）的称谓，患者们互相激励，积极面对人生。有的人通过了司法考试成为律师，有的人获得了不同专业的多个学位，这些成功者作为志愿者帮助新成员走出心理阴影。这种心理干预的组织方式值得我们借鉴。

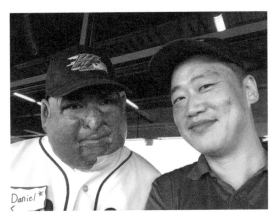

图1-60-4 笔者与该患者在烧伤之家活动中合影

第四节 儿童烧伤修复

病例 61　儿童烧伤后瘢痕挛缩松解

【病历简介】患者女性，4 岁，父母均为吸毒成瘾者。其父母共同吸毒时，女童独自玩耍不慎点燃了油漆桶，造成头面部、双上肢大面积烧伤（图 1-61-1）。女童经抢救保住了生命。

【诊疗过程】全身麻醉后取仰卧位。以"五瓣"法松解腋窝瘢痕，弧形切开松解右肘部瘢痕，创面覆盖人工真皮；颈部横向切开松解后，移植腹股沟全厚皮片（图 1-61-2）。右手腕瘢痕挛缩做弧形切开松解，用克氏针复位右拇指、示指和中指，瘢痕松解创面用人工真皮覆盖，表面再给予负压封闭引流（图 1-61-3）。1 周后以刃厚皮片覆盖愈着的人工真皮，完成创面修复。3 个月后行左上肢瘢痕松解，以"Z"成形松解左腋窝瘢痕（图 1-61-4），以"五瓣"法松解右虎口瘢痕，左腕部瘢痕横向切开松解，创面取大腿中厚皮片移植修复（图 1-61-5）。植皮术后 2 周，开始在全身麻醉下行手法松解关节及物理治疗（图 1-61-6）。

【治疗结果】手术重建帮助患儿暂时松开了各处瘢痕，患儿在生长发育过程中，需要持续不断地接受物理治疗及手术治疗。

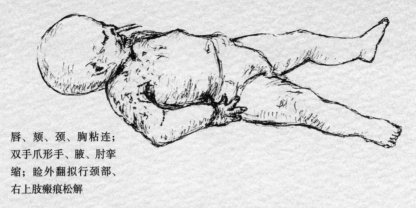

唇、颏、颈、胸粘连；
双手爪形手、腋、肘挛
缩；睑外翻拟行颈部、
右上肢瘢痕松解

图 1-61-1　4 岁女童，大面积烧伤后瘢痕

颈部行横形切开松解瘢痕　　　　**腋窝以"五瓣"法松解**

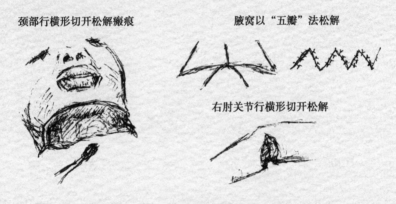

右肘关节行横形切开松解

图 1-61-2　松解颈部、腋窝及肘部瘢痕

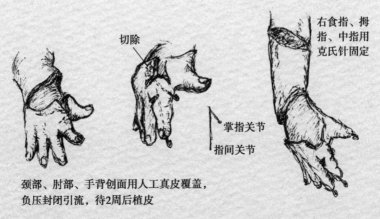

切除

右食指、拇
指、中指用
克氏针固定

掌指关节
指间关节

颈部、肘部、手背创面用人工真皮覆盖，
负压封闭引流，待2周后植皮

图 1-61-3　松解右上肢瘢痕，待二期植皮

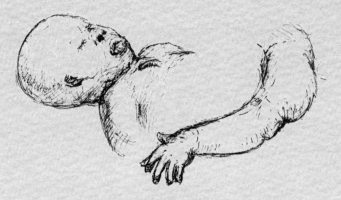

图 1-61-4　3 个月后再次行左上肢瘢痕松解（虚线为切口设计线）

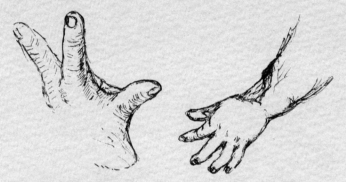

"五瓣"法结合连续"Z"成形
松解左侧虎口瘢痕挛缩

弧形切开松解左手腕瘢痕

图 1-61-5　以人工真皮覆盖瘢痕松解创面，1 周后植皮

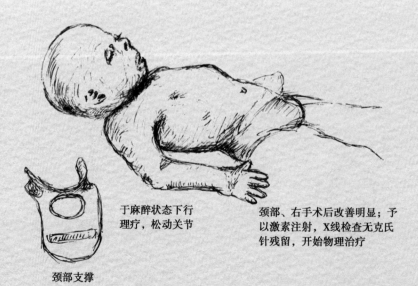

于麻醉状态下行
理疗，松动关节

颈部、右手术后改善明显；予
以激素注射，X 线检查无克氏
针残留，开始物理治疗

颈部支撑

图 1-61-6　植皮术后 2 周，全身麻醉下取出克氏针并进行物理治疗

【述评】

　　儿童烧伤让人痛心。在儿童生长发育过程中，瘢痕往往"跟不上"其正常发育，瘢痕的松解是持续不断的，从而为骨骼正常发育创造条件。因此，手术医生在使用患儿自体皮肤时十分谨慎，尽可能为后续治疗保留皮肤。每次松解术后，手术团队均主要使用人工真皮等组织代用品，目的是在一定程度上增加局部组织厚度、减少瘢痕挛缩的概率。

　　在手术松解完成后，烧伤后关节僵直可通过功能锻炼加以恢复。儿童往往难以配合物理治疗，这时有必要给予基础麻醉。在麻醉下进行被动锻炼有诸多好处：一方面肌肉充分松弛，能比较彻底地打开关节；另一方面能够避免患儿疼痛，使治疗更人性化。

第五节 电烧伤修复

病例 62 延迟皮瓣修复右肘部电击伤血管外露创面

【病历简介】 患者男性，42 岁，右上肢高压电击伤，皮肤软组织大范围坏死，肱二头肌坏死、肌腱变性，右侧正中神经损伤。经积极补液抗休克治疗，患者全身情况逐渐稳定，但出现右上肢血管危象。前期由血管外科为患者实施了介入治疗，安放肱动脉支架，维持了血流通畅。但右肘、右前臂掌侧及右上臂软组织进行性坏死，出现筋膜间隔综合征，给予切开减压。术后肱动脉周围组织大量坏死，存在血管暴露、破裂风险（图 1-62-1）。

【诊疗过程】 全身麻醉后取仰卧位，患肢外展。探查见肱二头肌肌腱外露，表面坏死，肘部软组织大部分坏死，谨慎切除右肘部坏死组织。以超声多普勒探查血管位置，加以标记，尽可能将血管周围的坏死组织清除，但要避免血管暴露（图 1-62-2）。清创后沿筋膜切开减压切口向远端适当延长切口，并在远端横向切开，形成一蒂在近端的矩形皮瓣。在皮瓣远端适当皮下剥离后原位缝合，行皮瓣延迟术（图 1-62-3）。延迟术后 1 周，检查见皮瓣血供良好，再次对血管周围组织清创（图 1-62-4）。由远及近在深筋膜下剥离皮瓣，以易位形式转移皮瓣到肘窝，覆盖肱二头肌肌腱及血管（图 1-62-5）。皮瓣供区及残余创面以大腿刃厚皮片拉网移植修复，敷料包扎（图 1-62-6）。

【治疗结果】 术后皮瓣顺利成活，移植皮片成活，上肢创面得到有效修复。

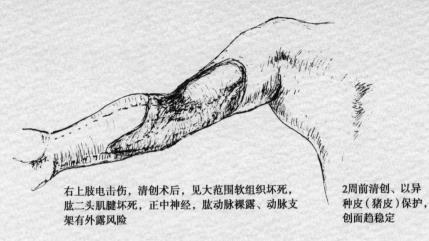

右上肢电击伤，清创术后，见大范围软组织坏死，肱二头肌腱坏死，正中神经，肱动脉裸露、动脉支架有外露风险

2周前清创、以异种皮（猪皮）保护，创面趋稳定

图 1-62-1　右上肢电击伤后 6 周，肘部血管神经外露

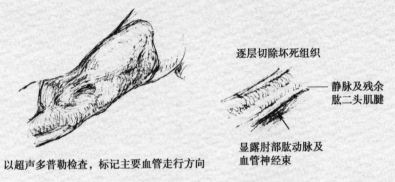

逐层切除坏死组织

静脉及残余肱二头肌腱

显露肘部肱动脉及血管神经束

以超声多普勒检查，标记主要血管走行方向

图 1-62-2　谨慎清创，切除坏死组织

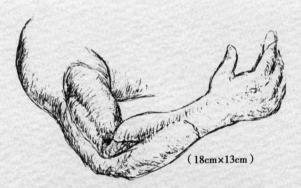

（18cm×13cm）

利用筋膜减压切口，设计顺行随意局部皮瓣修肘部（易位皮瓣），保护血管神经束。一期行皮瓣延迟、创面暂时以异体皮覆盖保护

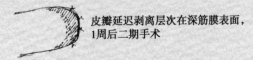

皮瓣延迟剥离层次在深筋膜表面，1周后二期手术

图 1-62-3　利用筋膜减压切口，设计随意局部皮瓣，行皮瓣延迟术

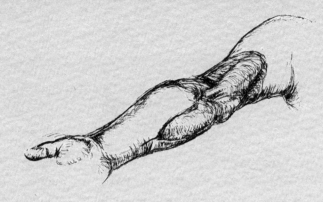

图1-62-4　延迟术后1周，皮瓣血供良好，组织水肿减轻

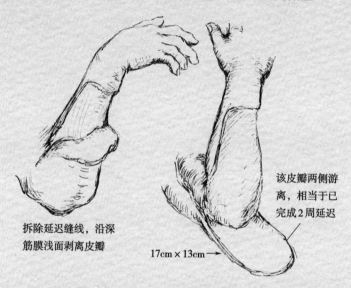

拆除延迟缝线，沿深筋膜浅面剥离皮瓣

该皮瓣两侧游离，相当于已完成2周延迟

17cm×13cm→

图1-62-5　由远及近在深筋膜下剥离，形成矩形局部皮瓣

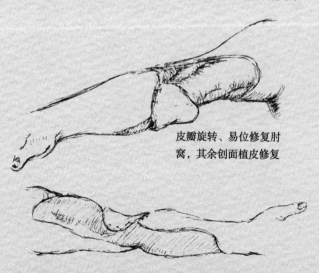

皮瓣旋转、易位修复肘窝，其余创面植皮修复

图1-62-6　皮瓣易位覆盖肱动脉，其余创面植皮修复

【述评】

本例体现了手术医生的临床洞察力和创造性解决问题的能力。患者电击伤导致右上肢软组织大范围坏死，肘部软组织缺损、肱二头肌肌腱坏死，肱动脉外露，患者存在支架穿出、血管壁受侵蚀破裂的风险，急需软组织覆盖。主刀医师最初考虑，是以常规的腹部带蒂皮瓣覆盖创面，但在详细研究了创面特点后，建立了新的手术方案。

因患肢无法全部以皮瓣一期覆盖，皮瓣移植的目的在于覆盖主要血管；由于患者前臂接受了筋膜切开减压，事实上已经将前臂背侧皮肤进行了延迟，重塑了血流；此时，对远端进行切开再次延迟，即可形成一矩形皮瓣易位覆盖肘关节，残余创面尽可植皮修复。基于以上考虑，手术医生决定先行皮瓣延迟术，通过延迟能够进一步改善血供，同时能够检验皮瓣远端血供是否可靠。

手术完全按预期取得了治疗效果。该手术方案灵活地运用了几种整形外科基本技术（延迟、分期），避繁就简、因势利导，体现了术者对创面问题的深刻理解，以及对手术时机的纯熟掌控。与带蒂皮瓣方案比较，这一方案的优势在于治疗周期短，避免了患肢在皮瓣断蒂前制动，减少了对关节活动造成的不良影响，在治疗费用和住院时间上也更加节省。

病例 63　利用废弃组织重建多发电击伤组织缺损

【病历简介】　患者男性，30 岁，高压电击伤，多处皮肤软组织大范围坏死，包括：右手拇指坏死，右手示指、中指背侧皮肤坏死、骨外露；左前臂尺神经损伤；腹壁、阴囊软组织坏死；左大腿、左膝关节软组织及骨坏死（图 1-63-1）。

【诊疗过程】　重建手术在患者全身情况稳定后开始实施。因右拇指及左膝关节均已完全坏死，予清创切除右拇指，切除左膝关节坏死骨组织（图 1-63-2）。1 周后再次手术清创，切除左下肢继发性坏死组织（图 1-63-3），尝试用人工真皮（Integra）修复右手示指及中指背侧软组织缺损，继续对右手拇指残端清创、人工真皮（Integra）覆盖（图 1-63-4、图 1-63-5）。1 周后继续行清创治疗，见右拇指人工真皮接受良好，示指、中指人工真皮（Integra）未接受（图 1-63-6）。再次以人工真皮（Pramitrix）覆盖手指缺损（图 1-63-7），皮片移植修复腹壁、右大腿、左小腿散在的创面（图 1-63-8、图 1-63-9）。将左小腿与左大腿折叠后缩小创面，拉网植皮修复（图 1-63-10）。1 周后检查，见右示指、右中指人工真皮未接受，局部骨外露，于是以局部皮瓣修复，供区及拇指创面植皮修复（图 1-63-11）。至此完成电击伤创面修复。

　　3 个月后开始重建工作，此时左下肢创面已完全愈合。左足踝关节及踇趾仍可适度活动，下肢动脉搏动良好。右手创面、骨折均已愈合。超声多普勒定位，在鼻烟窝探查桡动脉与头静脉（图 1-63-12），顺掌侧鱼际皮纹切开，找到回缩的拇长屈肌肌腱（图1-63-13）。标记右足跗趾移植切口，将第二趾胫侧包含在内以保障跗趾血供不受破坏，在浅筋膜层解剖大隐静脉（图1-63-14）。因不需要顾忌足部术后功能，故将足底血管系统一同切取，以作备选血管（图1-63-15），完全游离右足跗趾（图1-63-16）。右足跗趾移植至右手再造拇指，吻合肌腱，镜下吻合血管神经：取足背动脉吻合于桡动脉、大隐静脉吻合于头静脉，另吻合伴行静脉一根（图1-63-17）。将左小腿剔除跗骨及残余胫腓骨，形成含有下肢神经血管束的足底感觉皮瓣覆盖截肢创面（图1-63-18）。用左侧腓肠神经修复左侧尺神经缺损（图1-63-19）。

【治疗结果】 术后移植足趾顺利成活，感觉恢复，活动自如，右手功能得到恢复；左侧尺神经功能恢复。左侧膝关节肿胀消退、肌肉逐渐萎缩，截肢残端感觉良好。腹壁植皮区因强度下降出现腹外疝，择期手术修复。

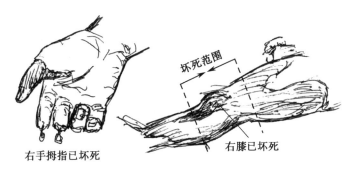

右手拇指已坏死　　　坏死范围　　右膝已坏死

图1-63-1　多发高压电击伤，右手及左下肢清创

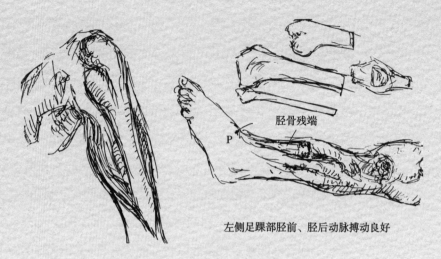

胫骨残端

P

左侧足踝部胫前、胫后动脉搏动良好

图1-63-2　切除坏死的左膝关节

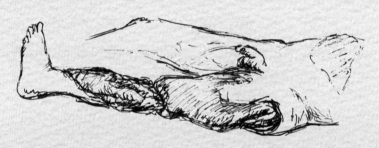

图1-63-3　1周后再次清创，左足创面肉芽新鲜，继续清除坏死肌肉

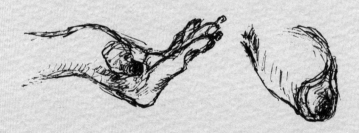

图1-63-4　右手拇指已完全坏死，咬除右拇指坏死组
织，用人工真皮（Integra）覆盖

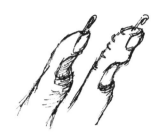

图 1-63-5　右示指、中指背侧清
创后以人工真皮（Integra）覆盖

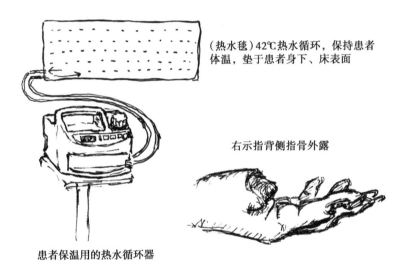

（热水毯）42℃热水循环，保持患者
体温，垫于患者身下、床表面

右示指背侧指骨外露

患者保温用的热水循环器

图 1-63-6　1 周后右拇指人工真皮（Integra）愈着，右示指、中指背侧未接受、指骨外露

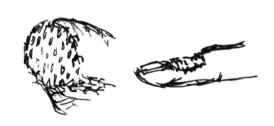

图 1-63-7　右拇指、示指以人工真皮（Pramitrix）覆盖

156

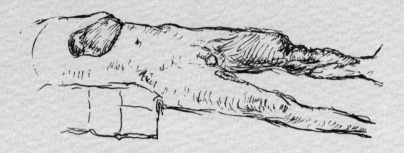

图1-63-8　腹壁创面人工真皮（Integra）接受良好（红润）、肉芽新鲜，左小腿肉芽新鲜

腹部创面在人工真皮（Integra）表面植皮　　右大腿，左下肢创面同法植皮，植皮后负压封闭引流固定

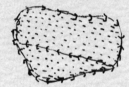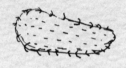

图1-63-9　人工真皮表面植刃厚皮片修复创面

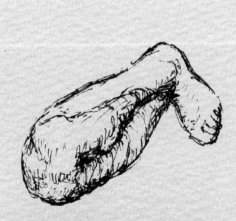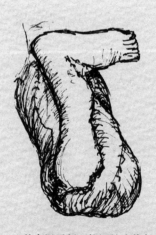

左下肢用水刀清创，左侧膝关节折叠以缩小创面、封闭骨断端创面　　其余裸露创面拉网植皮修复

图1-63-10　折叠膝关节缩小创面，剩余创面植皮修复

右拇指残端肉芽清创

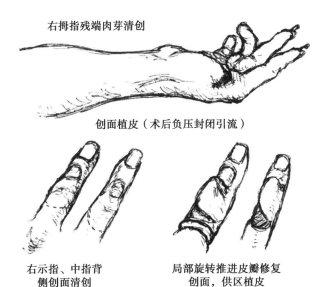

创面植皮（术后负压封闭引流）

右示指、中指背　　　局部旋转推进皮瓣修复
侧创面清创　　　　　创面，供区植皮

图 1-63-11　1 周后局部皮瓣 + 植皮修复右手指创面

伸拇长肌腱 ————
拇主要神经 ————
屈拇长肌腱 ————

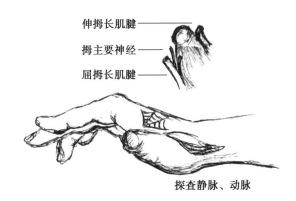

探查静脉、动脉

图 1-63-12　探查右拇指血管、神经及肌腱，在鼻烟窝解剖桡动脉与头静脉

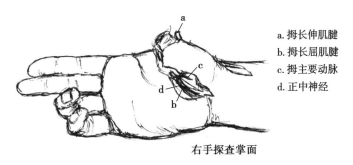

a. 拇长伸肌腱
b. 拇长屈肌腱
c. 拇主要动脉
d. 正中神经

右手探查掌面

图 1-63-13　沿大鱼际纹切开，找到健康的拇长屈肌肌腱（部分回缩）

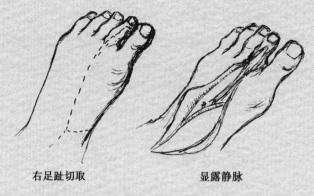

右足趾切取   显露静脉

图 1-63-14   切取踇趾

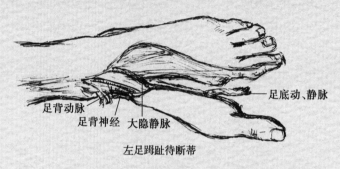

足背动脉   足底动、静脉

足背神经   大隐静脉

左足踇趾待断蒂

图 1-63-15   足底、足背血管均做游离备用

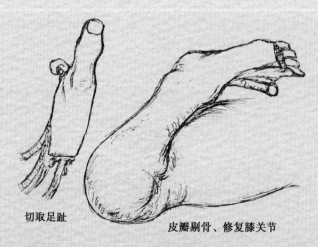

切取足趾   皮瓣剔骨、修复膝关节

图 1-63-16   完全游离右足踇趾

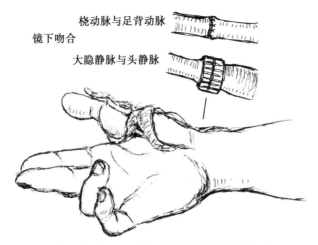

桡动脉与足背动脉
镜下吻合

大隐静脉与头静脉

缝合肌腱、神经，吻合血管后移植拇指色泽红润

图 1-63-17　右足踇趾移植至右手再造拇指

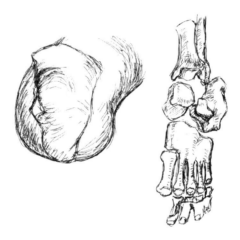

图 1-63-18　重建下肢残端负重区感觉

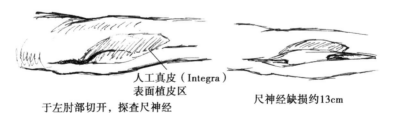

人工真皮（Integra）
表面植皮区

于左肘部切开，探查尺神经

尺神经缺损约13cm

切取腓肠神经移植体

用神经移植体修复尺神经缺损

图 1-63-19　用左侧腓肠神经修复左侧尺神经缺损

【述评】

　　本手术历时较长、工程较大。患者为电击伤，广泛软组织坏死。右上肢、左下肢损伤最为严重，右手拇指缺损、左侧膝关节完全坏死。治疗大致可分为两个阶段，第一阶段为电击伤创面修复，第二阶段为功能重建。

　　在第一阶段，患者接受了多次清创手术，逐步切除坏死组织，全身情况逐渐稳定。在这一过程中，手术医生注意到患者左下肢血管、神经未受到严重的损伤；虽然膝关节骨组织及周围软组织已经彻底坏死，左下肢失去了功能，但软组织、足趾等仍有利用价值。有鉴于此，手术医生为患者制订了利用左下肢残肢组织进行功能重建的修复方案，并在电击伤治疗过程中有针对性地保留、保护左下肢残肢组织。由于坏死的膝关节已经被切除，术者在切除膝关节后大胆地将左小腿残肢折叠到大腿表面。这样既保护了下肢血管、神经，同时又缩小了创面，一举两得。而且，由于部分小腿肌肉仍有功能，折叠后的足趾仍然能够自主屈伸运动，在重建手术间歇保护了足趾关节的功能。

　　经过数月的稳定后，患者接受重建手术。术者最大限度地利用了左下肢残肢组织：利用足趾再造了缺损的手指，利用腓肠神经修复了尺神经缺损，最后用携带胫神经的复合组织瓣修复了左下肢截趾残端。术后患者重建拇指感觉、运动良好，尺神经功能恢复，早期左下肢截肢断端较臃肿，随着肌肉萎缩，形态逐渐改善，感觉良好。

患者治疗中的关键环节不全在操作技术，而是治疗团队对整个治疗过程的规划与时间掌控，在恰当的时间做恰当的事。患者因素也很重要：该患者年轻、愈合能力强，接受复杂修复重建手术风险相对低。此外，患者对医生的治疗方案积极配合，乐于接受较长时间的多次手术，能够承受手术失败的风险。该患者常对初次见面的医护人员"摇脚趾"，引来惊异的笑声。这种积极的态度能帮助患者战胜漫长治疗过程中的种种困难。通过一系列手术，患者实现了最佳的修复效果：重建了拇指，修复了损毁的神经，重建了截肢断端的感觉。患者所能"得到"的每一点点功能，对修复重建外科医生来说，都能带来无比的满足。

在这例患者的治疗过程中，笔者参与了治疗方案的讨论，谨慎地提出了自己的意见。这一案例也在第43届美国烧伤外科学年会上进行了壁报交流，笔者为之绘制了手术示意图，并以共同作者身份承担了壁报讲解工作。

病例 64 发育控制矫正电烧伤后跟腱瘢痕挛缩畸形

【病历简介】 患者男性，9岁，电烧伤导致右足跟腱挛缩、足下垂。手术医生借鉴马蹄内翻足修复方法，采用控制性内固定方式矫正足踝瘢痕挛缩畸形（图1-64-1）。

【诊疗过程】 患儿下肢电烧伤后采用人工真皮表面植皮方式修复。常规消毒铺单后，在踝关节前方纵向切开皮肤，局部组织不做任何剥离。分别在胫骨骨骺线上、下方各打进一根克氏针，X线检查克氏针位置。将螺孔钢板置于踝关节前，顺克氏针方向钻入钢钉，固定螺孔钢板。间断缝合皮肤组织（图1-64-2）。术后局部敷料包扎。

【治疗结果】 术后钢板与螺钉将限制胫骨下段前缘骨骼生长，踝关节自然向后倾斜，使足下垂得到矫正。

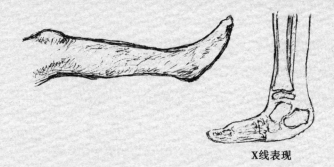

X线表现

图1-64-1 左足烧伤后跟腱挛缩，足下垂，大体及X线表现

人工真皮（Integra）表面植皮后组织特点：
（1）组织弹性良好，血运丰富；
（2）强度低，易撕脱，破碎

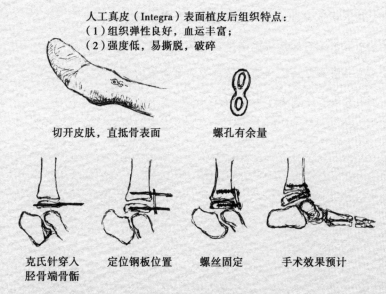

切开皮肤，直抵骨表面　　　螺孔有余量

克氏针穿入　　定位钢板位置　　螺丝固定　　手术效果预计
胫骨端骨骺

钢板固定控制过伸侧骨骺生长，待对侧骨骺伸长后，逐步矫正畸形——发育控制

图1-64-2 控制前踝骨骼生长，逐渐实现畸形矫正

【述评】

烧伤后跟腱挛缩导致足下垂畸形十分常见，在成人可采用跟腱瘢痕组织瓣延长跟腱进行矫正。本例为发育期儿童，骨骼仍在发育阶段，手术医生采取了控制性生长的方式处理这一问题。两枚螺钉以钢板固定于踝关节前侧，限定前方于胫端成骨，逐渐使足下垂得到纠正。这一治疗方法参考了马蹄内翻足治疗方案，应用于儿童烧伤足跟挛缩治疗，具有一定的新意。

本例患者前期采用人工真皮加植皮方式修复创面，此次手术，固定钢板埋植于人工真皮介导形成的组织深部，术中笔者观察这种特殊组织弹性好，切开、缝合时韧性充足。主刀医生介绍这种组织较脆，忌水平方向上广泛剥离，否则容易导致破碎脱落和缺血坏死。

第二篇　颅颌面外科

颅颌面外科（cranial and maxillofacial surgery）是处理颅颌面创伤与畸形的临床专业。法国医生 Paul Tessier 是颅颌面外科发展过程中的里程碑式人物。20 世纪 60 年代，Tessier 提出了先天性颅颌面畸形的临床分类及手术原则，被公认为颅颌面外科领域的奠基人。作为一门新兴学科，颅颌面外科是对新技术、新材料应用最活跃的领域，也是外科领域发展最为迅速的亚专业之一。在美国，颅颌面外科是整形外科住院医师培训的必修内容，因此，所有的整形外科医师均可胜任常规的颅颌面创伤和先天性唇腭裂的治疗工作。维克森林大学医学中心整形外科在颅颌面外科领域具有较强的实力，Lisa David 教授曾在 Tessier 与 Machach 教授处接受培训，她与 Luis Agenta 教授共同发明了头盔疗法结合手术治疗先天性颅颌面畸形，在美国颅颌面外科领域具有很高的学术地位。

我国除几处规模较大的整形外科中心外，多数综合医院整形外科并不开展全面的颅颌面外科业务。在颅颌面外科领域，单一专业往往难以胜任全部工作，多学科的密切合作才能给患者带来最佳的治疗效果。例如，在唇腭裂治疗方面，往往需要整形外科、口腔科、耳鼻喉科、语音训练师、听力评估师等一系列人员通力合作，才能给患儿持续性地、综合性地、有针对性地治疗，系统地解决其成长过程中面临的各种问题。在先天性颅缝早闭的治疗中，神经外科与整形外科之间的合作也是固定模式，互相分工明确：神经外科负责开颅，整形外科负责截骨设计与骨瓣重组成形。让专业的人做擅长的事，最终受益的将是患者。

第四章 颅颌面创伤修复

病例 1   游离复合组织移植重建下颌骨缺损

【病历简介】 患者男性，36 岁，试图自杀。以来复枪口抵住下颌射击，子弹自口底射入，经口穿出，下颌骨中段、部分上颌骨粉碎性骨折。

【诊疗过程】 急诊行气管插管、抗休克、抗感染、营养支持治疗。14 天后患者伤情稳定，面部软组织水肿减轻。行下颌骨骨折二期修复术，取出粉碎的下颌骨碎片，共计 6 片；拔除口腔内松动脱落的牙齿，上颌骨缺损行复位内固定（图 2-1-1）。术后 8 个月软组织重度挛缩，拟行下颌骨缺损修复（图 2-1-2）。行三维 CT 扫描及颅骨重建，见上颌骨骨质少量吸收，下颌骨体缺损（图 2-1-3）。拟行游离腓骨瓣重建下颌骨（图 2-1-4）。术前先进行计算机模拟手术，利用 3D 打印技术制作术中截骨模板，设计手术方案。首先行游离腓骨瓣切取，右侧腓骨小头下方 10cm 截骨，切取长段腓骨。解剖腓动脉，形成以腓动脉为蒂、携带皮肤和腓骨的复合组织瓣（图 2-1-5）。沿下颌缘切开皮肤，探查面动脉，见血管弹性良好。解剖下颌骨支残端，清除附着其上的纤维化组织。完成腓骨瓣分离后，将 3D 打印的截骨模板固定于腓骨及下颌骨残端，截骨模板配有金属卡簧以保证截骨角度准确（图 2-1-6）。沿截骨模板的导引槽对腓骨、上颌骨残端进行截骨，以 3D 打印成形的钛板拼接固定，完成下颌骨重建（图 2-1-7）。腓动脉与面动脉吻合，伴行静脉端端吻合，血管吻合口置入微型超声多普勒探头，吻合血管通畅（图 2-1-8）。检验皮瓣血供良好，以皮瓣插入修复颏下瘢痕挛缩松解后创面。

【治疗结果】 术后腓动脉穿支皮瓣、游离腓骨瓣均顺利成活。半年内患者佩戴活动义齿，半年后评估下颌骨情况决定行永久义齿重建。

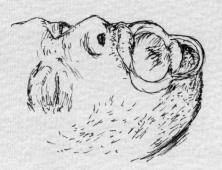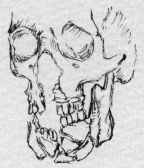

弹道入口为下颌，出口为鼻骨　　咬除游离骨片（6片死骨）、冲洗

图 2-1-1　下颌骨枪击伤清创

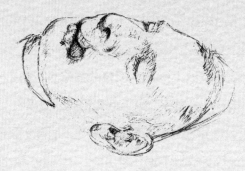

图 2-1-2　术后 8 个月后上、下唇及下颌部软组织重度挛缩

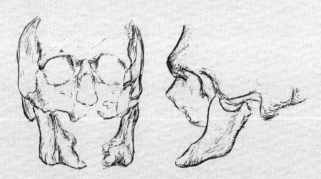

图 2-1-3　三维 CT 检查见下颌骨大范围缺损

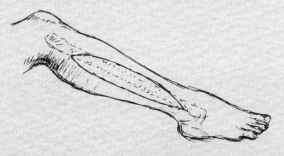

图 2-1-4　设计右侧游离腓骨瓣（携带皮肤）

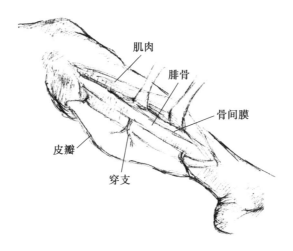

图 2-1-5 解剖分离腓骨瓣，注意保护皮肤穿支

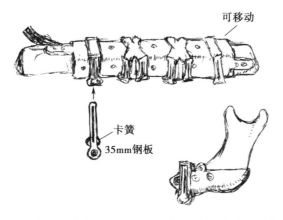

图 2-1-6 3D 打印的截骨模板协助截骨（腓骨、下颌骨）

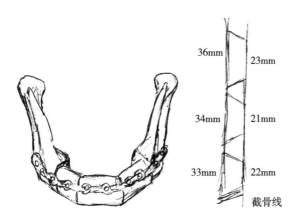

图 2-1-7 用 3D 打印的钛板拼接，完成下颌骨重建

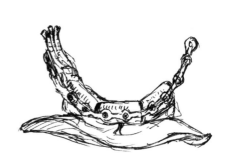

图 2-1-8 将腓动脉与面动脉端端吻合，伴行静脉端端吻合，皮瓣修复颏下创面

【述评】

　　创伤、肿瘤等造成的下颌骨缺损临床常见。吻合血管的腓骨瓣移植是临床重建下颌骨缺损的标准方案，手术要点在于对腓骨瓣的有效利用。因下颌骨有三维结构，需要对腓骨进行截骨后重新固定，以重建下颌结构。因此，在重建过程中既要考虑骨瓣的血供问题，又要确保截骨角度准确、术后各个骨块能够严密对合，从而使截骨线部位顺利愈合。在传统手术过程中，截骨及固定环节可能要反复调整，耗费大量时间。如果截骨位置不准确、局部骨瓣失去血供，可造成术后再造下颌的坏死、吸收。

　　3D 打印技术为解决上述问题提供了新策略。在手术前，通过三维 CT 扫描重建，能够综合多种术前检查信息，包括腓骨滋养孔位置、腓动脉血管长度、腓骨质厚度等。工程技术人员能够在计算机上模拟手术过程，根据 CT 扫描获得的骨质厚度、血供分布等信息，还能够计算出截骨后骨块固定的最佳位置，从而协助医生制订最佳手术方案。技术支持团队可以用 3D 打印机打印出截骨模板、3D 打印成形个体化外固定钛板等，并匹配和预先定位各个部位的固定螺丝。经过上述精心准备，手术中手术医生所要做的工作就是按图索骥，按照截骨模板截骨操作，在预定的位置紧固螺丝，这样极大地缩短了手术时间，提高了手术精度。目前，3D 打印、计算机辅助设计在国内比较大的颅颌面中心已经得到普及，相关软件、材料等的国产化速度越来越快，缩小了我国与国外的差距。

　　面部结构精细复杂，复杂的颅颌面创伤通常极难通过自体组织移植实现满意的修复效果。因此，异体复合组织移植（俗称"换脸"）近年来成为颅颌面创伤重建研究的重要方向。我国空军军医大学西京医院完成了世界上第二例颜面部异体复合组织移植术，在这一领域走在了前列。

病例 2　三维导航 /3D 打印技术修复上颌骨畸形

【病历简介】　患者男性，34 岁，交通事故致颅颌面多发骨折、畸形愈合。右眼无光感，骨折畸形愈合，出现眼球下降、患侧中面部凹陷等畸形（图 2-2-1）。

【诊疗过程】　患者在创伤修复后 8 个月后行面部畸形整复。全身麻醉下仰卧位，切开外眦韧带，经结膜入路切开、显露眶下缘。眶下缘切开眶隔，将眼球向上方托起，以三维导航探针定位眶内骨折畸形愈合位置，用咬骨钳咬除畸形凸起。沿原开颅减压手术切口瘢痕切开，将头皮瓣向下方剥离，直至颧弓，显露颧弓骨折线[注意在颧弓上缘切开颞肌，使剥离平面深于表浅肌肉腱膜系统（superfacial muscular aponeurotic system，SMAS）层，以避免损伤面神经]，清除颅骨修补材料（高密度聚乙烯）表面的血肿积液（图 2-2-2 ~ 图 2-2-4）。将 3D 打印的截骨模板固定于上颌骨颧突裂隙处，螺栓紧固，沿截骨导线截骨，再用 3D 打印成形的钛板重新固定骨块（图 2-2-5）。同法处理外侧畸形愈合骨折（图 2-2-6）。眶缘完成重新复位固定后，用 3D 打印的高分子材料充填体眶下壁缺损，但发现无法按照设计方案顺利植入，反复尝试多次后，放弃预制充填体，改用传统的钛板支撑眶下壁（图 2-2-7）。将下睑外眦部切除 2mm 皮肤，形成外眦睑板条，在眶外侧结节（Whitnall 结节）处钻孔，行外眦锚着术，恢复下睑正侧位置，并适当矫枉过正（图 2-2-8）。

【治疗结果】　术后患者患侧眼球凹陷、下陷畸形得到矫正。

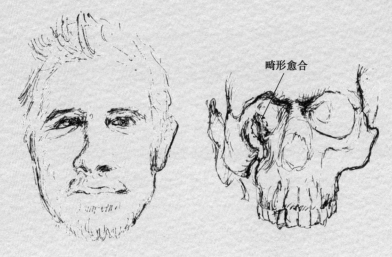

畸形愈合

图 2-2-1 外伤后 8 个月，右侧上颌骨畸形愈合

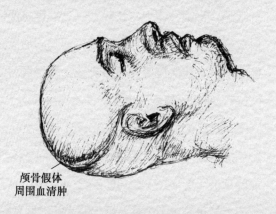

颅骨假体
周围血清肿

图 2-2-2 颅骨修补体局部有血肿

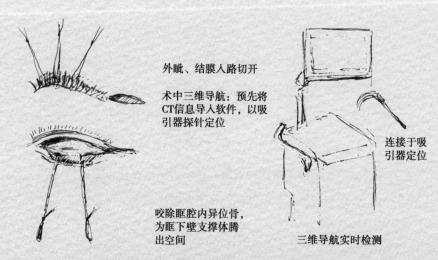

外眦、结膜入路切开

术中三维导航：预先将
CT信息导入软件，以吸
引器探针定位

连接于吸
引器定位

咬除眶腔内异位骨，
为眶下壁支撑体腾
出空间

三维导航实时检测

图 2-2-3 在三维导航下咬除眶腔内畸形愈合骨

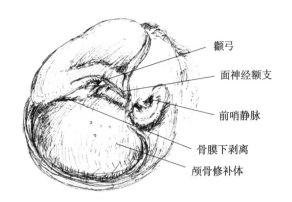

颧弓

面神经额支

前哨静脉

骨膜下剥离

颅骨修补体

图 2-2-4　掀起皮瓣，显露眶外侧壁

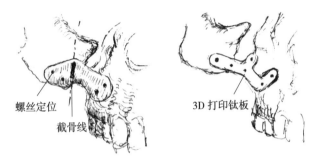

螺丝定位

截骨线

3D 打印钛板

图 2-2-5　上颌骨颧突截骨，采用 3D 打印截骨模板（左）及钛板（右）

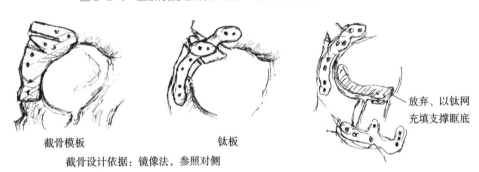

截骨模板

钛板

放弃、以钛网
充填支撑眶底

截骨设计依据：镜像法，参照对侧

图 2-2-6　眶外侧缘截骨固定，采用 3D 打印截
骨模板（左）和钛板（右）

图 2-2-7　预制的眶下壁充填体无法
准确植入，改用钛板支撑眶下壁

外眦固定

钢丝
（位置较对侧略高）

图 2-2-8　外眦韧带成形：眶外侧结节处钻孔，下睑睑板条与眶外侧缘行腱骨固定

【述评】

本例患者外伤后右眼已失去视力，手术单纯为改善外观。基本思路是填充眶下壁、抬高右眼，以恢复面部对称，术中对视神经无须特殊保护，手术设计余地较大。

手术采用三维 CT 扫描结合计算机辅助手术设计，逐次复位眶骨，纠正畸形外观。然而，由于眶内突出的骨块切除不彻底，截骨复位眶周小块骨时出现细微误差并逐级放大，导致整个眶外侧缘在截骨重排列后变形，眶腔比预想稍大，填充体与眶下壁无法贴服。手术后，手术团队对患者再次进行三维 CT 扫描，探究眶下壁充填体无法顺利植入的原因。结果显示眶内畸形骨切除量不足，此外，眶外缘复位固定后位置较计算机设计方案略偏外。以上两处问题造成眶下壁复位后与预期不符，不规则形状的填充体无法妥善安放。

这例手术在一定程度上表明 3D 打印—计算机模拟手术在临床实践中仍然存在一定的局限。对于复杂的手术操作，临床操作并不能够精确地按照计算机设计实施。即便有截骨模板帮助，医生截骨的角度、方向在执行中仍然可能出现偏差，这种小偏差在多次截骨后会被累积放大，造成计算机设计方案的崩溃。

上述问题有望通过外科手术机器人的发展得到解决。在颅颌面骨相关的外科领域，手术机器人具备独有的优势条件：颅颌面骨影像信息易获取，头部在手术中可确切固定，不受呼吸活动影响；截骨、固定等操作，通过机器人完全能够准确实施，而且精度更高，对手术视野、操作空间的要求却更低。可能有一天，颅颌面外科医生的工作将变为这样：医生制订方案、切开皮肤，然后边喝咖啡边监控机器人来完成复杂的颅骨截骨、修复手术。

当然，实现这一目标需要科研工作者不断努力，而且新的技术也必定要通过大量的临床应用来不断地反馈、完善。

病例 7　面部多发骨折复位内固定

【病历简介】　患者女性，51岁，交通事故致颅颌面多发骨折、颅脑损伤。经积极治疗，颅脑外伤已稳定，颅面部水肿逐渐消退。于伤后7天行面部多发骨折复位固定术（图2-3-1）。

【诊疗过程】　全身麻醉下取仰卧位，向上复位上颌骨，行颌间固定（图2-3-2）。沿眶外侧缘切开，显露眶外侧缘骨折线；下睑缘下方2mm切口切开皮肤及眼轮匝肌，打开眶隔，显露眶下缘骨折线（图2-3-3）。用微型钢板依次复位固定眶外侧缘、眶下缘骨折（图2-3-4），用可吸收支撑板植入眶下壁，支撑眼球。经颊黏膜切口入路，用"L"形钢板固定上颌骨骨折，注意避免损伤眶下神经（图2-3-5）。最后复位鼻骨骨折，用鼻中隔夹板缝合固定中隔，用热塑夹板外固定（图2-3-6）。

【治疗结果】　术后患者骨折顺利愈合，手术后1周皮肤拆线，3周后取出鼻中隔夹板，复查CT，见骨折均顺利愈合。

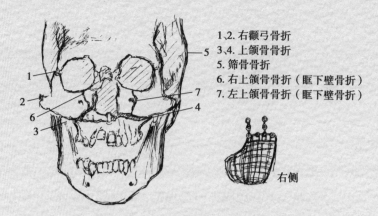

1、2. 右颧弓骨折
3、4. 上颌骨骨折
5. 筛骨骨折
6. 右上颌骨骨折（眶下壁骨折）
7. 左上颌骨骨折（眶下壁骨折）

右侧

图 2-3-1　勒福Ⅰ型骨折，合并右侧眶周骨折，三维 CT 影像正面观

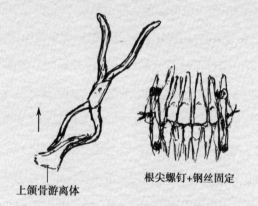

上颌骨游离体

根尖螺钉+钢丝固定

图 2-3-2　切开口腔上穹窿，复位上颌骨，根尖螺钉 + 钢丝颌间固定

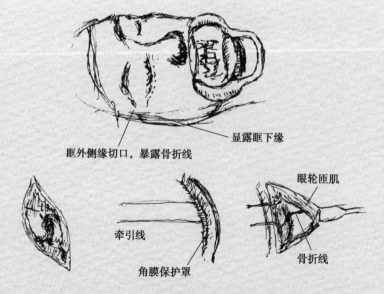

显露眶下缘

眶外侧缘切口，暴露骨折线

牵引线

角膜保护罩

眼轮匝肌

骨折线

图 2-3-3　显露眶外侧缘及眶下缘骨折线

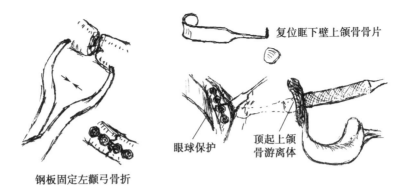

钢板固定左颧弓骨折　复位眶下壁上颌骨骨片　眼球保护　顶起上颌骨游离体

图 2-3-4　依次复位固定眶外侧缘、眶下缘骨折，用微型钢板固定

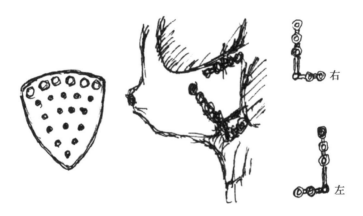

右　左

图 2-3-5　用可吸收材料支撑眶下壁，用"L"形钢板固定上颌骨骨折

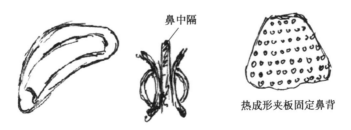

鼻中隔　热成形夹板固定鼻背

图 2-3-6　复位鼻骨骨折，用鼻中隔夹板缝合固定；用热塑夹板外固定

病例 4 面部三脚架骨折复位内固定

【病历简介】 患者男性，26岁，酒后斗殴中被棒球棍击中右侧颊部，造成上
颌骨颧突、眶外侧壁及眶下壁骨折。

【诊疗过程】 CT检查见眶颧部骨折稳定，移位不明显，决定采取保守治疗。
鼻骨行闭合式复位治疗，以鼻中隔夹板支撑固定（图2-4-1）。

【治疗结果】 术后3周后取出鼻中隔夹板，复查CT，见骨折顺利愈合。

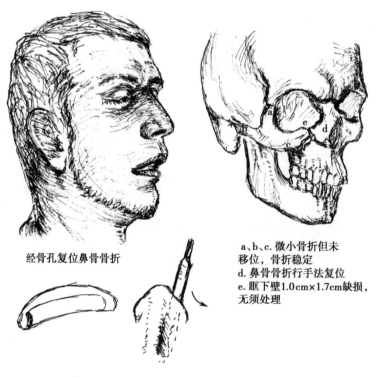

经骨孔复位鼻骨骨折

a、b、c. 微小骨折但未
移位，骨折稳定
d. 鼻骨骨折行手法复位
e. 眶下壁1.0cm×1.7cm缺损，
无须处理

图2-4-1 稳定性三脚架骨折，行鼻骨复位内支撑

病例 5　鼻骨、眶底骨折复位内固定

【病历简介】患者女性，19岁，交通事故造成鼻骨骨折、眶底骨折。

【诊疗过程】鼻骨骨折行闭合式复位治疗，以鼻中隔夹板支撑固定（图2-5-1）；右下睑结膜入路显露眶下缘，复位固定眶下缘骨折（图2-5-2），眶下壁行钛网支撑（图2-5-2）。以热塑夹板对鼻骨骨折行外固定。

【治疗结果】术后3周后取出中隔夹板，复查CT，骨折顺利愈合。

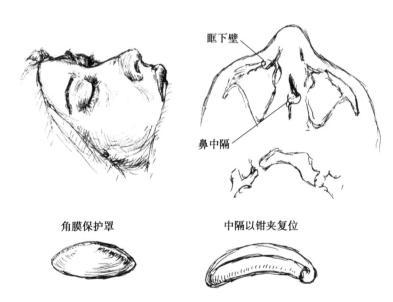

眶下壁

鼻中隔

角膜保护罩　　　　　　中隔以钳夹复位

图2-5-1　右眼眶、鼻骨骨折大体与CT表现，行闭合式鼻骨复位，支撑固定

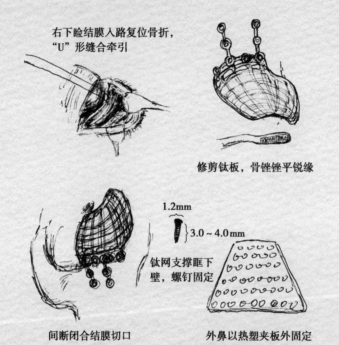

右下睑结膜入路复位骨折，
"U"形缝合牵引

修剪钛板，骨锉锉平锐缘

1.2mm

3.0～4.0mm

钛网支撑眶下
壁，螺钉固定

间断闭合结膜切口

外鼻以热塑夹板外固定

图2-5-2　结膜入路显露眶底，以钛网支撑眶底，外鼻以热塑夹板固定

病例 6　下颌骨骨折复位内固定

【病历简介】患者男性，22岁，暴力导致下颌骨骨折。

【诊疗过程】全身麻醉下行颌间固定。经颊黏膜入路显露左侧下颌骨骨折线，微型钢板扭转90°跨过骨折线，自攻螺钉将钢板一侧固定在下颌支前缘（Chanpy法），另一侧避开牙根固定于下颌体。右侧颊口腔黏膜入路显露骨折线，保护颏神经，钢板螺钉固定骨折（图2-6-1）。

【治疗结果】术后复查CT，骨折顺利愈合。

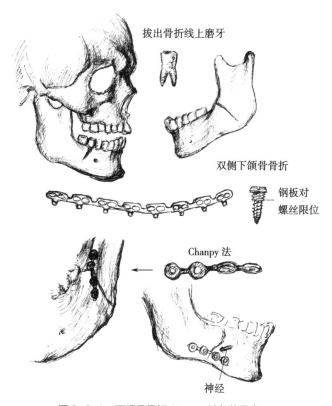

拔出骨折线上磨牙

双侧下颌骨骨折

钢板对
螺丝限位

Chanpy法

神经

图 2-6-1　下颌骨骨折 Chanpy 法复位固定

病例 7　颧弓骨折复位内固定

【病历简介】　患者男性，37 岁，棒球杆击打导致颧弓粉碎性骨折。

【诊疗过程】　外眦部纵切口显露眶外侧骨折线，牵引复位骨折。以矩形网状钢板跨过各处骨折线固定骨折，螺钉固定，"L"形钢板固定颧弓骨折线（图 2-7-1）。缝合手术切口。

【治疗结果】　术后骨折顺利愈合。

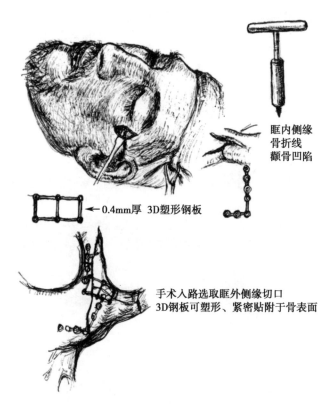

眶内侧缘
骨折线
颧骨凹陷

←0.4mm厚 3D塑形钢板

手术入路选取眶外侧缘切口
3D钢板可塑形、紧密贴附于骨表面

图 2-7-1　颧弓骨折微型钛板复位固定

【述评】

（病例 3～7）颅颌面骨折多为外伤暴力所致，主要表现为面部畸形、咬合紊乱和张口受限。临床治疗以解剖复位、坚固内固定为主，力求恢复容貌，避免继发畸形。美国从事颅颌面外伤骨折处理工作的主要是耳鼻喉科医生和整形外科医生，维克森林大学医学中心由上述两个专业的医生轮值颅颌面急诊。

中面部骨折占颅颌面骨折的 40% 以上，主要由交通事故造成。Le Fort 将颅颌面骨折分为三型并一直沿用。随着交通工具的发展进步，颅颌面骨折伤情较过去更为复杂，逐渐有新的分类分型标准出现，协助临床医生诊断及治疗。颅颌面骨折可伴发颅脑或全身多发损伤。此种情形下，颅颌面骨折可适当延期处理。在伤后 5～7 天，患者全身情况逐渐稳定，创伤造成的面部软组织水肿逐渐消退，此时进行颅颌面骨折的复位固定较为安全，骨折复位固定术后继发水肿也不严重。颅颌面骨折内固定材料不需要二次手术取出，因此，骨折复位材料通常比较轻薄并具有一定韧性，术后局部异物感不明显。可吸收材料在处理颅颌面骨折中也比较常用。

重建正确的𬌗关系是恢复颅颌面骨折术后功能的关键。因此，颅颌面骨折复位通常采用"先下、后上、再中间"的顺序实施，最后复位上颌骨。先下即指复位下颌骨、颌间固定，后上是指复位固定眼眶。眶下壁内侧骨质菲薄，在暴力下极易碎裂并发生软组织嵌顿，致使眼球下移、复视等情况。因此，良好的眶下壁支撑是颅颌面骨折治疗中的一个要点。眶下壁骨折手术切口可以选择结膜入路、下睑缘入路、眶下缘入路等几种，一般可视具体情况选择，以兼顾手术便利及术后形态为准。

白色人种颅骨狭长，在颞部转角明显，上颌骨颧突、眶外侧壁及眶下壁结合部突出明显，故颧弓骨折又称三脚架骨折。因该区有面神经主要分支经过，选择开放式手术通常比较慎重。

颅颌面外科中以人名命名的术式非常多，如Champy术式即由法国外科医师Champy设计得名。这一技术的核心为钢板扭转90°后再跨过骨折线，用来固定下颌骨角的不利型骨折。钢板扭转后螺钉攻入方向发生改变，可有效避开下牙槽神经与牙根。这种命名方式既便于记忆，又体现了对医生的尊重，也是对创新的尊重。

第五章　颅缝早闭整形

病例 8　矢状缝切除，弹簧植入术

【病历简介】　患儿女性，3月龄，儿科筛查发现前囟门消失，头颅前后径过长。经 CT 扫描诊断为矢状缝早闭。

【诊疗过程】　全身麻醉后取俯卧位，头部仰伸，胸、颈部用"豆袋"（suction bean bag，胶质袋子，内置柔软颗粒物，经负压抽吸后可适形固定，可用于各类复杂体位的固定）负压吸引固定（图2-8-1）。体表标记矢状缝走行方向，头顶部设计"W"形切口，切开头皮，骨膜下剥离。在闭合的矢状缝表面用气动磨钻行颅骨钻孔（图2-8-2），以往复锯向前囟门方向切除约 1cm×3cm 骨条，内镜下折断骨条并取出，继续以咬骨钳切除病变颅骨，同法向后方切开颅骨，重新形成矢状缝约 1cm×7cm 长（图2-8-3）。截骨重新形成矢状缝形成后，以弹簧撑开两侧颅骨切缘，避免过早愈合，分层缝合皮肤（图2-8-4）。术后 5 个月，CT 检查见颅骨缺损已为新生骨填充，弹簧角度变大。颅骨形态满意，颅腔容积在正常范围内，行弹簧取出术（图2-8-5），沿原手术切口切开，在触及弹簧脚部位做辅助切口，切开皮肤，显露弹簧，以神经剥离子剥离弹簧并取出（图2-8-6）。因弹簧与骨膜结合紧密，在中间予以截断，顺利取出。皮肤切口缝合封闭（图2-8-7）。

【治疗结果】　术后患儿定期门诊随访，必要时再次手术治疗。

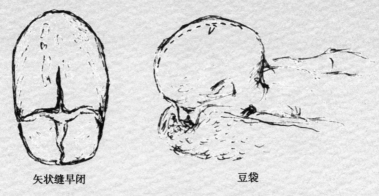

矢状缝早闭　　　　　　　　　豆袋

图 2-8-1　患儿矢状缝早闭，以"豆袋"固定于俯卧位

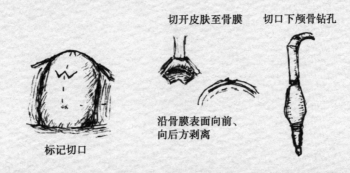

切开皮肤至骨膜　　　切口下颅骨钻孔

沿骨膜表面向前、
向后方剥离

标记切口

图 2-8-2　"W"形切口切开皮肤，骨膜表面剥离，气动磨钻行颅骨钻孔

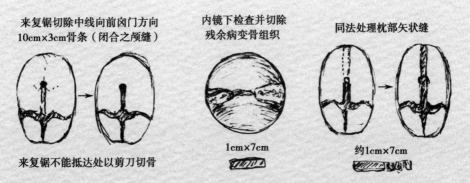

来复锯切除中线向前囟门方向　　内镜下检查并切除　　同法处理枕部矢状缝
10cm×3cm骨条（闭合之颅缝）　　残余病变骨组织

来复锯不能抵达处以剪刀切骨

1cm×7cm　　　　约1cm×7cm

图 2-8-3　切除钻孔处到前囟门骨化的矢状缝，内镜下咬除后方病变骨缝

骨缝处置入
内支撑弹簧

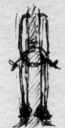
缝线固定

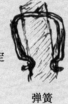
弹簧

分层关闭切口

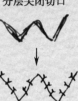

图 2-8-4　弹簧撑开两侧颅骨切缘，避免过早愈合，分层缝合皮肤

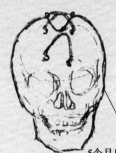

5个月后颅骨发育，弹簧角度变大

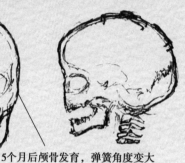

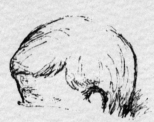

标记弹簧位置

图 2-8-5　术后 5 个月行弹簧取出术

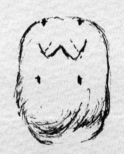
标记切口

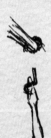
触及弹簧脚处切开，用神经
剥离子、持针器松动弹簧

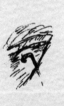
随骨缝闭合，弹簧
埋入新生骨膜

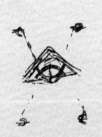
切开原切口，在弹簧
中点将之截断并取出

图 2-8-6　切开皮肤，取出弹簧

缝合切口

原置入3件弹簧，2件截断取出，
1件剥离后完整取出

图 2-8-7　缝合皮肤切口

病例 9　短头畸形，前额前移术

【病历简介】　患儿男性，11 个月，儿科体检时发现双侧冠状缝早闭，头颅前后径变短，眼球略微突出，诊断为短头畸形（图 2-9-1）。

【诊疗过程】　全身麻醉后取平卧位，设计双侧耳上冠状弧形切口，切开头皮，在骨膜下剥离显露颅骨，前方至眶上缘，后方至枕骨，松解眶上神经血管束（图 2-9-2）。显露大部分颅骨，标记前额截骨线，截骨范围包含骨化的颅缝，气动往复锯切开颅骨，取下病变前额颅骨头（图 2-9-3）。将前额病变颅骨水平切开，磨除内层骨膜及少量内板，用 Tessier 矫正钳行颅骨微骨折矫形（图 2-9-4）。用骨刀行眶上缘截骨，取下后切除中缝，磨除内层骨膜及少量内板，用 Tessier 矫正钳行颅骨微骨折矫形（图 2-9-5），在内眦部用咬骨钳咬除少量病变骨进一步扩充前额颅腔容量，用可吸收接骨板重塑眶上缘（图 2-9-6）。将眶上缘前移固定，以可吸收接骨板拼接；放射性切开的额骨瓣再与眶上缘拼接（图 2-9-7）。顶部颅骨骨片截骨成形，留出缝隙后用可吸收接骨板重新拼接，注意可吸收螺钉钻孔固定时注意保护脑组织（图 2-9-8）。浮动颅骨瓣之间以脱细胞异体骨填充，仔细止血后，皮瓣下留置负压引流，间断缝合切口（图 2-9-9）。

【治疗结果】　术后患儿接受头盔疗法，定期门诊随访。

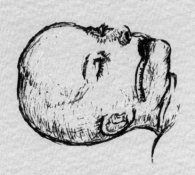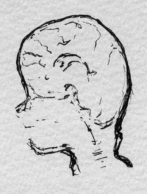

图 2-9-1　短头畸形，大体及 MRI 表现

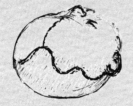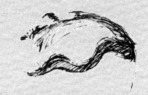

标记切口　　　　　　　　剥离层次在帽状腱膜下、骨膜上

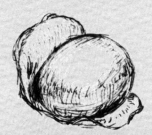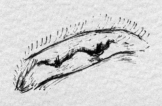

　　　　　　　　　　　　眶上区开始骨膜下剥离，并以骨刀
向两侧剥离，充分显露颅骨　　凿开眶上孔上壁，松解神经血管束

图 2-9-2　分离皮瓣，显露颅骨

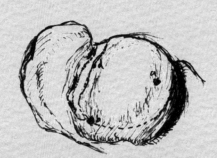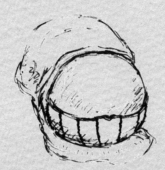

钻孔，以气动往复锯沿标记线截骨　游离病变颅骨，以气动往复锯做若干纵向切开

图 2-9-3　截骨取下病变的前额骨瓣

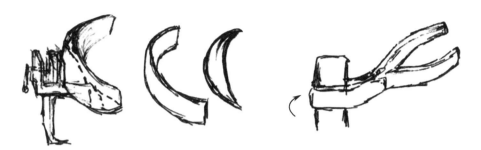

图 2-9-4　劈开颅骨瓣，制作微骨折矫形

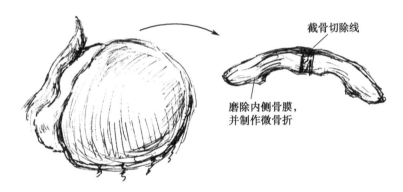

截骨切除线

磨除内侧骨膜，
并制作微骨折

图 2-9-5　眶上缘截骨，行微骨折矫形

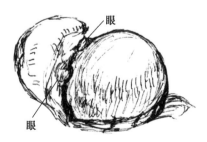

眼

眼

图 2-9-6　在内眦部用咬骨钳咬除少量病变骨，预防复发

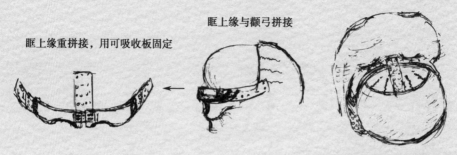

眶上缘重拼接，用可吸收板固定

眶上缘与颧弓拼接

眼周软组织与重建的眶上缘缝
合固定，颅骨骨瓣与之拼接

图 2-9-7　拼接、回植眶上缘

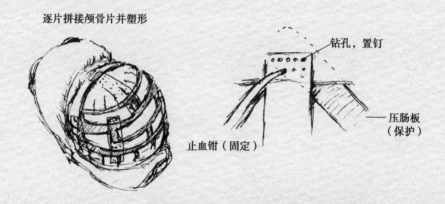

逐片拼接颅骨片并塑形

钻孔，置钉

压肠板
（保护）

止血钳（固定）

图 2-9-8　颅骨骨片截骨成形，留出缝隙后用可吸收接骨板重新拼接

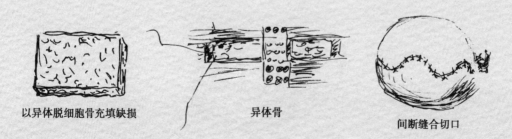

以异体脱细胞骨充填缺损

异体骨

间断缝合切口

图 2-9-9　浮动颅骨瓣之间以脱细胞异体骨填充，缝合切口

病例 10　尖头畸形，前额前移术

【病历简介】 患儿男性，4个月，CT检查显示冠状缝及额缝早闭（图2-10-1），诊断为尖头畸形。

【诊疗过程】 全身麻醉后取平卧位，设计双侧耳上冠状弧形切口，切开头皮，在骨膜下剥离显露颅骨，前方至眶上缘、后方至枕骨，松解眶上神经血管束（图2-10-2）。用往复锯截骨，用神经剥离子取下病变额骨（图2-10-3）。用骨刀小心游离眶上缘额骨，取下后切除病变中缝，用可吸收接骨板重新拼接，中缝处用小块正常颅骨充填（图2-10-4）。将眶上缘前移回植，冗余拼接板用电热刀切除，并用直径1.5mm、长4mm可吸收螺钉固定（图2-10-5）。接骨板与帽状腱膜缝合，弧形切开病变额骨，放射状劈开扩容，磨除内板骨膜并以Tessier矫正钳制作颅骨微骨折塑形，原位回植（图2-10-6）。顶部骨条按"Z"成形截骨，横向错位回植、扩充颅腔（图2-10-7）。可吸收接骨板（LactoSorb，彻底吸收期约1年）拼接浮动颅骨瓣。舒展额部皮肤，用咬骨钳咬除过凸额骨，避免压迫皮肤，以可塑形的脱细胞异体骨胶填充浮动骨瓣间缺损，缝合皮肤（图2-10-8）。

【治疗结果】 术后患儿接受头盔疗法，定期门诊随访。

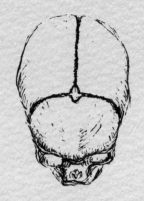

图 2-10-1　尖头畸形，CT 示额缝早闭

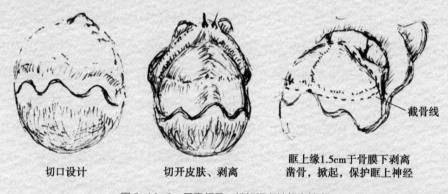

切口设计　　　　　　切开皮肤、剥离　　　　眶上缘1.5cm于骨膜下剥离
　　　　　　　　　　　　　　　　　　　凿骨，掀起，保护眶上神经

截骨线

图 2-10-2　显露颅骨，松解眶上神经血管束

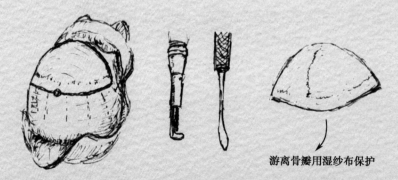

游离骨瓣用湿纱布保护

图 2-10-3　截骨，用神经剥离子于硬膜外撬起颅骨瓣，取下病变额骨

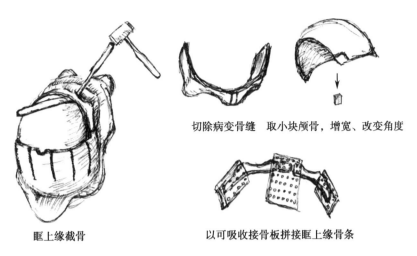

切除病变骨缝　取小块颅骨，增宽、改变角度

眶上缘截骨

以可吸收接骨板拼接眶上缘骨条

图 2-10-4　用骨刀游离眶上缘，切除病变中缝，重新拼接，并用正常颅骨充填中缝

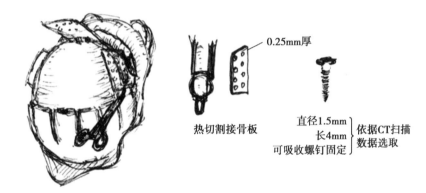

0.25mm厚

热切割接骨板

直径1.5mm
长4mm　依据CT扫描
可吸收螺钉固定　数据选取

图 2-10-5　眶上缘前移回植

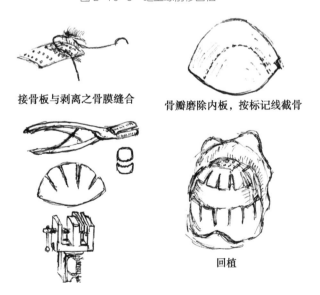

接骨板与剥离之骨膜缝合　骨瓣磨除内板，按标记线截骨

回植

图 2-10-6　弧形切开病变额骨，放射状劈开扩容，原位回植

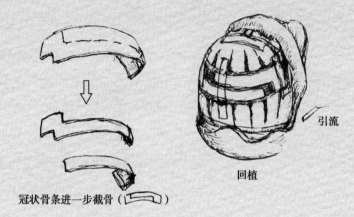

冠状骨条进一步截骨（口）

回植

引流

图 2-10-7　顶部管状骨条按"Z"成形截骨，横向错位回植、扩充颅腔

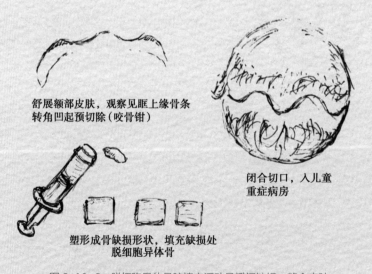

舒展额部皮肤，观察见眶上缘骨条
转角凹起预切除（咬骨钳）

闭合切口，入儿童
重症病房

塑形成骨缺损形状，填充缺损处
脱细胞异体骨

图 2-10-8　脱细胞异体骨胶填充浮动骨瓣间缺损，缝合皮肤

病例 11　斜头畸形，继发畸形二次手术

【病历简介】患儿女性，17个月，右侧冠状缝早闭，斜头畸形。半年前曾行
颅缝切除、颅顶部截骨重排列手术，术后行头盔疗法。但颅缝再
次愈合，畸形复发（图2-11-1）。

【诊疗过程】术前行深静脉置管，以备加压输血。头皮注射肿胀局部麻醉液，
沿原手术双耳上弧形切口切开皮肤，帽状腱膜下剥离，显露畸形
颅骨，标记截骨线（图2-11-2）。取下额顶部颅骨瓣，上缘行
放射状切开，中间部分对缩窄侧做"Z"形截骨（图2-11-3）。
磨除内板，以Tessier矫正钳制作青枝样微骨折；塑形右侧额
骨后原位回植（图2-11-4）。完成浮动颅骨瓣拼接回植后，注
射器抽取35ml脑脊液降低颅内压（图2-11-5），以可塑形的
脱细胞异体骨胶填充浮动骨瓣间缺损，缝合皮肤。

【治疗结果】术后患儿接受头盔疗法，定期门诊随访。

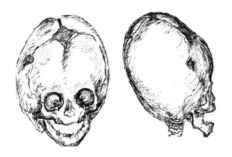

图2-11-1　斜头畸形术后复发，CT示右侧额顶部颅骨发育不良，局部骨缺损

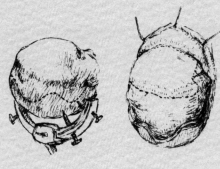

沿标记线切
开，帽状腱膜
下剥离，右侧
及囟门处注意
勿损伤硬膜，
沿标记截骨线

图 2-11-2　沿原切口切开皮肤，帽状腱膜下剥离

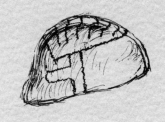

图 2-11-3　取下额顶部颅骨瓣，
沿截骨线截骨

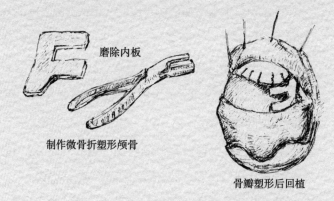

磨除内板

制作微骨折塑形颅骨

骨瓣塑形后回植

图 2-11-4　磨除内板，以 Tessier 矫正钳制作青枝样微骨折，塑形后回植

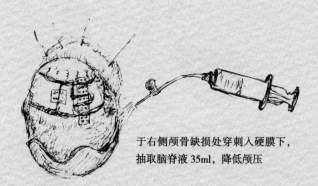

于右侧颅骨缺损处穿刺入硬膜下，
抽取脑脊液 35ml，降低颅压

图 2-11-5　浮动颅骨瓣拼接回植，抽脑脊液降颅内压

病例 12　狭颅畸形，颅腔扩张术

【病历简介】 患儿男性，3 岁 11 个月，矢状缝早闭，狭颅畸形。采用颅骨多重截骨、浮动颅骨瓣扩充颅腔（图 2-12-1）。

【诊疗过程】 术前行深静脉置管，以备加压输血。头皮注射肿胀局部麻醉液，沿原手术双耳上弧形切口切开皮肤，帽状腱膜下剥离，显露畸形颅骨。标记截骨线切取额部、顶部颅骨，切除矢状缝，"Z"形截骨。放射状截骨扩充颅腔，浮动骨瓣以可吸收接骨板拼接固定（图 2-12-2）。以可塑形的脱细胞异体骨胶填充浮动骨瓣间缺损，缝合皮肤。

【治疗结果】 术后患儿接受头盔疗法，定期门诊随访。

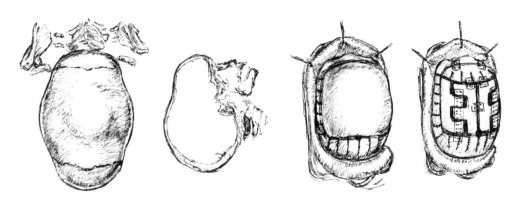

图 2-12-1　狭颅畸形，术前三维 CT 表现　　　　图 2-12-2　切取额部、顶部颅骨，切除矢状缝，"Z"形截骨扩充颅腔，拼接固定

病例 13　狭颅畸形，3D 打印 - 计算机辅助设计颅腔扩张术

【病历简介】　患儿男性，4 个月，矢状缝早闭，狭颅畸形。

【诊疗过程】　术前行三维 CT 扫描，依据扫描数据进行计算机辅助手术设计。3D 打印截骨模板。行深静脉置管，以备加压输血。头皮注射肿胀局部麻醉液，沿双耳上弧形切口切开皮肤，帽状腱膜下剥离，显露畸形颅骨。将 3D 打印截骨模板贴附在颅骨表面，沿导引线钻孔、截骨，完整取下病变颅骨。将取下的颅骨放置于截骨模板内，沿截骨模板导引截骨形成颅骨瓣。磨除病变内板，以 Tessier 矫正钳制作微骨折，骨瓣在 3D 打印的重新模板内行拼接固定，整体回植，畸形得到矫正（图 2-13-1）。

【治疗结果】　术后患儿接受头盔疗法，定期门诊随访。

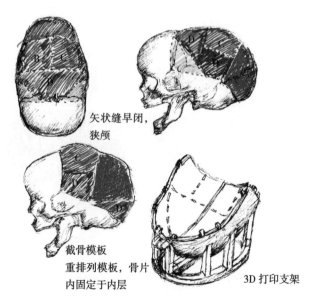

图 2-13-1　狭颅畸形，3D 打印截骨模板，依据截骨模板导引截骨
A、B、C、D 及不同颜色代表截骨重排后骨块位置变化。

病例 14　尖头畸形，颅腔牵引成骨扩张术

【病历简介】　患儿男性，3岁，阿佩尔（Apert）综合征，尖头畸形。

【诊疗过程】　采用枕顶部多重截骨、浮动颅骨瓣牵引成骨法矫正畸形。术前行深静脉置管，以备加压输血。头皮注射肿胀局部麻醉液，沿原手术双耳上弧形切口切开皮肤，帽状腱膜下剥离，显露畸形颅骨。在枕部及顶部设计截骨线，形成浮动颅骨瓣。于两侧各置入两组牵引成骨器，远端自皮肤表面穿出。每日旋转牵引，使截骨线上新生骨不断生长，增加颅腔容积并矫正畸形（图2-14-1）。

【治疗结果】　术后患儿接受头盔疗法，定期门诊随访。患儿预期于6岁左右接受前额前移、Le Fort 截骨（中面部整形）。

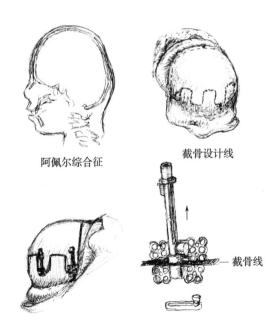

阿佩尔综合征　　　　　截骨设计线

截骨线

图2-14-1　尖头畸形，截骨线形成浮动颅骨瓣，置入两组牵引成骨器

【述评】

（病例8～14）颅缝早闭是一类特殊的颅颌面畸形，机制不明。因颅缝对幼儿颅骨生长具有重要作用，颅缝过早闭合会造成颅骨生长停滞，造成颅腔容积变小，从而影响脑组织发育并带来畸形表现。

颅缝早闭的颅骨畸形包括狭颅、扁头、尖头、斜头等，颅径缩短方向与矢状缝、冠状缝、人字缝过早闭合部分相一致，因此诊断并不困难。颅缝早闭对患儿的影响主要为外观影响与潜在的智力发育异常。头颅畸形可对患儿心理发育造成负面影响，除畸形表现外，颅缝早闭还存在颅内压增高、脑积水、智力及视力障碍等功能障碍风险，因此，国外主张对颅缝畸形进行早期外科干预。

颅缝畸形手术治疗的目的在于通过扩充颅腔，修复畸形。一般认为，儿童在1岁左右脑容量即达到成人的90%左右。颅缝早闭患儿年龄越小，颅骨可塑性越强，手术效果更理想。手术时机一般在出生后3个月左右，否则，患儿颅骨随发育增厚、塑形难度加大，截骨后成骨能力也下降，从而影响手术效果。因此，对颅缝早闭进行早期筛查、早期发现极为重要。维克森林大学医学中心设立单独的儿童医学中心，实力强、设备完善，新生儿麻醉、重症监护等方面力量雄厚；颅颌面畸形患儿多数是在儿科医院查体中发现并转至整形外科治疗，周边地区的患儿也会慕名就诊。

范围相对局限的颅缝早闭可采用病变切除方式治疗，并可通过弹簧植入避免颅骨过早愈合。病变范围较广、已经形成畸形外观的，往往需要行颅骨截骨重排列手术。手术核心为浮动颅骨瓣技术，也就是将颅骨截取后做各种形式的"Z"形截骨并做青枝样微骨折塑形，再与病变颅缝平行方向扩展重排固定。最终通过截骨线颅骨成骨愈合实现颅腔扩充与畸形矫正。

维克森林大学医学中心整形外科在颅缝畸形治疗领域有较高声誉。Luis Agenta 教授与 Lisa David 教授共同创建了头盔疗法治疗颅颌面畸形，其原理是利用计算机辅助设计制成树脂材料的透明头盔佩戴于患儿头部，用以限定颅骨生长方向。对轻度颅缝早闭患儿可通过这种保守疗法取得一定效果，对于手术整复术后的患儿，该疗法既可起保护作用，又能够帮助颅骨塑形。

颅缝早闭并不局限于表面颅骨，因颅缝均延伸至颅底，颅底处颅缝也可出现病变，对面部骨骼发育造成影响。颅底颅缝病变目前仍无有效的治疗方法，亟待进一步研究。

第六章　正颌外科

病例 15　Le Fort I 型截骨矫正中面部凹陷畸形

【病历简介】患者女性，19 岁，下颌反殆＋偏殆畸形，严重影响外观（图 2-15-1）。

【诊疗过程】术前行三维 CT 扫描、计算机辅助手术设计。患者取仰卧位，头部略仰伸，行勒福 I 型截骨术。经口腔做上颌前庭沟切口，骨膜下剥离，显露上颌骨外侧壁、颧突嵴根部，直至翼上颌缝处。根据术前计算机设计线，避开根尖水平以往复锯截骨，弧形骨刀向内侧将上颌骨与翼板分离，谨慎保护翼缝内血管，轻轻活动、折断上颌骨（图 2-15-2）。上颌前移 9mm，用 3D 打印的牙印模型固定咬合关系，行暂时性颌间固定，9mm 前移钢板重新固定上颌骨（图 2-15-3）；用 Tessier 卡尺测量双侧瞳孔至双尖牙间距离，使上颌骨前移后准确水平定位，坚固固定钢板。下颌骨升支矢状劈开截骨（截骨前先沿截骨线钻孔），完全游离下颌骨齿槽，再次以 3D 打印牙印模型定位咬合关系，行暂时性颌间固定，使下颌骨适当上旋＋右旋。重新固定下颌骨，坚固固定后移除牙印模型（图 2-15-4）。切取少量髂骨，塑形后填充于上颌前移后的空隙处，帮助术后上颌骨愈合（图 2-15-5）。

【治疗结果】术后 3 个月后水肿逐渐消退，患者畸形得到矫正，容貌显著改善。

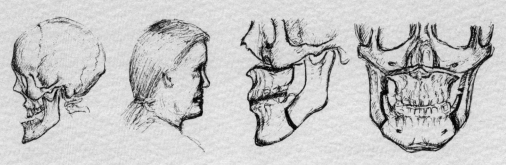

图 2-15-1 反𬌗畸形，中面部凹陷，三维
CT 及大体观

图 2-15-2 上颌骨行勒福 I 型截骨，中面部前
移约 9mm

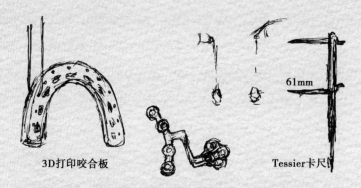

3D打印咬合板

61mm

Tessier卡尺

图 2-15-3 3D 打印牙印模型协助行临时颌间固定，截骨后用 9mm 前移钢板固定，
用 Tessier 卡尺测量双侧瞳孔至双尖牙间距离，使上颌骨前移后准确水平定位

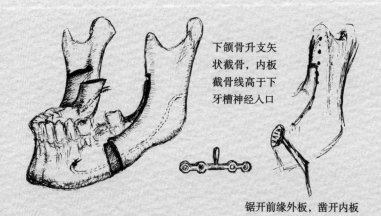

下颌骨升支矢
状截骨，内板
截骨线高于下
牙槽神经入口

锯开前缘外板，凿开内板

图 2-15-4 下颌骨升支矢状劈开截骨，使下颌骨适当上旋 + 右旋，重新固定

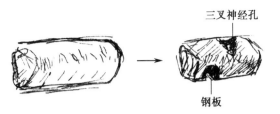

三叉神经孔

钢板

图 2-15-5　切取少量髂骨，塑形后填充于上颌前移后的空隙处

【述评】

　　正颌手术所带来的面部形态改善是任何其他手术方式无法达到的。本例为上颌骨发育不良造成反殆、偏殆畸形，采用 Le Fort I 型截骨能够纠正中面部凹陷、改善反殆畸形，增进患者的自信。

　　本例手术的特殊之处在于借助了计算机辅助手术设计与 3D 打印技术，术前通过计算机模拟了手术过程。在上颌骨及下颌骨截骨固定时，运用 3D 打印的牙印模型确定位置，使手术过程更为精确。这一技术目前我国多数颌面中心也已大量开展。

第七章　唇腭裂修复

病例 16 　双侧唇裂修复失败术后，叉形瓣法修复

【病历简介】患者女性，2 岁，先天性双侧完全腭裂，既往曾行手术修复，因感染手术失败，拟行叉形瓣法修复（图 2-16-1）。

【诊疗过程】术前行中心静脉置管，备加压输血用。全身麻醉后取仰卧位，在裂隙外侧上颌前庭沟做切口，骨膜下剥离。另做黏膜切开，广泛松解黏膜与口轮匝肌，形成一"L"形黏膜瓣，向内侧翻转修复裂隙处鼻基底。两侧松解后唇黏膜拉拢缝合，重建正中部位齿龈沟（Black 法）。皮下以 PDS 线环形缝合，收窄鼻基底（图 2-16-2）。剥离唇黏膜与口轮匝肌，将口轮匝肌拉拢缝合，增加上唇长度（图 2-16-3）。将挛缩在鼻小柱下方的瘢痕皮肤松解展平，设计"Z"形切口向下方延展，与两侧皮肤缝合重建人中，对拢缝合唇黏膜。鼻腔内放入硅胶管支撑（图 2-16-4）。

【治疗结果】术后轻度加压包扎，切口顺利愈合，患儿进唇腭裂中心接受长期随访。后期手术方案包括腭裂修补、齿槽植骨、语音训练等。

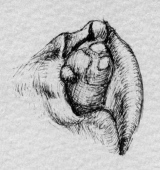

图 2-16-1　先天性双侧唇裂，曾手术修复，术后裂开

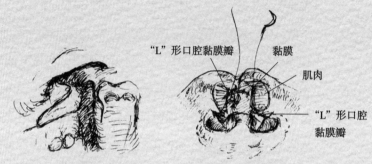

"L" 形口腔黏膜瓣　　黏膜

肌肉

"L" 形口腔
黏膜瓣

"L" 形口腔黏膜瓣翻转修复鼻面　　　　收拢缝合两侧鼻基底

图 2-16-2　"L" 形口腔黏膜瓣翻转修复鼻基底；游离双侧口轮匝肌，用 PDS 线皮下环形缝合、
收拢两侧鼻基底

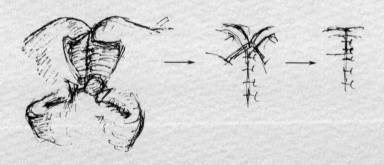

图 2-16-3　缝合口轮匝肌，剥离黏膜与口轮匝肌，清除口哨样黏膜外观，缝合修复口唇缘

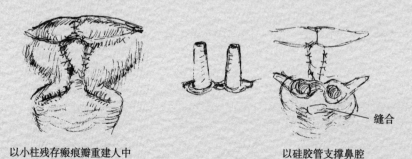

以小柱残存瘢痕瓣重建人中　　　　　　　缝合

以硅胶管支撑鼻腔

图 2-16-4　"Z" 形延长鼻小柱，展平残存皮肤重建人中，以硅胶管支撑鼻腔

病例 17 单侧完全性唇裂修复术

【病历简介】 患儿男性，3月龄，单侧完全唇裂，行旋转推进瓣法修复唇裂，后期（6个月）修复腭裂。

【诊疗过程】 术前行中心静脉置管，备加压输血用。全身麻醉后取仰卧位，设计唇裂旋转推进瓣修复唇裂。用两脚规测量标定各点，用细针穿刺、亚甲蓝皮内注射固定标记点（图2-17-1）。健侧设计"L"形黏膜瓣，切开"C"瓣，分离口轮匝肌。松解鼻底，用"L"形口腔黏膜瓣修复鼻底（图2-17-2）。唇黏膜缝线牵引并收拢、对准唇弓，决定黏膜切除量并便于准确缝合口轮匝肌（图2-17-3）。间断缝合口轮匝肌，缝线统一打结。最后将"C"瓣插入鼻底，延长上唇，间断缝合皮下组织及皮肤（图2-17-4）。

【治疗结果】 术后轻度加压包扎，切口顺利愈合，患儿进唇腭裂中心接受长期随访。后期手术方案包括腭裂修补、齿槽植骨、语音训练等。

212

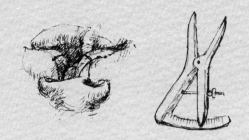

图2-17-1 单侧完全性唇裂，以唇裂旋转推进瓣修复法修复，用两脚规测量间距

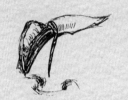
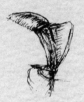
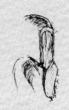

切开"C"瓣，松解口轮匝肌　　**松解鼻患侧底**　　**患侧黏膜瓣充填鼻底**

图2-17-2 切开"C"瓣，分离口轮匝肌，松解鼻底，用患侧"L"形口腔黏膜瓣充填、修复鼻底

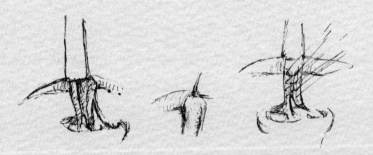

图2-17-3 缝线牵引，对准唇弓，决定黏膜切除量并便于对准口轮匝肌，牵引状态下确实固定肌肉

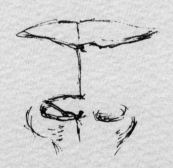
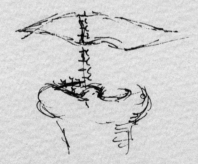

图2-17-4 "C"瓣插入鼻底，延长上唇，间断缝合皮下组织及皮肤

病例 18　单侧不完全性唇裂修复术

【病历简介】 患儿女性，2月龄，单侧不完全性唇裂（图2-18-1），行旋转推进瓣法修复。

【诊疗过程】 术前行中心静脉置管，备加压输血用。全身麻醉后取仰卧位，设计唇裂旋转推进瓣修复唇裂。以两脚规测量标定各点，用细针穿刺、亚甲蓝皮内注射固定标记点。切开皮肤，松解口轮匝肌（图2-18-2）。松解鼻翼，对合口轮匝肌，插入"C"瓣，分层缝合黏膜、肌肉及皮肤（图2-18-3）。

【治疗结果】 术后轻度加压包扎，切口顺利愈合，患儿进唇腭裂中心接受长期随访。

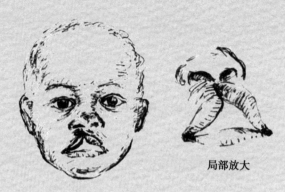

局部放大

图 2-18-1 单侧不完全性唇裂正面观

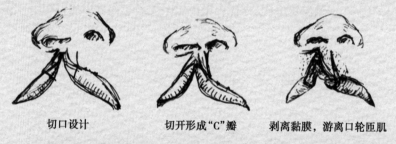

切口设计　　　　　切开形成"C"瓣　　　　剥离黏膜，游离口轮匝肌

图 2-18-2　设计旋转推进瓣修复唇裂，切开皮肤，形成"C"瓣；剥离黏膜，松解口轮匝肌

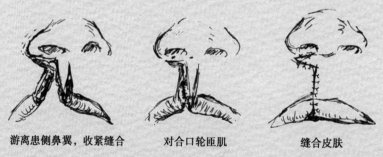

游离患侧鼻翼，收紧缝合　　　对合口轮匝肌　　　　缝合皮肤

图 2-18-3　游离患侧，收紧缝合，对合口轮匝肌，插入"C"瓣，分层缝合皮肤

病例 19   软腭裂修复术

【病历简介】 患儿女性，4月龄，软腭裂，拟行双侧对偶"Z"形瓣修复。

【诊疗过程】 术前行中心静脉置管。全身麻醉后取仰卧位，软腭注射肿胀局部
麻醉液，以利于分离及减少出血。沿软腭裂缘切开，剥离形成黏
膜肌瓣（图2-19-1）。黏膜肌瓣分层交错缝合，使瘢痕不在同
一方向（图2-19-2）。

【治疗结果】 术后行口腔护理，患儿进唇腭裂中心接受长期随访。

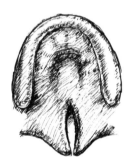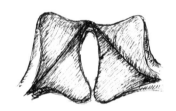

软腭裂　　　　分离黏膜瓣，横向切开，交叉修复鼻面

图2-19-1　软腭裂，沿双侧裂缘均匀切开，交叉修复鼻面

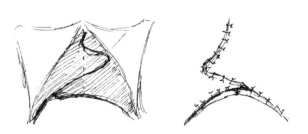

图2-19-2　黏膜肌瓣分层交错缝合，使瘢痕不在同一方向

病例 20   完全软硬腭裂修复

【病历简介】 患儿男性，9月龄，软硬腭裂，行双侧对偶 "Z" 形瓣修复软腭，硬腭待二期修复。

【诊疗过程】 术前行中心静脉置管。全身麻醉后取仰卧位，软腭注射肿胀局部麻醉液，以利于分离及减少出血。沿软腭裂缘切开，剥离形成黏膜肌瓣（图 2-20-1）。黏膜肌瓣分层交错缝合，使瘢痕不在同一方向（图 2-20-2）。

【治疗结果】 术后行口腔护理，患儿进唇腭裂中心接受长期随访。硬腭裂孔待二期修复（过早尝试关闭硬腭裂孔可能会影响上颌骨发育）。

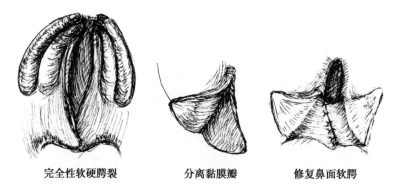

完全性软硬腭裂　　　　分离黏膜瓣　　　　修复鼻面软腭

图 2-20-1　完全性软硬腭裂，沿双侧软腭裂缘均匀切开

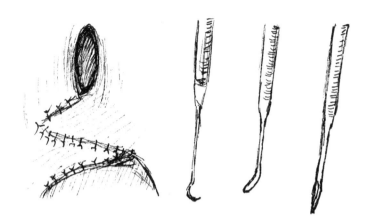

图 2-20-2　软腭黏膜肌瓣分层交错缝合

【述评】

　　（病例 17～20）唇腭裂是常见的先天性畸形。在美国，唇腭裂的治疗已经十分成熟规范，手术修复时机、修复方式基本固定。但是，唇腭裂治疗绝不仅仅简单局限于手术。患儿在生长发育过程中可能会出现一系列问题，包括手术瘢痕、继发的鼻畸形、齿槽裂问题、语音问题等。维克森林大学医学中心唇腭裂团队包括整形外科、口腔科、耳鼻喉科、语音训练师等领域的专家。

　　在唇腭裂中心，工作模式是以患者为中心，患者每次来医院复诊，团队中每个领域的专家都会到诊室接诊患者。最后，专家们集中会诊，逐一讨论每一例病例，结合患者情况制订阶段治疗方案，安排手术解决紧要问题。就这样，患者在生长发育过程中能够持续得到医学支持，始终在"正确"的方向上成长，实现理想化的治疗效果。这种治疗模式值得借鉴。

病例 21　　腘窝翼状胬肉综合征，脊柱裂修复

【病历简介】　患儿男性，1日龄，双阴茎、唇腭裂、脊柱裂伴多发翼状胬肉（颈部、腋窝、腘窝），诊断为腘窝翼状胬肉综合征（popliteal pterygium syndrome）（图 2-21-1）。出生后第 1 天于全身麻醉下行脊柱裂修补，游离脊柱两侧肌肉，推进修复脊柱裂孔。

【诊疗过程】　全身麻醉后取俯卧位。神经外科医生以水平褥式内翻缝合膨出的硬脊膜，缩小肿块体积（图 2-21-2）。整形外科医生行软组织修复：游离脊柱两侧肌肉，形成肌瓣；拉拢封闭脊柱裂孔，直接缝合皮肤（图 2-21-3）。

【治疗结果】　术后患儿进入儿童重症监护病房，分期进行唇腭裂修复、外阴整形、蹼状畸形矫正等。

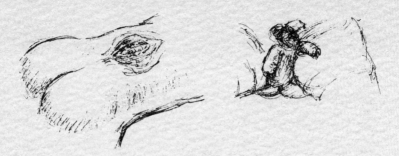

图 2-21-1 腘窝翼状胬肉综合征，多发翼状胬肉，双阴茎、唇腭裂、脊柱裂

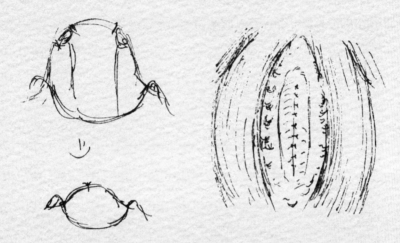

图 2-21-2 缝合膨出的硬脊膜，缩小肿块体积

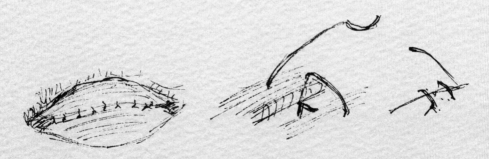

图 2-21-3 游离脊柱两侧肌肉，形成肌瓣，拉拢封闭脊柱裂孔，直接缝合皮肤

【述评】

这是一例比较罕见的先天性畸形病例。腘窝翼状胬肉综合征的基本表现包括多发翼状胬肉、内眦赘皮、唇腭裂、脊柱裂等，多数患者会出现发育迟缓。

手术治疗分期进行：一期修复脑脊膜膨出，根据脑脊膜膨出大小可选择局部肌瓣或背阔肌翻转肌瓣等，封闭缺损，保护脊髓。二期行唇腭裂修复。三期行外生殖器畸形整形。身体适度发育后行翼状胬肉、内眦赘皮整形。

第三篇　乳房整形

如今，乳房被赋予了过多的非生理功能，也增加了整形外科额外的工作量。维克森林大学医学中心整形外科约 1/3 的手术与乳房有关，在全美范围内这一比例大致类似。

乳房与整形这两个词已经被紧密联系在一起。然而，事实让人尴尬：乳房整形是一件多数人试图模仿少数人的事情，而整形外科的其他工作则通常相反。

乳房整形是一种由抽象概念所驱动的特殊行为。隆胸术对患者健康不会有任何帮助；巨乳缩小对患者的好处（减少胸背痛，避免湿疹等）也完全可以通过非手术方式实现；再造乳房的医生是在帮助患者"恢复完整"，医生也在不断地发布调查报告，强调在乳房切除的部位放入硅胶能够让患者心情更好。面部美容、吸脂术等是建立在患者某种具体的形象基础上的，医生是在某种具体化的形态基础上做改善工作；而乳房整形的诉求可能会是"增加一个罩杯"，或是一本杂志封面。

关键词检索的故事能够帮助我们更好地理解乳房整形术——当乳房开始受到非生理性关注时，乳房整形就自然而然发生了。不管怎样，乳房整形已经成为当代生活的一部分，而且生活水平越高，其接受程度越广。或许，在一定范围内公开讨论乳房整形问题，是社会经济和生活水平进步的标志。

第八章　乳腺癌切除术后即刻乳房再造术

病例 1　　　双侧乳腺癌切除，前哨淋巴结活检，皮肤扩张器置入

【病历简介】　患者女性，40 岁，家族性乳腺癌病史。双侧 3D 钼靶 X 线检查发现串珠状钙化影，诊断为早期乳腺癌。

【诊疗过程】　患者乳腺癌初步诊断明确后，提出术后乳房再造要求，接受了肿瘤外科与整形外科联合门诊。经详细检查，综合肿瘤分期及患者意愿，初步确定了保留乳头、乳晕的乳房切除，皮肤软组织扩张结合假体法一期乳房重建的手术方案。

　　手术在全身麻醉下进行，患者取仰卧位，双上肢外展。术前标记双侧乳房下皱襞及腋窝淋巴结活检切口，设计乳晕外侧水平切口（图 3-1-1）。于乳晕外上象限注射 5ml 含放射性胶体的亚甲蓝，10 分钟后在腋窝用放射性探头检查、定位前哨淋巴结（图 3-1-2）。沿皮纹切开皮肤，寻找亚甲蓝染色的淋巴结，记录放射性计数（图 3-1-3），送快速冷冻诊断。乳晕外侧横切口切开皮肤约 10cm，沿皮下剥离，保留脂肪组织约 0.5cm，切除乳晕下组织单独送病理检查；在胸大肌表面完整切除左侧乳腺组织，缝线定位标记后送病理检查（图 3-1-4）。术中前哨淋巴结活检结果为阴性。同法处理对侧（右侧）乳房，完成乳腺癌根治术（图 3-1-5）。整形外科医生行乳房扩张器置入。剥离胸大肌，切断胸大肌起点肌纤维。将异体脱细胞真皮在乳房下皱襞线固定于肋骨表面，置入解剖型皮肤扩张器，扩张器背面与胸壁组织做两针固定，避免移位。展平异体真皮，与胸大肌缝合加强扩张器下极表面软组织强度。留置负压引流管，闭合皮肤（图 3-1-6）。

【治疗结果】　术后 5 天拔除引流管，术后 10 天开始注水扩张，每周 2 次，约 1 个月后行扩张器取出、假体置换，并酌情行乳房修整术。

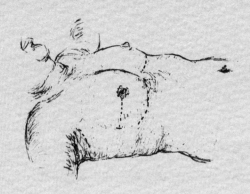

图 3-1-1 双上肢外展，标记乳房下皱襞及腋窝淋巴结活检切口

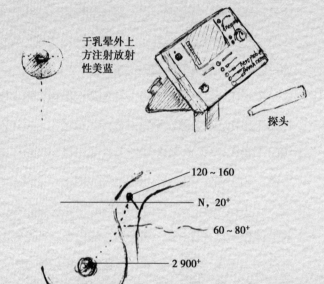

于乳晕外上方注射放射性美蓝

探头

120～160
N，20+
60～80+
2 900+

图 3-1-2 定位前哨淋巴结

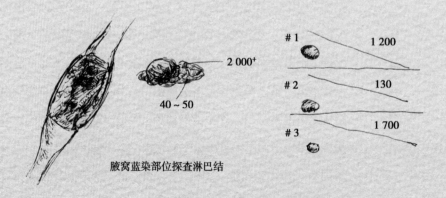

2 000+
40～50
腋窝蓝染部位探查淋巴结

#1　1 200
#2　130
#3　1 700

图 3-1-3 记录各淋巴结放射性计数（图中数字）

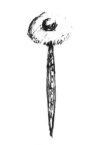

外侧横切口约10cm

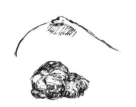

乳头下组织单独送检

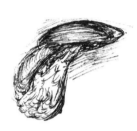

游离腺体至腋窝

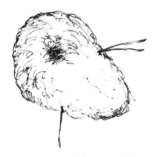

切除左侧腺体标记后送检

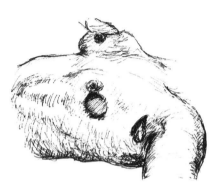

图 3-1-4 淋巴结病理检查为阴性，切除左侧
腺体，标记后送检

图 3-1-5 同法处理对侧（右侧）乳房，
完成乳腺癌根治术

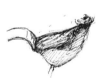

于腋前壁胸大肌外
侧缘深面剥离，离
断肌肉起点

切除左侧血运
欠佳的乳头、
乳晕

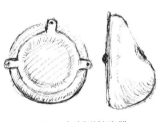

375ml 解剖形扩张器

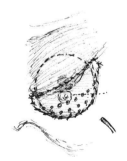

置入扩张器，异体真皮
保护切口，缝合皮肤

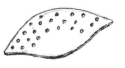

脱细胞异体真皮（尸体捐献
来源）裁剪成形，打孔

图 3-1-6 胸大肌下分离，埋置解剖型皮肤扩张器，下极采用脱细胞异体真皮覆盖扩张器，
左侧乳头、乳晕血供欠佳，予切除

病例 2 双侧乳腺癌切除，腋窝淋巴结清扫，皮肤扩张器置入

【病历简介】 患者女性，46 岁，家族性乳腺癌病史。双侧 3D 钼靶 X 线检查发现左侧乳腺癌、腋窝淋巴结转移。

【诊疗过程】 患者乳腺癌诊断明确后，要求行一期乳房再造。肿瘤外科与整形外科联合门诊讨论，初步确定了保留乳头、乳晕的乳房切除、左腋窝淋巴结清扫术。术后一期行皮肤扩张器置入，二期硅胶假体置换的手术方案。

　　手术在全身麻醉下进行，患者取仰卧位，双上肢外展。术前标记双侧乳房下皱襞，设计乳晕外侧水平切口。乳晕外侧横切口切开皮肤约 10cm，沿皮下剥离，保留脂肪组织约 0.5cm（图 3-2-1），切除乳晕下组织单独送病理检查；在胸大肌表面完整切除乳腺组织，于同一切口行腋窝淋巴结清扫，注意保护胸背动脉及胸长神经（图 3-2-2）。切除腺体及腋窝软组织一同送病理检查（图 3-2-3）。整形外科开始行乳房重建，首先行吲哚菁绿试验检查皮肤血供（图 3-2-3），见乳头及乳晕区血供不良，予以切除。离断胸大肌下缘止点，于胸大肌深面剥离，置入扩张器，并用脱细胞异体真皮保护扩张器，真皮下缘与胸壁软组织缝合重建乳房下皱襞（图 3-2-4）。连续缝合胸大肌与脱细胞异体真皮，在腋窝及皮瓣下各放置一根引流管，缝合皮肤（图 3-2-5）。

【治疗结果】 术后 5 天拔除引流管，术后 10 天开始注水扩张，每周 1 次，约 1 个月后行扩张器取出、假体置换，并酌情行乳房修整术。

切开乳晕外侧皮肤，于皮下剥离

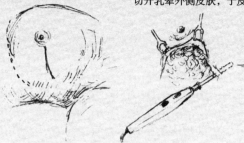

用电刀"戳洞"，帮助探查剥离层次，并保持一致；乳头、乳晕下组织适当多保留

图 3-2-1 双侧乳腺癌，设计乳晕外侧水平切口，保留 0.5cm 皮瓣；用电刀向上游离乳腺上极

乳头下方组织取冷冻活检

于胸大肌表面切除腺体

腺体完全游离后行腋窝淋巴结清扫

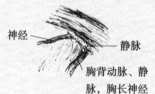

神经
静脉
胸背动脉、静脉，胸长神经

腋窝淋巴结清扫

图 3-2-2 切取乳头、乳晕下方腺体组织单独送病理，在胸大肌表面自上向下分离腺体，腺体游离完成后，经同一切口行腋窝淋巴结清扫

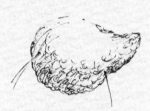

标记切除组织，送病理检查

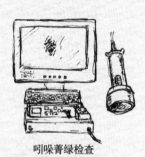

吲哚菁绿检查

图 3-2-3 腺体与腋窝淋巴结标记后送病理检查；整形外科组行吲哚菁绿试验检查，见乳头、乳晕血供不良，于是切除乳头、乳晕及周围缺血皮肤

切断下缘起点

连续缝合法
外侧缘顺应乳房外侧界固定于胸壁

图 3-2-4 离断胸大肌下缘止点，于胸大肌深面剥离，用脱细胞异体真皮保护扩张器，真皮下缘与胸壁软组织缝合重建乳房下皱襞

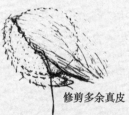

修剪多余真皮

置入扩张器，异体真皮与胸大肌连续缝合固定

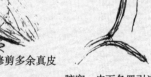

腋窝、皮下各置引流

图 3-2-5 置入扩张器，修剪多余异体真皮，连续缝合胸大肌与异体真皮，在腋窝及皮瓣下各放置一根引流管，缝合皮肤

【述评】

（病例1、病例2）乳腺癌是欧美女性常见的恶性肿瘤，在女性恶性肿瘤中占1/3，是女性肿瘤死亡的第二位原因。因此，乳腺癌的健康教育与早期筛查极为普及，早期诊断及外科治疗工作也十分细致，大样本临床对照研究是乳腺癌相关临床研究的主要模式。

乳房再造手术的目的在于恢复女性躯体曲线的完整，使患者在正常衣着条件下无明显躯体畸形，从而恢复自尊、增进自信。恢复乳腺癌术后女性正常躯体曲线帮助患者心理康复十分重要。1998年，美国国会通过了《女性健康与肿瘤权益行动》(Women's Health and Cancer Rights Act) 议案，要求商业医疗保险公司全额支付女性乳腺癌术后乳房重建各个阶段的医疗费用，包括并发症的处理以及健侧乳房对称性修整手术（在部分州规定了重建手术的保险支付时限）。在法案和保险的支持下，乳房再造与相关的手术已经成为美国整形外科的经常性工作，占日常手术量的1/3左右。

乳腺癌根治与一期再造需要肿瘤外科与整形外科密切合作，肿瘤外科负责评估患者病情分期，拟定切除手术方案，整形外科在此基础上结合患者特点提供修复重建方案，最常见的方法为假体乳房再造。但由于欧美女性大多乳房体积较大，多数一期行皮肤扩张器置入，注水扩张后二期行假体置换。内置式乳房扩张器应用比较普遍，这种扩张器的注射壶衬有金属衬板，每次注水时用磁铁判断注水位置。

为获得满意的形态，假体法乳房再造多数采取双平面技术，即切开胸大肌止点，使假体/扩张器下缘位于正常乳房下级襞位置。为避免下极假体表面皮肤强度不足造成假体穿出，脱细胞异体真皮被广泛应用于加强局部组织强度。这种脱细胞异体真皮来源于尸体捐献，经过脱细胞及灭菌处理去除免疫原性和致病性，但临床仍有一定比例的术后感染与之有关。

乳头、乳晕结构特殊，如予切除很难通过人为手段重建，术中保留乳头、乳晕无疑对重建乳房形态有利。但是，乳头、乳晕下方腺体导管致密，易受肿瘤直接浸润，需要单独送病理检查以确保安全。虽然乳头、乳晕的血供可通过真皮下血管网获得，但来自基底垂直方向的血管是乳头、乳晕血供的主要来源。腺体切除后，单凭水平方向的皮下血管网，乳头、乳晕血供有时难以得到可靠保证。吲哚菁绿试验可为术中快速检验乳头、乳晕血供提供客观依据，病例2术中检查左侧乳头血供不理想，于是予以切除，以确保术后切口一期愈合。

病例 3　双侧乳房扩张器取出，假体置换

【病历简介】　患者女性，69 岁，双侧乳腺癌切除术后，采用扩张器 + 假体法
　　　　　　　乳房重建。扩张器置入术后 10 天开始注水扩张，每周 2 次，注
　　　　　　　水 1 个月后患者对乳房体积满意，行假体置换术（图 3-3-1）。

【诊疗过程】　手术在全身麻醉下进行，患者取仰卧位，双上肢外展。沿原手术
　　　　　　　切口瘢痕切开皮肤，切开后在异体真皮表面向上水平剥离 3cm，
　　　　　　　切开异体真皮，取出扩张器。切除扩张器表面纤维囊，将扩张器
　　　　　　　与切除的纤维囊一并送细菌培养（图 3-3-2）。放射性切开、松
　　　　　　　解基底部纤维板，置入硅胶水囊预估容量（图 3-3-3），乳晕外
　　　　　　　侧横切口切开皮肤约 10cm，使患者处于半卧位。边向硅胶水囊
　　　　　　　内注水边观察乳房形态，至形态满意，记录注水容量（图 3-3-
　　　　　　　4）。选取与扩张器基底等大小、硅胶水囊注水容积的硅胶假体，
　　　　　　　取出硅胶水囊，以三种抗生素溶液浸泡后置入假体。观察两侧再
　　　　　　　造乳房位置，适当皮下缝合或剥离，调整腔穴大小与位置，令两
　　　　　　　侧基本对称。分层缝合手术切口（图 3-3-5）。

【治疗结果】　术后切口一期愈合，患者对再造乳房形态基本满意。术后 3 个
　　　　　　　月酌情行自体脂肪移植充填乳房上极。

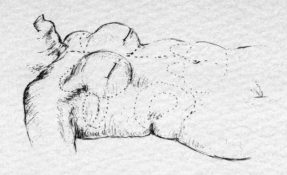

图 3-3-1　双侧乳腺癌切除术后，扩张器扩张 1 个月，患者对乳房形态满意，拟行假体置换术

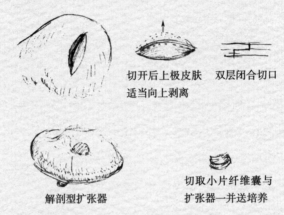

切开后上极皮肤
适当向上剥离

双层闭合切口

解剖型扩张器

切取小片纤维囊与
扩张器一并送培养

图 3-3-2　沿原手术切口瘢痕切开皮肤，注意在异体真皮表面适当水平剥离，确保术后双层闭合切口（减少细菌感染概率，避免假体穿出），取出扩张器（解剖型），扩张器与纤维囊一并送细菌培养

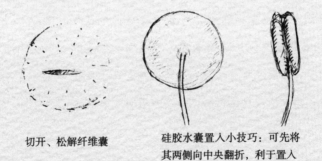

切开、松解纤维囊

硅胶水囊置入小技巧：可先将
其两侧向中央翻折，利于置入

图 3-3-3　放射状切开、松解扩张器周围纤维囊，置入硅胶水囊

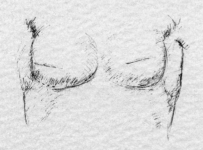

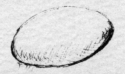

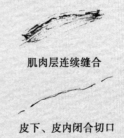

肌肉层连续缝合

500ml
假体

杆菌肽
头孢唑啉
庆大霉素

皮下、皮内闭合切口

图 3-3-4　硅胶水囊内注生理盐水 400ml 后，以钉皮机钉合皮肤，半卧位观察形态，标记下皱襞，皮下适当缝合使两侧对称

图 3-3-5　取出硅胶水囊，置入假体，假体置入前以三种抗生素清洗，肌肉层连续缝合，皮内结合皮下缝合切口

【述评】

　　皮肤扩张器置入术后，隔日注水扩张，一般至形态满意后即可停止注水扩张，更换硅胶假体。

　　假体更换手术要在各个环节避免感染。维克森林大学医学中心整形外科在进行乳房假体手术时，采用的手术铺巾都是一次性的化纤材质，防止反复使用的常规棉布铺巾出现纤维屑脱落，造成术后切口异物感染；取出的扩张器及周围纤维囊也常规行微生物检查，一方面作为无菌证据，另一方面可提前针对性使用抗生素控制潜在感染；假体植入前需使用杆菌肽等抗生素浸泡。以上各种措施，虽未必能够根本上避免术后感染，但能够实时提醒手术参与者注重无菌操作。

　　在决定假体大小之前，可通过硅胶水囊注水的方法进行预判。这种用于指导判断假体容量的硅胶水囊称为Sizer，由与假体材质类似的材料制成，术中注水后模拟假体植入后情况，帮助手术医生评判再造乳房形态、皮肤张力等，决定选择合适规格的假体。硅胶水囊可重复消毒使用。

病例 4 双侧假体乳房再造术后，脂肪充填、乳头再造

【病历简介】 患者女性，58 岁，双侧假体乳房再造术后 1 年，左侧假体向外
侧移位、上极略凹陷，拟行假体位置调整，右乳切口外侧缘存在
"猫耳"畸形（图 3-4-1）。

【诊疗过程】 全身麻醉下取仰卧位，双上肢外展。标记右乳切口外侧缘"猫
耳"畸形，标记左乳上极凹陷区域范围。沿左侧原手术切口切开
皮肤及异体真皮，将假体外侧纤维囊与胸壁行数针缝合固定，限
制假体外移，从而将假体推向内侧，使两侧再造乳房基本对称。
于脐部切开皮肤约 2mm，注射肿胀局部麻醉液，行脂肪抽吸。
收集吸取的脂肪，洗涤，3 000r/min 离心 3 分钟后，移入注射
针筒备用。患者改为半卧位，在左侧乳房上极标记区内侧切开皮
肤约 1mm，用细吸脂管交叉制作皮下隧道，注意避免损伤假体。
将收集脂肪注射到凹陷区，矫正局部凹陷畸形，超量填充以防止
术后移植脂肪吸收（图 3-4-2）。

标记乳头、乳晕位置，以滑雪者皮瓣法行乳头再造。标记乳
晕，沿切口瘢痕切开，在设计线范围内去表皮，以乳晕中央为
蒂，自两侧掀起真皮瓣向内侧翻卷，缝合形成乳头。乳晕区创面
取大腿内侧全厚皮片移植覆盖，剪开皮片中央显露再造乳头，缝
合固定皮片。长线交叉打包固定皮片，完成乳头、乳晕再造（图
3-4-3）。

【治疗结果】 术后切口一期愈合，7 天后拆除缝线，皮片一期愈合。

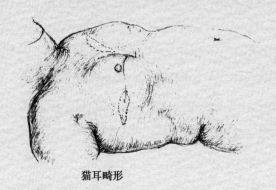

猫耳畸形

图 3-4-1　双侧假体乳房再造，左侧假体外移、上极凹陷；右侧切口周围"猫耳"畸形

左乳假体向外侧
移位，切开纤维囊，
缝合收紧外侧壁

脂肪注射

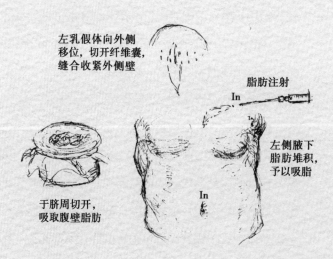

左侧腋下
脂肪堆积，
予以吸脂

于脐周切开，
吸取腹壁脂肪

图 3-4-2　左侧假体向外侧移位，调整假体位置、采用吸脂、脂肪移植等方法解决局部畸形问题
In 为脂肪注射入路切口

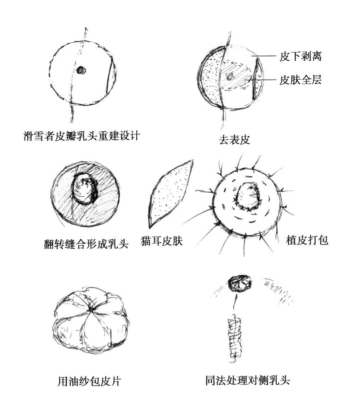

滑雪者皮瓣乳头重建设计　　　　　　去表皮

翻转缝合形成乳头　　猫耳皮肤　　　植皮打包

用油纱包皮片　　　　同法处理对侧乳头

皮下剥离
皮肤全层

图 3-4-3　以滑雪者皮瓣法行双侧乳头再造

【述评】

　　假体法乳房重建术后，一般要接受数次形态修整，以使再造乳房形态更加满意，并酌情行乳头再造。假体法乳房再造术后常发生包膜挛缩、假体移位等情况，可通过手术切除挛缩包膜、调整假体位置进行改善。多数情况下，假体上极软组织存在容量不足，可通过脂肪移植加以改善。

　　为确保再造乳头位置正确，可待再造乳房瘢痕稳定、位置相对固定后延期实施乳头再造。

第九章　巨乳缩小术

病例 5　　垂直下方蒂法巨乳缩小

【病历简介】　患者女性，56岁，乳房肥大，致颈部及背部疼痛，要求手术缩
　　　　　　　小乳房。

【诊疗过程】　行垂直下方蒂法缩小巨乳，术前直立位标记手术切口。用画线笔
　　　　　　　标记锁骨中线至乳头连线并垂直向下延长；标记乳房下皱襞。向
　　　　　　　外、向上推移乳房皮肤，至皮肤紧致、张力适中，此时在锁骨—
　　　　　　　乳头连线下延长线向上标记推移皮肤，定位外侧皮肤切口；同法
　　　　　　　标记乳房内侧皮肤切口。下皱襞体表投影位置定位新乳头位置，
　　　　　　　确定下方蒂范围，预估两侧三角形"猫耳"皮肤切除范围（图
　　　　　　　3-5-1）。以缝线定位新乳晕位置，避免术中标记线脱色消失。
　　　　　　　乳房基底扎止血带，切开皮肤，对蒂部去表皮（图3-5-2）。以
　　　　　　　巾钳向上方提起切缘上方组织，行皮瓣剥离，注意保留2cm厚
　　　　　　　皮下组织，直至胸大肌表面，电刀切开并仔细止血（图3-5-
　　　　　　　3）。向上方提起下方蒂真皮腺体组织，向胸壁方向垂直修剪、切
　　　　　　　除冗余腺体，记录切除组织重量，使两侧切除量基本一致（图
　　　　　　　3-5-4）。切除新定位乳头、乳晕区全层皮肤（图3-5-5），将
　　　　　　　下方蒂真皮腺体组织向上推移，皮内缝合，重置乳头、乳晕。半
　　　　　　　卧位检查，确保重置乳头、乳晕位置准确、对侧（图3-5-6）。
　　　　　　　拉拢缝合两侧皮瓣，覆盖真皮腺体蒂，在新乳头下方5cm处定
　　　　　　　位新的乳房下皱襞，向两侧切除三角形"猫耳"皮肤，测量称
　　　　　　　重，两侧切除量大致一致（图3-5-6）。皮内缝合切口，皮下留
　　　　　　　置引流（图3-5-7）。双侧各切除组织总量约1kg。

【治疗结果】　术后切口一期愈合，乳房形态对称，切口瘢痕不显著。

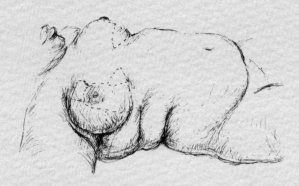

图 3-5-1　乳房肥大，拟行垂直下方蒂法缩小巨乳，术前标记手术设计

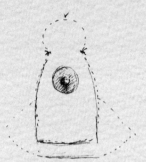

以缝线标记乳头新位置，切
除组织下极略高于下皱襞

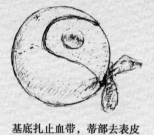

基底扎止血带，蒂部去表皮

图 3-5-2　用缝线标记新的乳头、乳晕位置（避免标记线在手术中
被擦除），乳房基底扎止血带，蒂部去表皮

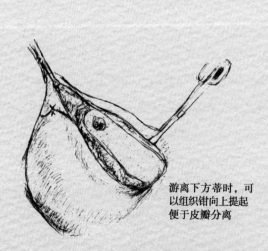

游离下方蒂时，可
以组织钳向上提起
便于皮瓣分离

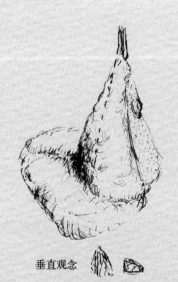

垂直观念

图 3-5-3　松开止血带，向上方提起乳房，保留 2cm
厚皮下脂肪游离皮瓣，向下切开游离至胸大肌表面

图 3-5-4　分离皮瓣后，修剪冗余组织，
使两侧切除组织量大致相当

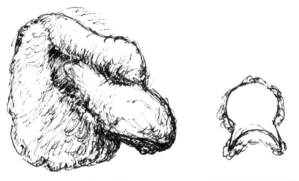

沿胸大肌表面剥离　　　　**切除新乳晕处皮肤**

图 3-5-5　冗余腺体及脂肪组织切除完毕后，沿胸大肌表面剥离，
并切除新定位的乳头、乳晕区全层皮肤

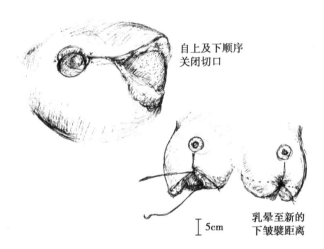

自上及下顺序
关闭切口

5cm

乳晕至新的
下皱襞距离

图 3-5-6　患者取半卧位，观察形态重建乳房下皱襞，标记切除三角
"猫耳"，自上及下顺序关闭切口，重置乳头、乳晕，间断缝合两侧皮瓣

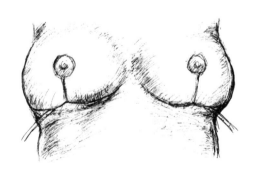

图 3-5-7　重建乳房下皱襞，留置引流，闭合皮肤切口

【述评】

巨乳缩小手术是美国十分常见的乳房美容手术。乳房肥大可造成胸部负担、皮下湿疹、颈背部疼痛等问题，影响患者生活质量。美国比较流行的乳房缩小术式主要包括上方蒂法、下方蒂法及内侧蒂法巨乳缩小术。

巨乳缩小手术要点为保护乳头、乳晕血供，避免术后出现组织坏死。乳房血供主要来自侧胸壁血管、胸廓内动脉穿支及肋间动脉穿支，在乳头、乳晕区腺体下方有垂直穿支发出；此外，真皮下血管网也是乳头、乳晕重要的血供来源。基于以上解剖基础，各种手术方式均要保留乳头、乳晕周围真皮下血管网的完整，并适当保留乳晕下方部分腺体组织，形成真皮腺体蒂。垂直下方蒂法灵活性强、血供可靠，操作相对简便，在美国是较普遍的术式。该方法的优点之一是便于处理乳房外侧延伸至腋窝的赘肉，而且切除组织量可控，乳房塑形容易；缺点则是下方蒂所保留的组织存在下垂倾向，有时术后可发生乳房再次下垂。

本例术者采用先分离皮瓣、再切除蒂部周围腺体的操作方法，其优点在于能够控制腺体修剪方向，避免切除过量。此外，还有垂直下压方式分离蒂部，即将真皮腺体组织压向胸壁，切开时保持方向垂直；这种方式操作时间短并且利于控制出血，但操作中出现偏差可能会损伤血管。

病例 *6*　垂直下方蒂法巨乳缩小，乳头、乳晕游离移植

【病历简介】　患者女性，55 岁，乳房重度肥大、下垂，行巨乳缩小，乳头、乳晕行切除游离移植。

【诊疗过程】　常规标记手术切口（图 3-6-1），乳头、乳晕下方注射肿胀局部麻醉液，沿乳晕边缘切开，切除乳头、乳晕复合体，修剪皮下组织，置于湿纱布中。乳房下皱襞上方保留舌形腺体脂肪复合组织，用以维持术后乳房下极形态（图 3-6-2），沿设计线切除两侧冗余皮肤、脂肪腺体组织，称重，使两侧切除组织量大致相当（图 3-6-3）。半卧位钉合皮肤，调整皮肤张力塑形，使两侧乳房对称，形态满意（图 3-6-4）。留置引流，闭合皮肤，于乳房最凸点重新定位乳头，行游离移植，打包加压固定（图 3-6-5）。

【治疗结果】　术后切口一期愈合，乳房形态对称，回植乳头、乳晕颜色略淡，乳头、乳晕感觉减退。患者对手术效果满意。

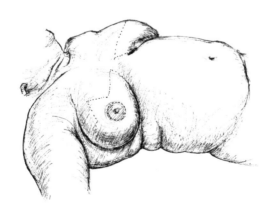

图 3-6-1　双侧乳房重度肥大，标记手术切口

切除乳头乳晕备游离移植

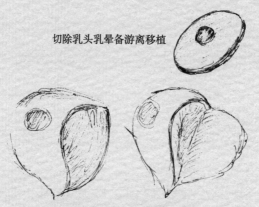

下皱襞保留一舌形腺体脂肪瓣

图 3-6-2 切除乳头、乳晕（备游离移植），沿标记线切除腺体，
下皱襞处保留一条舌状腺体脂肪瓣，用以维持术后形态

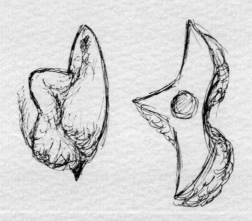

图 3-6-3 切除腺体组织及皮肤称重，确保两侧
切除量大致相当

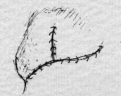

平视角度、观察下皱襞

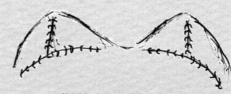

仰视角度、观察乳房凸起度

图 3-6-4 半卧位钉合皮肤，调整皮肤张力塑形，使两侧乳房对称，形态满意

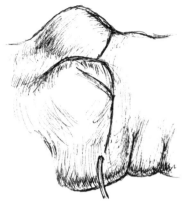

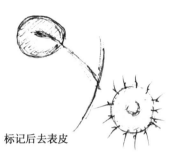

重传定位新乳头乳晕

标记后去表皮

间断缝合皮下、皮肤，留置引流

图 3-6-5　间断缝合皮下、皮肤，留置引流，坐位确定双侧乳头、乳晕位置，标记后去表皮，将乳头乳晕回植，缝合后打包加压

【述评】

　　乳头、乳晕游离移植并非巨乳缩小的常规方法，其适应证包括：患者年龄较大，无生育、哺乳预期；预期切除组织量超过1000g；乳头、乳晕感觉迟钝，巨乳导致颈部、背部疼痛明显等。乳头、乳晕游离移植能够显著缩短手术时间，让切除组织及塑形更为灵活。其缺点也比较明显：乳头、乳晕感觉明显受损，色素脱失、乳头缩小等，有学者批评其与乳房截除毫无区别。但对于单纯要求切除过量组织的患者，该术式仍然是一种快捷有效的方法。

病例 7   垂直下方蒂法巨乳缩小，腋下脂肪切除

【病历简介】 患者女性，35岁，乳房肥大，全身麻醉下行巨乳缩小。患者双侧腋下脂肪堆积，巨乳缩小同时一并切除。

【诊疗过程】 常规标记手术切口（图3-7-1），下方蒂去表皮，沿设计线切开皮肤、腺体组织（图3-7-2）。切除冗余的皮肤、腺体及腋下赘生脂肪，两侧切除组织重量大致相当（图3-7-3）；将下方蒂推向上方，拉拢两侧皮瓣闭合切口，重建乳房下皱襞（图3-7-4），半卧位检验两侧乳房体积、形态对称性。在等高、对侧位置标记新的乳头、乳晕位置，局部皮肤切开去表皮，在切口下方提出下方蒂表面的乳头、乳晕，在新位置与周缘皮肤做皮内缝合（图3-7-4）。

【治疗结果】 术后切口一期愈合，乳房形态对称。术后早期乳头、乳晕略凹陷，3个月随访见乳头、乳晕已恢复正常凸度。患者对手术效果满意。

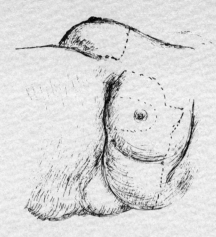

图 3-7-1　乳房肥大伴腋区脂肪堆积，设计垂直下方蒂法缩小巨乳，切口延伸至腋区

下方蒂去表皮　　　　**切开上缘标记线，至胸大肌表面**

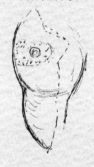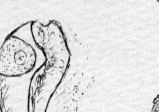

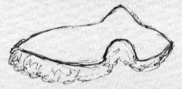

左侧切除组织1 579.0g

右侧切除组织1 518.0g

图 3-7-2　下方蒂去表皮，沿设计线切开皮肤及
　　　　　腺体组织，至胸大肌表面

图 3-7-3　切除腺体脂肪组织，
　　　　　两侧切除组织重量大致相当

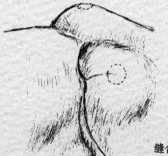

重置乳头早期
有轻微凹陷，
随组织重塑会
自然矫正

缝合皮下、不缝脂肪，
以避免脂肪坏死

图 3-7-4　缝合切口，重建乳房下皱襞，重新定位乳头

【述评】

　　本例体现了下方蒂法巨乳缩小术的一个优点：便于处理腋下赘肉。部分肥胖女性可见乳房肥大伴腋区乳房堆积，腋下增生组织为单纯脂肪（并非副乳腺），与乳房形态分界不清，而且往往与背部赘肉相连。采用下方蒂法巨乳缩小术时可将这部分赘肉一并切除。下方蒂组织可使术后乳房下极形态丰满，与腋区组织形成自然过渡，采用上方蒂法巨乳缩小术则较难实现这一效果。

　　本例术者采取了与病例5不同的手术策略，先期完成乳房体积缩减及形态重建，然后再重新定位乳头、乳晕。一般而言，下方蒂法巨乳缩小术因水平皮瓣与乳头、乳晕真皮蒂之间存在高度差，患者重置的乳头因张力缘故术后初期呈凹陷外观，随组织重塑多数可恢复至正常形态。

第十章　背阔肌皮瓣法乳房再造术

病例 8　双侧背阔肌肌皮瓣法乳房再造，扩张器置入

【病历简介】　患者女性，53岁，2年前行双侧乳腺癌根治术，术后一期行双侧扩张器法乳房再造，因扩张器感染再造手术失败，手术取出皮肤扩张器，给予抗感染对症治疗，创面愈合。术后半年，拟采取双侧背阔肌肌皮瓣法再造乳房。

【诊疗过程】　全身麻醉后取俯卧位，标记背阔肌肌皮瓣手术切口（图3-8-1）。切开背阔肌皮肤，斜向剥离皮下组织，自外向下游离背阔肌肌皮瓣（图3-8-2）。完成皮瓣剥离后，暂时将背阔肌肌皮瓣埋置于腋窝皮下，创面喷洒胶原止血粉，留置2根负压引流，缝合闭合背阔肌供区创面（图3-8-3）。无菌敷料包扎背阔肌供区手术切口，患者改为仰卧位，重新消毒铺巾。沿原手术瘢痕标记切口，标记乳房下皱襞及皮下剥离范围（图3-8-4）。沿原手术切口瘢痕切开，在胸大肌深面剥离，见残余包膜囊，予以切除；自腋窝隧道转移背阔肌肌皮瓣至乳房受区（图3-8-5）。背阔肌肌瓣外下缘与胸大肌断端缝合，背阔肌皮岛下缘与胸壁切口上缘对拢缝合，形成完整的皮下腔穴，置入皮肤扩张器（图3-8-6）。皮下引流，将背阔肌肌瓣上缘与胸壁骨膜缝合，封闭扩张腔穴并重建乳房下皱襞，连续皮内缝合切口（图3-8-7）。

【治疗结果】　术后切口一期愈合，背阔肌供区引流于术后14天拔除，开始行扩张器注水扩张，2个月后行假体置换。

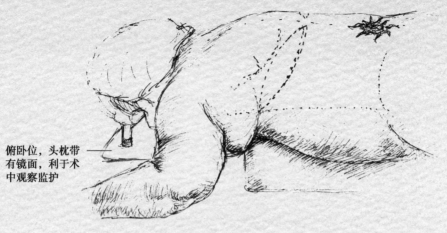

俯卧位，头枕带有镜面，利于术中观察监护

图 3-8-1　俯卧位标记背阔肌肌皮瓣手术切口（背部图案为文身）

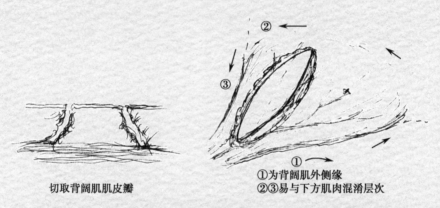

切取背阔肌肌皮瓣

①为背阔肌外侧缘
②③易与下方肌肉混淆层次

图 3-8-2　切开背阔肌皮肤，斜向剥离皮下组织，自外向下游离背阔肌肌皮瓣

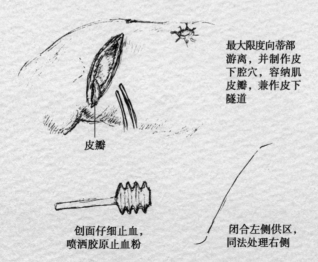

最大限度向蒂部游离，并制作皮下腔穴，容纳肌皮瓣，兼作皮下隧道

皮瓣

创面仔细止血，喷洒胶原止血粉

闭合左侧供区，同法处理右侧

图 3-8-3　背阔肌肌皮瓣埋置于腋窝皮下，创面喷洒胶原止血粉，留置 2 根负压引流，闭合背阔肌供区创面

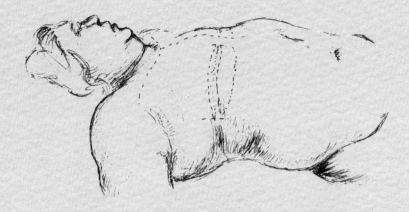

图 3-8-4 改仰卧位重新消毒，标记手术切口及剥离范围

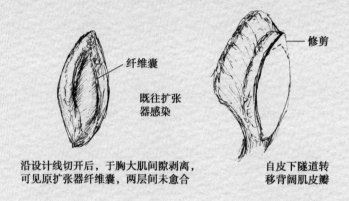

纤维囊

既往扩张器感染

沿设计线切开后，于胸大肌间隙剥离，可见原扩张器纤维囊，两层间未愈合

修剪

自皮下隧道转移背阔肌肌皮瓣

图 3-8-5 沿与原手术切口瘢痕切开，自皮下隧道转移背阔肌肌皮瓣

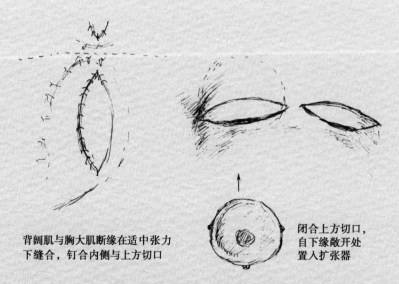

背阔肌与胸大肌断缘在适中张力下缝合，钉合内侧与上方切口

闭合上方切口，自下缘敞开处置入扩张器

图 3-8-6 背阔肌肌瓣外下缘与胸大肌断端缝合，背阔肌皮岛下缘与胸壁切口上缘对拢缝合，形成完整的皮下腔穴，置入皮肤扩张器

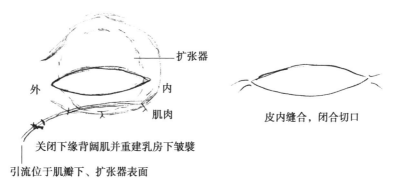

外　　内　　扩张器

肌肉

关闭下缘背阔肌并重建乳房下皱襞

引流位于肌瓣下、扩张器表面

皮内缝合，闭合切口

图 3-8-7　皮下引流，层次在肌瓣下、扩张器表面，将背阔肌肌瓣上缘与胸壁
骨膜缝合，封闭扩张腔穴并重建乳房下皱襞，连续皮内缝合切口

【述评】

　　背阔肌皮瓣法修复乳腺癌术后缺损可追溯至 1906 年，至 1977 年 Schneider 率先将该皮瓣应用于乳房再造。因组织容量相对不足，在美国，背阔肌皮瓣法乳房再造通常要结合使用假体，而且在背部遗留供区凹陷畸形。因此，在相当长的一段时间内，背阔肌皮瓣法乳房再造的应用不及横行腹直肌肌皮瓣法（transverse rectus abdominis myocutaneous flap, TRAM）广泛。近年来，随着皮肤扩张器以及假体技术的进步，背阔肌皮瓣法再造乳房已经能够取得与 TRAM 皮瓣法同等的再造效果，并因此再次成为乳房再造领域的重要方法。对于部分乳房体积较小的患者，背阔肌皮瓣提供的组织量能够实现自体组织充填，无须使用扩张器或假体即可实现满意的再造效果。

病例 9 　左侧背阔肌肌皮瓣法乳房再造，扩张器置入

【病历简介】 患者女性，46 岁，2 年前行双侧乳腺癌根治术，左侧行术后放
　　　　　　 疗。拟采取左侧背阔肌肌皮瓣法再造乳房，一期行皮瓣转移、
　　　　　　 皮肤扩张器置入，二期行假体置换。

【诊疗过程】 全身麻醉后取右侧卧位，标记背阔肌肌皮瓣手术切口。切开背阔
　　　　　　 肌皮肤，斜向剥离皮下组织，自外向下游离背阔肌肌皮瓣，将
　　　　　　 肌皮瓣自皮下隧道转移至受区，背阔肌肌皮瓣供区留置引流管 2
　　　　　　 根，分层缝合（图 3-9-1、图 3-9-2）。无菌敷料包扎背阔肌
　　　　　　 供区手术切口，患者改为仰卧位，重新消毒铺巾。标记乳房下皱
　　　　　　 襞及皮下剥离范围。沿原手术切口瘢痕切开，在胸大肌深面剥
　　　　　　 离，自腋窝隧道转移背阔肌肌皮瓣至乳房受区。背阔肌肌瓣外下
　　　　　　 缘与胸大肌断端缝合，背阔肌皮岛下缘与胸壁切口上缘对拢缝
　　　　　　 合，形成完整的皮下腔穴，置入皮肤扩张器（图 3-9-3）。皮下
　　　　　　 引流，背阔肌肌瓣上缘与胸壁骨膜缝合，封闭扩张腔穴并重建乳
　　　　　　 房下皱襞，连续皮内缝合切口。

【治疗结果】 术后切口一期愈合，背阔肌供区引流于术后 14 天拔除，开始
　　　　　　 行扩张器注水扩张，2 个月后行假体置换，同时行对侧乳房修
　　　　　　 整术。

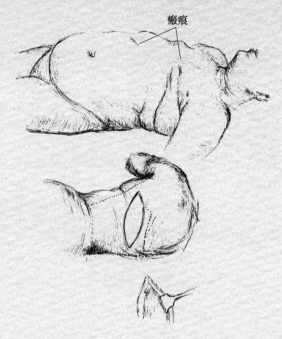

瘢痕

图 3-9-1 双侧乳腺癌根治术后，左侧曾接受放疗，取右侧卧位，设计背阔肌肌皮瓣，切开皮肤，至肌肉表面，切口上缘向上方剥离

①背阔肌与大圆肌交界处
②③背阔肌起点
④背阔肌外侧缘
⑤背阔肌内侧缘

按顺序游离背阔肌

背阔肌肌皮瓣游离完成，经皮下隧道转移区左乳受区

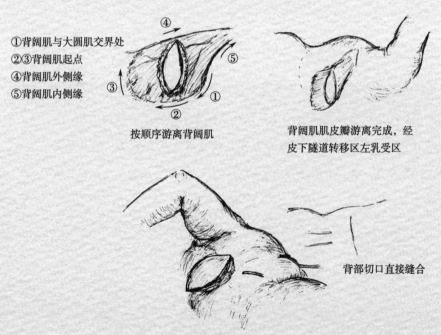

背部切口直接缝合

背阔肌肌皮瓣转移至左乳受区，皮下做广泛剥离，为扩张器预留空间

图 3-9-2 切取背阔肌肌皮瓣，腋窝区剥离形成皮下隧道，皮瓣转移至受区，背阔肌供区留置 2 根皮下引流，分层缝合

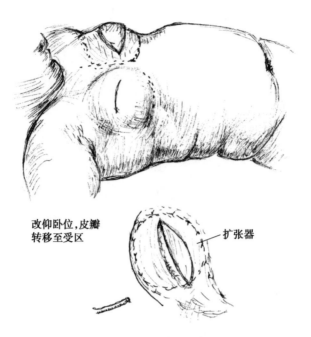

改仰卧位，皮瓣
转移至受区

扩张器

图 3-9-3　患者改为仰卧位，皮瓣转移至受区，调整皮下腔穴，置入皮肤扩张器，缝
　　　　　合肌肉与皮肤，背阔肌与胸壁缝合；右侧置入皮肤扩张器

【述评】

　　术后放疗史是背阔肌皮瓣法乳房再造的适应证。乳腺癌术后部分患者会
根据病情需要接受肿瘤辅助放疗。接受放疗的患者，局部皮肤受到损伤，单
凭假体进行乳房再造往往出现严重并发症，如皮肤坏死、感染，假体外露
等。对于此类患者，背阔肌肌皮瓣法乳房再造是改善局部血供、增加组织强
度的有效方式。

第十一章　腹壁下动脉穿支皮瓣法乳房再造术

病例 10   双侧腹壁下动脉穿支皮瓣法乳房再造

【病历简介】 患者女性，44岁，曾接受左侧背阔肌肌皮瓣、右侧假体乳房再造，术后左侧假体真菌感染，行假体取出。拟行腹壁下动脉穿支皮瓣（deep inferior epigastric perforator flap，DIEP）双侧乳房再造。

【诊疗过程】 术前直立位行切口设计，标记双侧乳房下皱襞位置及皮下剥离范围，沿腹壁—阴阜皱襞标记皮瓣下缘，脐上5cm处标记皮瓣上缘，标记肋弓下缘位置，确定上腹部皮肤剥离松解范围（图3-10-1）。

　　全身麻醉后取平卧位，左侧乳房清创、右侧切除瘢痕皮肤，形成对称性创面，剥离皮下腔穴（图3-10-2）。乳房下皱襞上一肋切开，剥离肋骨骨膜，用肋骨钳切除约2cm肋骨（图3-10-3），在壁胸膜表面仔细解剖胸廓内血管（图3-10-4），注意勿损伤胸膜致气胸。在下腹壁沿标记线切开腹壁皮肤，在腹外斜肌腱膜浅面自外及内剥离，至腹直肌前鞘，仔细解剖并选择合适粗细的穿支血管（图3-10-5）。右下腹皮瓣有两根口径相当的穿支供血。切开腹直肌前鞘，解剖穿支（图3-10-6），将少量腹直肌携带入皮瓣，离断腹壁下动脉，完成右侧皮瓣解剖，记录热缺血时间（图3-10-7）；左侧见一粗壮穿支进入皮瓣，沿穿支追踪至腹壁下动脉主干。用亚甲蓝点染血管蒂，避免在移植过程中出现扭转（图3-10-8）。离断左侧胸廓内动脉，显微镜下解剖血管外膜，将右下腹皮瓣与左侧受区做数针固定，镜下缝合动脉，静脉用吻合器吻接。血管吻合完成后，置入多普勒血管超声探头，监测血管吻合口处血流（图3-10-9）。同法处理对侧，折叠缝合腹直肌前鞘。上腹部适当剥离，于屈曲位闭合腹部切口（图3-10-10）。检查见两侧皮瓣血供良好，将皮瓣埋入皮下腔穴，暂时固定。于坐位调整至两侧形态对称、满意，对埋置皮瓣去表皮。皮岛边缘与受区切缘行皮内缝合（图3-10-11），间断闭合切口（图3-10-12）。

【治疗结果】 术后4天拔除微型超声多普勒探头，皮瓣顺利成活。腹壁引流管于术后5天拔除，切口一期愈合。术后半年行皮瓣供区修整、自体脂肪移植。

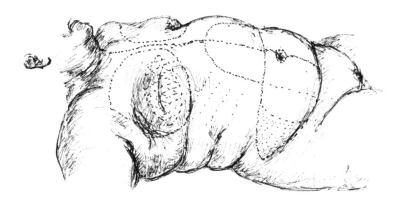

图3-10-1 双侧腹壁下动脉穿支皮瓣乳房再造切口设计

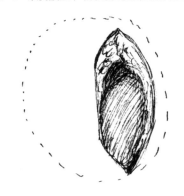

图3-10-2 左侧清创、右侧假体取出，制作对称的腔穴；切除纤维囊，大范围剥离

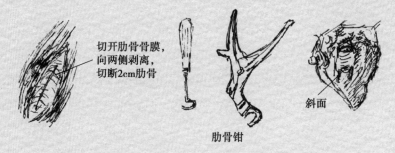

切开肋骨骨膜，向两侧剥离，切断2cm肋骨

肋骨钳

斜面

图 3-10-3　切开肋骨骨膜、剥离，用肋骨钳切除约 2cm 肋骨

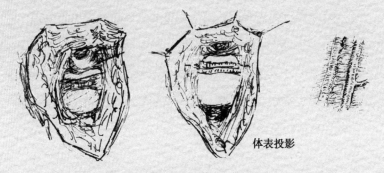

体表投影

图 3-10-4　在壁胸膜表面仔细解剖胸廓内血管，动、静脉血管下方与胸膜层见薄层组织疏松，在此层操作可避免损伤壁胸膜

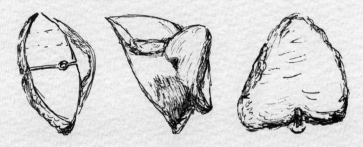

图 3-10-5　沿标记线切开腹壁皮肤，在腹外斜肌腱膜浅面自外及内剥离，至腹直肌前鞘，仔细解剖并选择合适粗细的穿支血管

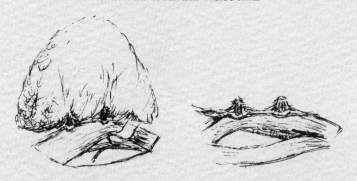

图 3-10-6　右下腹皮瓣有两根口径相当的穿支供血，切开腹直肌前鞘，解剖穿支

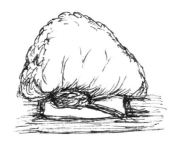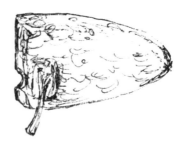

图 3-10-7　在穿支血管周围切断腹直肌纤维，将少量腹直肌携带入皮瓣，离断腹壁下动脉，
完成右侧皮瓣解剖

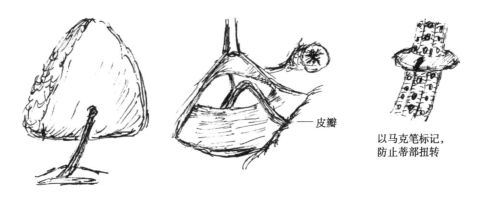

皮瓣

以马克笔标记，
防止蒂部扭转

图 3-10-8　左侧见单一粗壮穿支进入皮瓣，沿穿支追踪至腹壁下动脉主干，用亚甲蓝点染血管蒂，
避免在移植过程中出现扭转

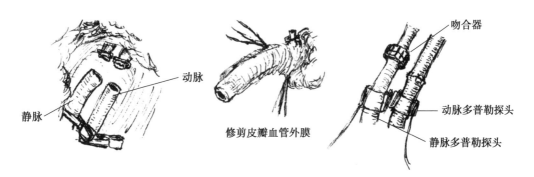

吻合器

动脉

静脉

修剪皮瓣血管外膜

动脉多普勒探头

静脉多普勒探头

图 3-10-9　皮瓣腹壁下动、静脉与对侧胸廓内动、静脉吻合（缝合动脉、静脉用吻合器吻合），
置入多普勒血管超声探头，监测吻合口血流

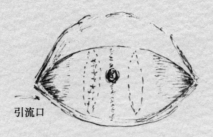

引流口

折叠双侧腹直肌前鞘，行腹壁整形

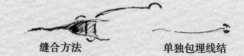

缝合方法　　　　　单独包埋线结

图 3-10-10　折叠缝合腹直肌前鞘，躯干屈曲位闭合腹部切口

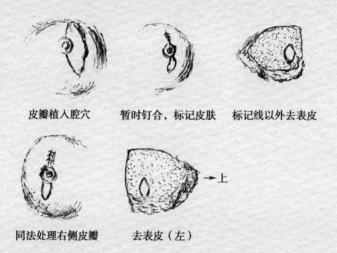

皮瓣植入腔穴　　暂时钉合，标记皮肤　　标记线以外去表皮

同法处理右侧皮瓣　　去表皮（左）　　→上

图 3-10-11　皮瓣埋入皮下腔穴，暂时固定，于坐位调整至两侧形态对称、满意，
皮瓣去表皮，皮内缝合

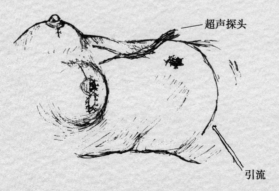

超声探头

引流

图 3-10-12　间断闭合切口（即刻卧位右侧观）

【述评】

　　腹壁下动脉穿支皮瓣（DIEP）不一定是乳房再造的最佳术式，但是一种体现乳房再造水平的手术。该术式的优点在于一举两得：再造乳房的同时，缩小了臃肿的腹部，实现了腹壁整形。与腹直肌皮瓣法比较，DIEP 法对腹部供区影响更小，腹部并发症相对少；不足是 DIEP 法手术操作时间长、技术要求高，手术费用相对高，以胸廓内动脉作为受区血管还会对胸廓完整性造成破坏。然而，DIEP 法再造乳房的质地、外形等都是各种带蒂皮瓣移植无法一期实现的。

　　体形较丰满而乳房相对不大的患者，单侧下腹部皮肤即有充足的组织量重建一侧乳房；而体形较瘦、皮下脂肪较少的患者，可以利用双侧下腹部皮肤塑形缝合为三角锥形再造单侧乳房。如对乳房体积有较高要求，DIEP 法乳房再造术后还可以二期接受皮肤扩张和假体植入。

　　本例患者因一侧皮瓣携带了少量肌肉组织，因此不能严格意义称为 DIEP（或称为游离 TRAM 皮瓣）。在不能明确单一穿支能否有效提供皮瓣血供的情况下，携带少量腹直肌纤维形成游离 TRAM 瓣是较为安全的选择。

病例 11　双侧腹壁下动脉穿支皮瓣法乳房再造术后修整

【病历简介】　患者女性，42 岁，双侧 DIEP 乳房再造术后 1 年，再造乳房上极组织容量不足，右侧再造乳房位置下移。行手术修整及脂肪充填。

【诊疗过程】　术前立位标记脂肪充填区范围（图 3-11-1）。切开右侧皮瓣原手术切口上缘，适度皮下剥离（图 3-11-2）。在胸大肌表面剥离、松解皮瓣，见近皮瓣血管蒂局部组织间皮化，有少量渗液，可见残存的多普勒探头导线（探头包膜片已降解，图 3-11-3）。将皮瓣整体向外上方移动，重新定位，悬吊缝合，使两侧形态对称（图 3-11-4）。半卧位标记去表皮范围，止血后缝合固定（图 3-11-5）。

【治疗结果】　术后切口一期愈合；双侧乳房形态对称，术后半年行皮瓣供区修整、自体脂肪移植。

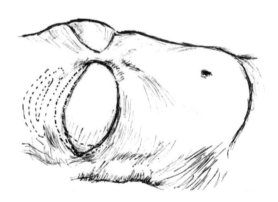

图 3-11-1　双侧腹壁下动脉穿支皮瓣法乳房再造术后，左侧乳房上极组织量不足，皮瓣内、外侧缘及供区存在"猫耳"畸形，术前立位标记脂肪填充区范围

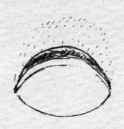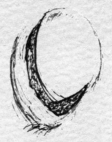

外侧缘皮下适当剥离

图 3-11-2　切开右侧皮瓣原手术切口上缘，适度皮下剥离

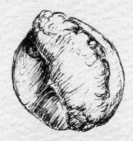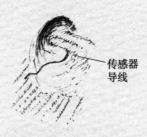

传感器
导线

胸大肌表面松解皮瓣　　**内皮覆盖皮瓣蒂部组织，**
形成小囊肿样空腔

图 3-11-3　在胸大肌表面剥离，松解皮瓣，见皮瓣蒂部组织间皮化、有少量渗液，
可见残存的多普勒探头导线（探头包膜片已降解）

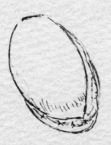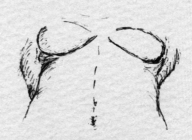

半坐位悬吊右侧腹壁下
动脉穿支皮瓣外上缘

图 3-11-4　将皮瓣整体向外上移，固定于适当位置，使两侧形态对称

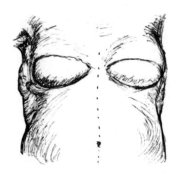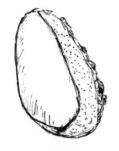

于半卧位标记去表皮范围　　　　　　　去表皮

图 3-11-5　去表皮调整皮瓣形态，缝合固定

【述评】

　　DIEP 法乳房再造同样常需二次手术修整。常见的问题为皮瓣供区及再造乳房外侧缘的"猫耳"畸形，以及再造乳房上极的组织容量不足。一般来说，一期手术中，因皮瓣Ⅳ区血供不可靠，手术中通常切除该区大部分脂肪组织，以防止出现术后组织缺血坏死。上极组织容量不足可在二期手术通过自体脂肪移植填充。

　　本例患者采用皮瓣重新定位悬吊的方式解决两侧不对称的问题，将皮瓣整体上移，一定程度上对乳房上极进行了组织容量补充。

病例 12   左侧腹壁下动脉穿支皮瓣法乳房再造

【病历简介】 患者女性，37 岁，左侧乳腺癌根治术后假体法乳房再造，术后出现假体包膜挛缩、再造乳头外移、假体上移，历经 1 次修复手术，置换假体并行右侧乳房缩小，术后再次发生包膜挛缩，本次拟行 DIEP 法乳房再造。

【诊疗过程】 术前常规标记（图 3-12-1）。全身麻醉后取平卧位，左侧乳房清创、切除瘢痕皮肤，取出假体（图 3-12-2）。切除异体真皮和挛缩包膜，假体及纤维囊送细菌学检查，以 PDS 缝线间断行真皮－骨膜缝合，参照对侧重建乳房下皱襞。靠近胸骨侧切除一段第 4 肋软骨，用咬骨钳扩大肋骨切口（图 3-12-3）。显露胸廓内动脉血管并适当向上方切除少量软组织，为血管吻合提供空间（图 3-12-4）。自外及内游离 DIEP 组织瓣，见血管类型为多穿支型，携带小块腹直肌束形成游离 TRAM 瓣（图 3-12-5）。镜下分离血管外膜，吻合腹壁下动脉与胸廓内动脉，伴行静脉以吻合器吻合；血管吻合口置入超声探头，检查见血流通畅。半卧位闭合腹部皮瓣供区，皮瓣埋入腔穴，半卧位调整位置与皮肤张力，暂时钉合。关闭腹直肌前鞘、用尼龙网加强腹壁，重置脐；闭合腹部供区（图 3-12-6）。标记皮缘，切除埋置部分皮瓣表皮，留皮下引流，缝合固定。

【治疗结果】 术后 4 天拔除超声多普勒探头，皮瓣顺利成活；腹壁引流管于术后 7 天拔除，切口一期愈合；术后半年行皮瓣供区修整、自体脂肪移植。

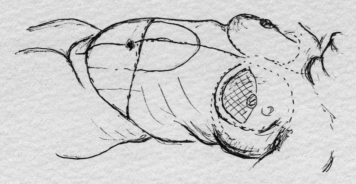

图 3-12-1　腹壁下动脉穿支皮瓣法左侧乳房再造，切口设计

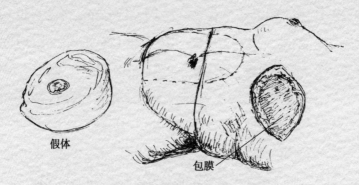

假体　　　　包膜

图 3-12-2　沿标记线切除瘢痕皮肤，取出假体

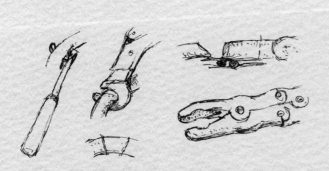

图 3-12-3　乳房下皱襞的上一肋（通常为第 4 肋）胸骨侧切除肋骨，用咬骨钳扩大肋骨切口，显露胸廓内动、静脉

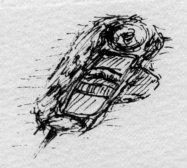

图 3-12-4　适当向上方切除少量软组织，为血管吻合提供空间

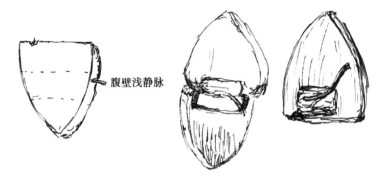

图 3-12-5　切取腹壁下动脉穿支皮瓣，检查血管穿支，形成游离横行腹直肌肌皮瓣

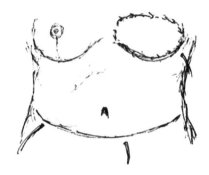

图 3-12-6　关闭腹直肌前鞘，用尼龙网加强腹壁，重置脐；
闭合腹部供区，皮瓣塑形、去表皮后缝合受区

【述评】

　　假体乳房再造的并发症包括包膜挛缩、假体变形、假体破裂等。
该患者先后两次发生严重的假体包膜挛缩，多次手术后局部皮肤已经
发生瘢痕化改变，继续植入假体有较高的风险。此种情况下，游离自
体组织乳房再造可以成为备选方案。

第十二章 乳头再造术

病例 13　双侧星形皮瓣法乳头再造

【病历简介】患者女性，52 岁右侧乳腺癌切除＋扩张器置入，假体置换法乳
　　　　　　房再造，术后半年再造乳房形态满意，实施乳头再造。

【诊疗过程】参照对侧，于右侧再造乳房最凸起处标记再造乳头位置，双侧基
　　　　　　本对称，设计星形皮瓣，蒂在上方（图 3-13-1）。沿标记线切
　　　　　　开皮肤，在皮下层剥离，形成三叶草形状皮瓣，皮瓣供区直接缝
　　　　　　合；将两侧皮瓣向中央翻转并交叉缝合，中央叶皮瓣覆盖两瓣顶
　　　　　　部创面，反复调整，使皮肤张力适中、血供良好，缝合固定后无
　　　　　　菌敷料包扎。

【治疗结果】术后 7 天拆线，1 个月后行乳晕染色；再造乳头较术后即刻略有
　　　　　　萎缩，但形态仍满意。

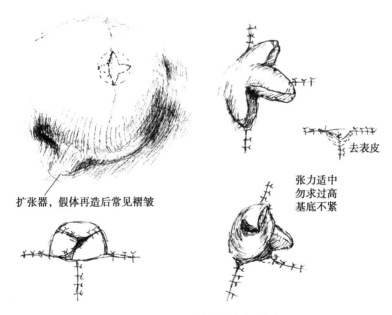

扩张器，假体再造后常见褶皱

去表皮

张力适中
勿求过高
基底不紧

图 3-13-1　星形皮瓣法乳头再造术

病例 14　左侧滑雪者皮瓣法乳头再造

【病历简介】 患者女性，56岁，右侧乳腺癌切除 + 扩张器置入，假体置换法
乳房再造，术后半年再造乳房形态满意，实施乳头再造。

【诊疗过程】 参照对侧，于直立位定位乳头位置（平卧后健侧乳头位置高于患
侧），设计滑雪者皮瓣（图3-14-1）。沿设计线切开皮肤，图
3-14-2中阴影部分去表皮，切开皮瓣下缘，向中央做皮下剥
离，形成皮下组织蒂皮瓣。两侧皮瓣向中央瓦合成为乳头（图
3-14-3）。在右大腿内侧取全厚皮片，皮片供区拉拢缝合。植
皮覆盖乳晕区创面（图3-14-4），皮片中央剪开显露再造乳
头。用油纱卷包绕再造乳头，覆盖植皮区（图3-14-5）；长线
打结，加压固定皮片（图3-14-6）。

【治疗结果】 术后7天拆线，1个月后行乳晕染色；再造乳头较术后即刻有一
定程度的萎缩，但形态仍令人满意。

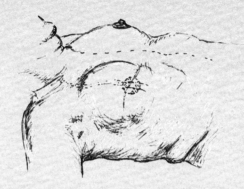

图 3-14-1 滑雪者皮瓣法乳头再造术

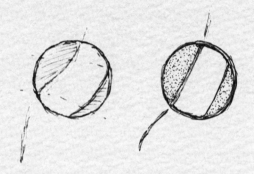

图 3-14-2 沿设计线切开皮肤，阴影部分去表皮

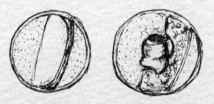

图 3-14-3 切开皮瓣下缘，向中央做皮下剥离，形成皮下组织蒂皮瓣，
两侧皮瓣向中央瓦合成为乳头

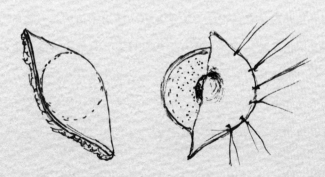

图 3-14-4 在右大腿内侧取全厚皮片，皮片供区拉拢缝合，植皮覆盖乳晕区创面

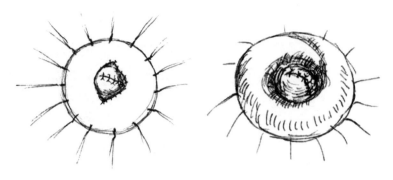

图 3-14-5　皮片中央剪开显露再造乳头，用油纱卷包绕再造乳头，覆盖植皮区

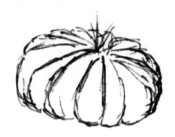

图 3-14-6　长线打结，加压固定皮片

【述评】

（病例13、病例14）并非所有的乳房再造患者均要求再造乳头。乳头再造可与乳房再造同期完成，也可在乳房再造完成一段时间之后，再造乳房形态稳定后实施。

再造乳头多以局部皮瓣法实施，星形皮瓣法、滑雪者皮瓣法较为常用。星形皮瓣法手术简单，恢复期短，但要求局部皮肤有一定弹性、皮瓣供区能够拉拢缝合。滑雪者皮瓣对局部组织张力要求更低，适用范围更广。滑雪者皮瓣供区采用腹股沟皮肤植皮进行修复，皮片的颜色较深，与乳晕接近；但在局部张力作用下，这种方法再造的乳晕可能会在远期出现一定程度的变形。

乳晕颜色还可以通过皮肤磨削染色的方法加深。再造乳头术后常发生不同程度的萎缩，各种手术方式都难以彻底避免。

第十三章　乳房再造术后二期手术

病例 15　　乳房再造术后包膜挛缩，假体置换

【病历简介】 患者女性，64 岁，左侧假体法、右侧背阔肌皮瓣 + 假体法乳房
　　　　　　 再造术后 8 年，双侧出现包膜挛缩，行假体置换。
【诊疗过程】 全身麻醉后取平卧位，右侧可见背阔肌供区的凹陷畸形（图
　　　　　　 3-15-1）。沿原手术切口切开皮肤，分离并取出假体。患者以
　　　　　　 滑雪者皮瓣法乳头再造，术后远期形态良好（图 3-15-2）。双
　　　　　　 侧假体取出后送细菌培养（经检查左侧假体已破裂），切除纤维
　　　　　　 囊，两侧更换新的光面假体（图 3-15-3）。皮肤直接缝合。
【治疗结果】 术后 7 天后切口顺利愈合，按期拆线。

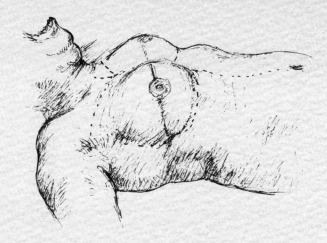

图 3-15-1　左侧假体法、右侧背阔肌皮瓣＋假体法乳房再造术后包膜挛缩，右侧可见
背阔肌供区的凹陷畸形

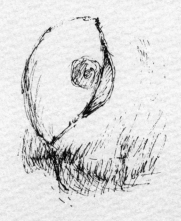

滑雪者皮瓣法远期，
乳头萎缩为小隆起，
形态良好

图 3-15-2　沿原手术切口切开皮肤，分离并取出假体（滑雪者皮瓣法乳头再造术后远期形态良好）

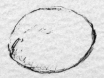
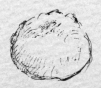

取出右侧假体（毛面）　　　左侧假体已破裂，硅胶外渗

图 3-15-3　取出旧假体，两侧更换新的光面假体

病例 16 双侧包膜挛缩、假体取出术

【病历简介】 患者女性，66岁，假体隆胸术后20年，双侧假体出现包膜挛缩，患者要求取出假体。

【诊疗过程】 全身麻醉后取平卧位，设计乳房下皱襞切口取出假体（图3-16-1）。切开皮肤，在包膜表面剥离，将包膜与假体完整取出。剖开包膜，见右侧生理盐水假体已破裂，以棉签蘸囊液送细菌检查（图3-16-2）。皮肤直接缝合。

【治疗结果】 术后7天后切口顺利愈合，按期拆线。

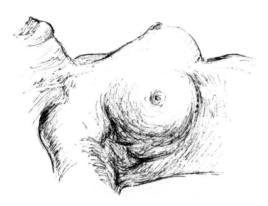

图3-16-1　假体隆胸术后20年，包膜挛缩，设计乳房下皱襞切口取出假体

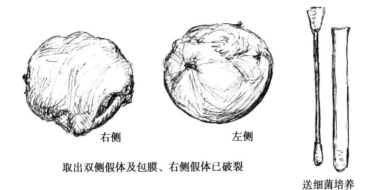

右侧　　　　　　　　左侧

取出双侧假体及包膜、右侧假体已破裂

送细菌培养

图 3-16-2　取出包膜及假体，送细菌培养

【述评】

　　（病例 15、病例 16）假体乳房再造术后包膜挛缩较为常见（20% ～ 40%）。纤维包膜形成是组织对假体的一种生物性反应，包膜挛缩难以预测和根本避免，一般毛面硅胶假体包膜挛缩率较低、盐水假体包膜挛缩率最高。但有研究报道，毛面假体与罕见的间变性大细胞淋巴瘤（anaplastic large cell lymphoma，ALCL）的发生具有潜在关联，这一研究导致毛面假体的应用受到较大的影响。

　　包膜挛缩的处理方式为取出假体、切除纤维囊，更换新的假体，或者放弃使用假体。

病例 17　横向腹直肌肌皮瓣法乳房再造术后，坏死组织切除，对侧乳房缩小成形

【病历简介】患者女性，57岁，乳腺癌根治术 1 个月后行横向腹直肌肌皮瓣法乳房再造（图 3-17-1），术后 10 个月发现再造乳房上极皮下组织硬结，经 MR 检查诊断为脂肪坏死、纤维化。行坏死组织切除、左侧乳房缩小成形。

【诊疗过程】全身麻醉后取平卧位，标记右侧横向腹直肌肌皮瓣上缘，设计左侧乳房缩小成形切口（图 3-17-2）。切开右侧腹直肌皮瓣上缘瘢痕，向乳房上极行皮下剥离，在皮下组织内切除坏死变性的脂肪组织。将皮瓣向上适当悬吊、充填坏死组织切除后空腔，重建上极（图 3-17-3）。左侧乳房沿设计线切开，参照右侧行乳房缩小成形、乳头上移。半卧位检查两侧乳房形态基本对称，缝合切口，皮瓣下留负压引流（图 3-17-4）。

【治疗结果】术后 7 天后切口顺利愈合，按期拆线。两侧乳房形态基本对称，形态满意。

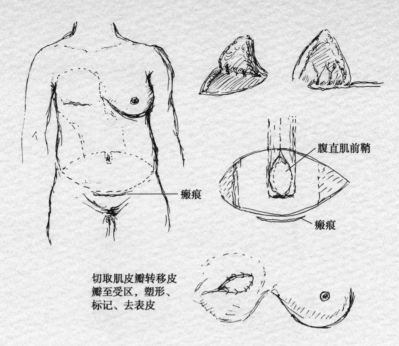

瘢痕

腹直肌前鞘

瘢痕

切取肌皮瓣转移皮
瓣至受区，塑形、
标记、去表皮

图 3-17-1　横行腹直肌肌皮瓣法乳房再造手术记录

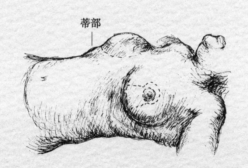

蒂部

图 3-17-2　术后 10 个月因脂肪坏死再次手术，标记两侧切口

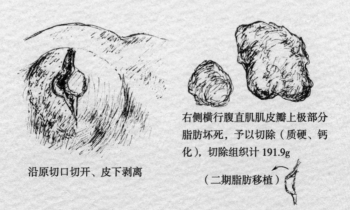

沿原切口切开、皮下剥离

右侧横行腹直肌肌皮瓣上极部分
脂肪坏死，予以切除（质硬、钙
化），切除组织计 191.9g

（二期脂肪移植）

图 3-17-3　切除坏死变性的脂肪组织，将皮瓣向上适当悬吊，充填
坏死组织切除后空腔，重建上极（待二期脂肪移植）

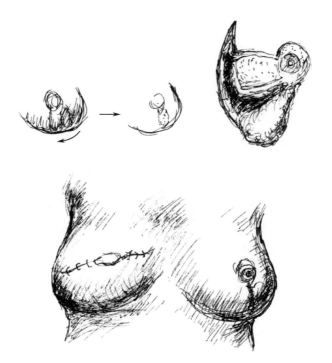

图 3-17-4　左侧行乳头上移、乳房缩小成形，使两侧组织形态基本一致、对称

【述评】

　　本例为笔者在维克森林大学医学中心绘图记录的第一例患者。

　　患者采用单侧血供 TRAM 皮瓣进行乳房再造，对皮瓣缺血部分进行了适当的预防性切除，但皮瓣去表皮部分组织术后仍然发生了局部脂肪组织坏死。这种情况并非常见，患者早期再造乳房形态满意，而且无发热、渗液等情况，发生在皮下的组织坏死并未引起注意，直到局部组织纤维化、出现硬块才被发现。

　　本例患者充分警示预防性切除缺血组织之必要性。患者要求再造乳房与对侧一致，为满足其对再造乳房体积的要求，缺血组织切除范围可能不足。

病例 18　背阔肌皮瓣法乳房再造术后修整

【病历简介】患者女性，44岁，双侧乳腺癌根治术后，左侧假体乳房再造，右侧背阔肌皮瓣 + 假体法乳房再造，右侧蒂部略臃肿，再造乳房上极组织容量不足，行蒂部脂肪抽吸、上极脂肪注射移植矫正畸形（图 3-18-1）。

【诊疗过程】术前于站立位标记右侧乳房上极凹陷区及腋下脂肪堆积范围。全身麻醉后取平卧位，背阔肌皮瓣皮岛外缘及脐孔处 2mm 切开皮肤，注入肿胀局部麻醉液，行腋下及下腹部脂肪抽吸。吸取脂肪后，经洗涤过滤，3 000r/min 离心 3 分钟后备用。局部冗余皮肤在吸脂后行梭形切除。半卧位在胸骨外侧缘 1mm 切开皮肤，以细吸脂针做多层次交叉隧道，注意避开假体。将洗涤离心后的脂肪注射至双侧乳房上极。

【治疗结果】术后早期行弹力加压，术后右腋下平整，乳房上极形态改善，患者对治疗效果满意。

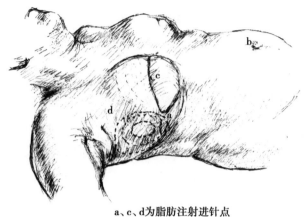

a、c、d为脂肪注射进针点
b为吸脂进针点

图3-18-1　右侧背阔皮瓣法乳房再造术后改变：供区凹陷畸形，蒂部臃肿，上极容量不足

【述评】

背阔肌肌皮瓣法乳房再造术后，因肌肉组织转位可出现以下变化：背阔肌供区凹陷畸形，近腋窝处蒂部组织臃肿，转位的肌肉可在神经支配下出现收缩等。多数女性的背阔肌厚度大致相同，因此，皮下脂肪越厚，上述畸形越轻微；相反，皮下脂肪越薄，畸形改变越明显。脂肪抽吸能够改善蒂部臃肿外观，吸取的脂肪可以注射到再造乳房的上极，帮助解决局部容量不足的问题，一举两得。

病例 19　双侧肌皮瓣法乳房再造术后假体更换

【病历简介】患者女性，62 岁，右侧背阔肌皮瓣＋假体法乳房再造，左侧腹直肌皮瓣＋假体法乳房再造术后 10 年，双侧均出现包膜挛缩，且乳房位置轻度不对称（图 3-19-1），患者要求矫正畸形并更换假体。

【诊疗过程】全身麻醉后取平卧位，上肢外展。右侧于背阔肌皮瓣下缘瘢痕处切开，沿包膜表面剥离，完整取出包膜及假体，置于量杯中测量体积（250ml）；左侧同样方法取出包膜及假体（425ml）。在左侧乳房下极做皮下一骨膜缝合，上移、重建新的乳房下皱襞。腔内置入硅胶水囊（Sizer），于半卧位注水，决定更换假体大小。置入新的硅胶假体，收紧皮瓣、去表皮，缝合切口（图 3-19-2）。

【治疗结果】术后按期拆线，患者对手术效果满意。

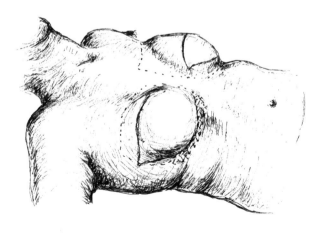

图 3-19-1　右侧背阔肌皮瓣、左侧腹直肌皮瓣法乳房再造术后 10 年，
包膜挛缩，两侧位置轻度不对称

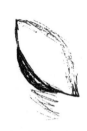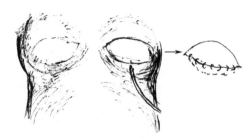

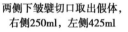

两侧下皱襞切口取出假体，　　右侧置入假体，左侧埋入硅胶水囊，坐位观察形
右侧250ml，左侧425ml　　态，决定假体大小，重新调节切口皮肤张力，塑形

图 3-19-2　更换假体，用皮下缝合固定方式调整假体位置，缝合切口

【述评】

本例患者以自身对照的方式，展示了两种不同肌皮瓣方式乳房再造术后10年的皮瓣组织结构的差异。大体上看，除外包膜挛缩问题，两种肌皮瓣法再造乳房形态大致对称，但右侧背阔肌肌皮瓣供区凹陷畸形较为明显，而左侧腹直肌肌皮瓣再造乳房出现轻度下垂。手术中切开皮肤后观察：右侧背阔肌肌皮瓣皮肤质地仍然较厚、皮下脂肪相对致密，肌肉活力良好，电刀刺激下能够收缩；左侧腹直肌肌皮瓣皮下脂肪松软，蒂部腹直肌肌肉大部分萎缩。这种组织差异可能是左右两侧再造乳房在10年中下垂程度不同的原因之一。

病例 20 　右侧腹壁下动脉穿支皮瓣法乳房再造术后二期修整

【病历简介】 患者女性，44 岁，右侧乳腺癌根治术后一期以 DIEP 法行乳房再造，术后半年行二次修整。术前患者需矫正的畸形包括：皮瓣腹部供区切口外侧缘的"猫耳"畸形、腹部切口台阶样外观、再造乳房上极凹陷、左右两侧乳房不对称。

【诊疗过程】 于站立位标记左侧乳房缩小成形术切口，标记腹部吸脂范围（图3-20-1）。全身麻醉后取平卧位，上肢外展。首先行腹部吸脂，经脐部 2mm 切口注入肿胀液，对标记区行脂肪抽吸，消除腹部切口上下台阶样改变。腹部切口两侧"猫耳"畸形予以切除，直接缝合。吸取脂肪经收集离心后注入再造乳房上极，增加局部丰满度。左侧乳房按设计切口切开皮肤，行下方蒂法乳房缩小成形：保留下方腺体及乳头、乳晕周围真皮，切除冗余组织，上移乳头，重建乳房下皱襞（位置较再造侧略高 1cm）。缝合切口。

【治疗结果】 术后下腹部行弹力加压，7 天后拆线；两侧乳房形态基本对称，待 3 个月后行右侧乳头再造。

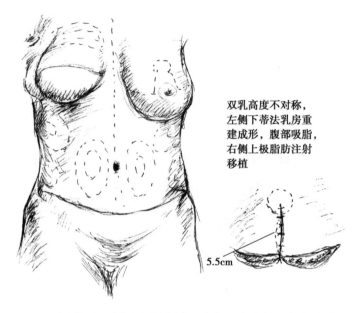

双乳高度不对称，左侧下蒂法乳房重建成形，腹部吸脂，右侧上极脂肪注射移植

5.5cm

图 3-20-1　右侧腹壁下动脉穿支皮瓣乳房再造术后二期修整，对侧乳房缩小成形

【述评】

　　这一患者体现了乳房再造手术的分期原则和左右参照原则。患者为单侧再造，术前存在双侧乳房下垂且体积较大，因此，DIEP 再造乳房并未完全参照对侧，而是选择了一般标准进行再造。一期再造完成后，下垂侧乳房参照 DIEP 再造一侧行乳房缩小成形，并结合吸脂实现两侧乳房体积、形态基本对称。三期手术将在巨乳缩小术后、乳头位置稳定后实施，在 DIEP 侧再造乳头。

　　分期手术能够使参照物更为稳定，避免因组织塑形、瘢痕牵拉等导致的形态不对称。

病例 21　左侧乳腺癌术后，双侧假体置换

【病历简介】　患者女性，64 岁，左侧乳腺癌，行乳腺癌根治术 + 左侧假体乳房
再造术，右侧行假体隆胸术。术后 10 年，拟行假体置换（图
3-21-1）。

【诊疗过程】　全身麻醉后取平卧位，上肢外展。左侧乳房于表面瘢痕切开，沿
包膜剥离，取出假体。右侧于乳房下皱襞原切口切开，剥离包
膜，取出假体，测量两侧假体体积（图 3-21-2）。改半卧位，
两侧置入硅胶水囊（Sizer），根据注水量更换适当的滑面假体，
闭合切口（图 3-21-3）。

【治疗结果】　术后切口一期愈合；两侧乳房形态基本对称。

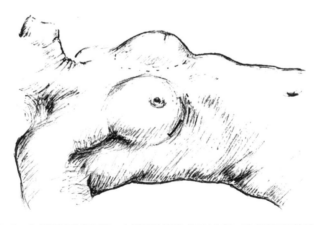

图 3-21-1　左侧假体乳房再造、右侧假体隆胸术后 10 年，患者意图更换较小假体

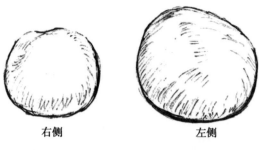

右侧　　　　　　　　左侧

图 3-21-2　取出假体，置入量杯测量体积

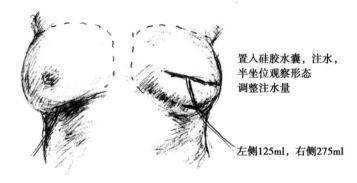

置入硅胶水囊，注水，
半坐位观察形态
调整注水量

左侧125ml，右侧275ml

图 3-21-3　选择适当体积的假体重新置入

【述评】

　　该患者 10 年前乳腺癌根治术后接受毛面假体植入，并行健侧隆胸，现要求行假体置换，更换较小的假体。患者首先是顾虑 ALCL，担心早年植入的毛面假体影响健康，其次是感觉原来的假体过大，出现肩背部疼痛情况。患者要求更换为较小的滑面假体。

　　在美国，乳腺癌术后乳房再造可获得医疗保险的全额支付，因此，乳房再造同时行健侧隆胸非常普遍。当然，患者可能会逐渐意识到，过大的乳房也会带来问题：与丰满的胸部如影随形的，是背部的酸痛。

　　关于 ALCL 的风险问题，美国 FDA 要求手术医生必须充分告知患者，目前毛面假体的使用已呈减少趋势。

第四篇　面部修复重建

　　整形外科与外科众多领域存在交叉，业务范围从头到脚。然而，我国的专科诊疗范围主要依据解剖系统划分，整形外科并没有特定的专属领域。因此，国内整形外科的发展时常面临一种困境：当同一所医院的某个科室尝试开展修复重建业务时，整形外科在该领域就会难有作为。面部软组织修复重建是个例外，无论国内还是国外，没有其他专业的医生能在这一领域与整形外科直接竞争。

　　正常的面部容貌特征对人类具有重要意义。人如果没有外鼻，对通气功能的影响微乎其微，但可以造成异常恐怖的外观，严重影响在社会中的人际交往（如果伏地魔有了鼻子，形象就会正面许多）。因而，在古代割鼻是一种全球流行的刑罚，目的是羞辱犯罪者（为掩盖劓刑、重归社会，在古印度产生了鼻再造整形术）。同样的，瘢痕出现在身体其他部位在一定程度上还可以接受，但在面部就是"毁容"。以上种种，都说明面容对人类具有特殊意义，面部皮肤软组织形态与功能具有统一性。

　　在急诊室里，面部创伤患者会希望整形外科医生能够出现。这个时候，整形医生化身成了受伤面孔的"解药"，无可替代。即使在急诊阶段没得到整形外科医生的帮助，也要事后咨询，以解心结。事实上，整形医生在修复面部创伤领域并没有特殊的魔法。分层缝合、精确对合是减少瘢痕增生的核心方法。用相似的皮肤修复缺损，结合局部组织的灵活运用、精巧设计，修复创伤的同时，最大限度地掩盖瘢痕，是面部软组修复的基本原则。"同物相济"指的是利用质地、色泽接近的组织修复缺损；"分而治之"则是利用面部美学亚单位分区原则，尽量将切口瘢痕设计在分区交界线上，以隐蔽瘢痕；"调余补缺"指的是灵活掌握皮肤张力，用松弛部位组织修复缺损。以上各种原则虽然看似简单，但在实践中需要医生对组织解剖、血供、神经支配等有扎实的知识积累，才能灵活运用，从而解决具体问题。

第十四章 头面部良性肿瘤切除重建

病例 1   面部皮脂腺囊肿切除术

【病历简介】 患者女性，42 岁，下睑肿物，进行性增大，挤压有豆渣样物溢
出。诊断为皮脂腺囊肿。

【诊疗过程】 沿皮纹方向设计梭形切口。局部肿胀麻醉浸润，完整切除肿物，
皮下缝合 + 连续皮内缝合切口（图 4-1-1）。

【治疗结果】 术后切口一期愈合。

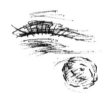 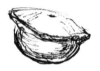 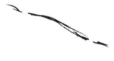

图 4-1-1   面部皮脂腺囊肿切除术

病例 2 右耳后角化棘皮瘤切除术

【病历简介】 患者女性，45岁，右耳后肿物，进行性增大。诊断为角化棘皮瘤。

【诊疗过程】 沿皮纹方向设计梭形切口。局部肿胀麻醉浸润，完整切除肿物，
皮下缝合＋连续皮内缝合切口（图4-2-1）。

【治疗结果】 术后切口一期愈合。

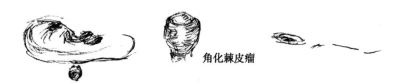

角化棘皮瘤

图 4-2-1 耳后角化棘皮瘤切除术

病例 3　右耳瘢痕疙瘩切除术

【病历简介】患者女性，33 岁，右耳垂穿耳洞后瘢痕增生。诊断为瘢痕疙瘩。

【诊疗过程】垂直耳轮方向设计梭形切口。局部肿胀麻醉浸润，完整切除肿物，皮下缝合 + 连续皮内缝合切口（图 4-3-1）。

【治疗结果】术后切口一期愈合，定期接受类固醇瘢痕内注射治疗，控制瘢痕疙瘩发展。

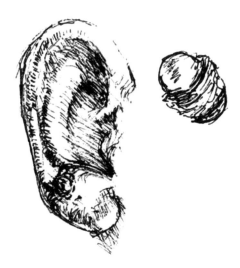

图 4-3-1　耳垂瘢痕疙瘩切除术，创面直接缝合

病例 4　头皮肿物切除术

【病历简介】 患者女性，66岁，头皮肿物进行性增大。诊断为软纤维瘤。

【诊疗过程】 沿毛发方向设计梭形切口。局部肿胀麻醉浸润，完整切除肿物，
以钉皮机钉合切口（图4-4-1）。

【治疗结果】 术后切口一期愈合。

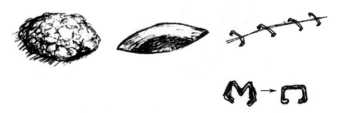

图4-4-1　头皮软纤维瘤切除术，用钉合方式对毛囊损伤小

病例 5　双侧耳孔修补术

【病历简介】　患者男性，35岁，穿耳孔后佩戴重物致耳孔扩张，要求整复。

【诊疗过程】　局部麻醉下以压舌板为衬垫，切除耳孔内壁皮肤，形成新鲜创面
（图4-5-1）；尝试直接拉拢缝合，见皮肤仍显冗余，遂在耳轮
缘切开，调整皮肤张力，缝合内壁，切除冗余皮肤，重建耳垂。
连续缝合切口（图4-5-2）。

【治疗结果】　术后切口一期愈合。

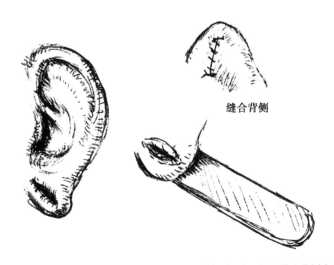

图4-5-1　双侧耳洞扩张，压舌板垫于耳后，梭形切除耳洞，缝合背侧皮肤

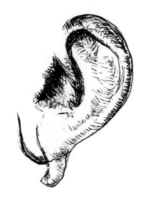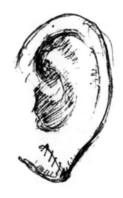

图 4-5-2 切除冗余耳轮皮肤，闭合切口

【述评】

（病例 1 ~ 5）面部体表肿瘤患者寻求整形外科帮助，通常是要享受"美容"的待遇。在美国，由整形外科实施的体表肿瘤切除同样可获得商业医疗保险支付。体表良性肿物的诊断、治疗并不难，要点是顺应皮纹设计"正确"的手术切口，以实现术后瘢痕隐蔽。术中尽量使用锐性分离以减少软组织损伤，避免刺激瘢痕增生。

即便对一名整形外科医生来说，学会"正确"缝合也需要长期的训练和经验积累。理想的缝合方式能够将皮肤张力消灭在皮下层，使表皮在无张力情况下愈合。头面部不同部位的手术，封闭切口的方式选择也不尽相同，如：头皮可采用钉皮机钉合，能够避免缝线对毛囊的过度挤压，避免毛囊损伤；面部不同区域皮肤厚度不一，在特定部位需要选择合适的缝线等。

第十五章　头面部恶性肿瘤切除重建

病例 6　头枕部基底细胞癌切除植皮术

【病历简介】 患者女性，64岁，头枕部及右颈部肿物，进行性增大，反复破
溃出血，怀疑恶变可能。

【诊疗过程】 全身麻醉下行颈部及头枕部肿物扩大切除（图4-6-1），切除物
送快速冷冻诊断结果为基底细胞癌，切缘及基底无肿瘤。头枕部
创面取右大腿刃厚皮片植皮修复，颈部创面直接拉拢缝合（图
4-6-2）。

【治疗结果】 术后移植皮片成活，颈部切口一期愈合。

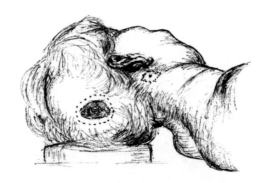

图4-6-1　右侧头枕部及颈部肿物，标记切除范围，扩大切除

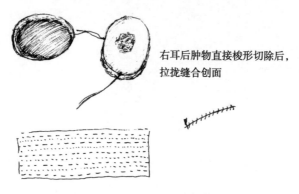

右耳后肿物直接梭形切除后，
拉拢缝合创面

图4-6-2　标本标记送检，植皮修复创面

病例 7　额部基底细胞癌切除术后创面植皮术

【病历简介】 患者女性，41 岁，因面部多发部肿物半年，于皮肤科门诊取活检，病理结果为基底细胞癌。

【诊疗过程】 全身麻醉下面部肿物切除术后创面修复术。下睑部、右颊部创面直接拉拢缝合，额部创面适当剥离后缩小创面，取同侧耳后全厚皮片植皮修复（图 4-7-1）。

【治疗结果】 术后切口一期愈合，额部植皮区遗留凹陷畸形，待 3 个月后行分次切除术。

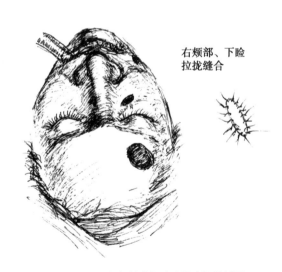

右颊部、下睑
拉拢缝合

图 4-7-1　额部基底细胞癌扩大切除创面

病例 8　面部基底细胞癌切除术后创面，局部皮瓣修复

【病历简介】　患者男性，84 岁，右颊部肿物进行性增大 1 年余，于皮肤科门诊行手术切除，病理结果为基底细胞癌，术后 1 周行创面修复。

【诊疗过程】　手术于整形外科美容门诊实施。创面周围皮肤行局部麻醉浸润，创缘适当修剪，沿 SMAS 浅面做皮下剥离，动员周围皮肤，设计附加切口，形成局部旋转推进皮瓣覆盖创面，间断缝合闭合创面（图 4-8-1）。

【治疗结果】　术后皮瓣成活，切口一期愈合。

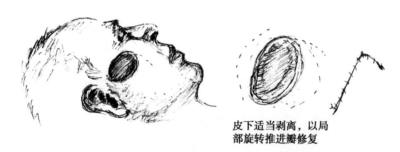

皮下适当剥离，以局部旋转推进瓣修复

图 4-8-1　局部皮瓣修复面部基底细胞癌切除创面

病例 **9**　上唇基底细胞癌切除术后创面，局部皮瓣修复

【病历简介】 患者女性，79 岁，上唇肿物，进行性增大伴破溃，于皮肤科门
　　　　　　 诊行手术切除，病理结果为基底细胞癌，术后 1 周行创面修复。

【诊疗过程】 手术于整形外科美容门诊实施。创面周围皮肤行局部麻醉浸润，
　　　　　　 垂直唇弓设计梭形切口切除创面。唇弓缘对位缝合，上唇皮肤、
　　　　　　 红唇切除"猫耳"畸形，对拢缝合（图 4-9-1）。

【治疗结果】 术后切口一期愈合。

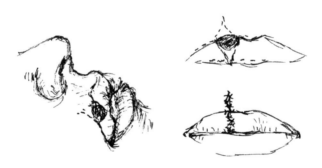

图 4-9-1　上唇基底细胞癌创面，梭形切除创面，对合唇红缘后直接缝合

病例 10　下唇基底细胞癌切除术后创面，局部皮瓣修复

【病历简介】　患者女性，72 岁，下唇肿物于皮肤科门诊行手术切除，病理结果为基底细胞癌，术后 1 周行创面修复。

【诊疗过程】　手术于整形外科美容门诊实施。标记干唇与湿唇交界线，局部麻醉下适当清创，下唇唇红缘精确对位缝合，切除冗余皮肤及红唇组织，消除"猫耳"畸形，间断缝合闭合创面（图 4-10-1）。

【治疗结果】　术后切口一期愈合。

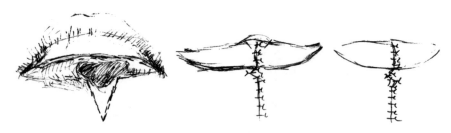

图 4-10-1　下唇基底细胞癌切除创面，对合唇红缘后缝合

病例 11   头皮基底细胞癌扩大切除，局部皮瓣修复

【病历简介】 患者女性，76岁，头皮肿物于皮肤科门诊行活检，病理结果为
          鳞状细胞癌。

【诊疗过程】 全身麻醉下取平卧位。标记肿物边缘，扩大1cm切除，全层切
          开皮肤，直至骨膜。于骨膜下剥离病灶送病理检查，用气动磨钻
          磨除局部颅骨外板至板障层，创面以骨蜡止血。设计局部旋转推
          进皮瓣修复缺损，皮瓣供区直接拉拢缝合（图4-11-1）。

【治疗结果】 术后切口一期愈合。病理回报切缘及基底无肿瘤残留。

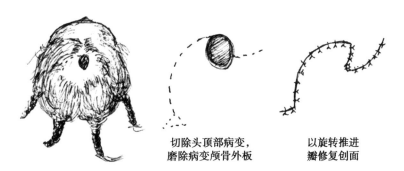

切除头顶部病变，   以旋转推进
磨除病变颅骨外板   瓣修复创面

图 4-11-1   头顶部基底细胞癌切除术后创面，以双侧旋转推进瓣修复

病例 12　　左眉部基底细胞癌扩大切除，局部皮瓣修复

【病历简介】　患者 66 岁，男性，左眉部肿块进行性增大，病理诊断为基底细
　　　　　　　胞癌，行手术切除，术后 1 周病理结果明确切缘及基底无肿瘤。

【诊疗过程】　全身麻醉下取平卧位。沿眉上、下缘设计双侧推进皮瓣，沿设
　　　　　　　计线切开。在表情肌浅面剥离，注意保护毛囊；推进皮瓣修复
　　　　　　　创面，皮瓣远端切除 Burow's 三角以消除"猫耳"畸形（图
　　　　　　　4-12-1）。术后局部加压包扎。

【治疗结果】　术后切口一期愈合。面部形态自然对称。

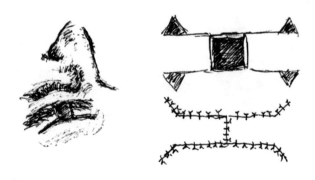

图 4-12-1　左眉基底细胞癌切除术后创面，以双侧推进皮瓣修复

病例 13　左颞部基底细胞癌扩大切除，局部皮瓣修复

【病历简介】患者女性，72 岁，左颞部肿块进行性增大，病理诊断为基底细胞癌，行手术切除，术后 1 周病理结果明确切缘及基底无肿瘤，行软组织重建。患者既往曾接受全面部除皱术。

【诊疗过程】局部麻醉下取平卧位。沿皮下组织层次自创缘松解、动员周围皮肤，于皮肤相对松弛部位设计改良梭形皮瓣。切开附加切口，转移皮瓣覆盖创面，供区直接拉拢缝合（图 4-13-1），术后局部加压包扎。

【治疗结果】术后切口一期愈合。

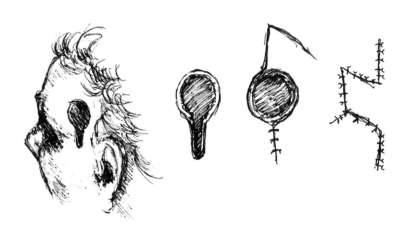

图 4-13-1　左颞部基底细胞癌切除术后创面，以改良梭形皮瓣修复

【述评】

（病例 7~13）皮肤恶性肿瘤的治疗以手术切除为主。鳞状细胞癌、基底细胞癌等均好发于头面颈部暴露部位，由于颜面部切除肿瘤后的修复要求高，整形外科常承担创面修复工作。

在美国，皮肤恶性肿瘤的首诊科室通常是皮肤科。患者由皮肤科医生完成肿瘤诊断，并手术切除。一般是在石蜡病理诊断已经明确肿瘤切除干净后，再由整形外科医生负责术后创面的美容修复。因此，除外一些较小的病灶，面部肿瘤切除术后创面的修复多是二期完成。整形外科有时也会承担一些特殊部位肿瘤切除的任务。

面部肿瘤切除术后创面修复（组织重塑）可在局部麻醉下门诊手术完成。局部皮瓣移植技术是颜面部肿瘤切除术后创面修复的主要方式。理想的面部缺损修复要实现术后面部容貌基本对称、瘢痕隐蔽，无重要结构牵拉移位，无局部色泽差异等。实现上述目标需要手术医生对面部组织解剖结构、皮肤特点等有较好的理解，对修复重建技术有充足的储备，对术后的各种问题有准确的判断，并对各种修复方法远期效果有足够的积累。可以说，面部缺损修复是一道让人着迷的临床难题，许多资深整形外科专家愿意接受这种临床挑战。

面部恶性肿瘤多发生于老年患者。白色人种衰老后皮下脂肪菲薄、皮肤松弛往往更为明显。因此，以皮下蒂形式的局部皮瓣修复方法相对应用较少，而动员缺损周围皮肤并设计附加切口的各种局部旋转皮瓣、推进皮瓣、易位皮瓣应用更多。此外，有一定比例的美国女性在一生中会接受多次面部除皱术，这些患者面部皮肤血供不同于正常，这或许也是皮下蒂皮瓣应用较少的原因之一。值得注意的是，接受过除皱术的患者皮肤弹性较差，修复面部缺损往往有额外的缝合难度。

白色人种术后很少出现异常瘢痕问题，因此，美国整形外科医生在修复面部缺损时，手术方案设计中对瘢痕问题的顾忌较少，有些手术方案应慎重借鉴。

病例 14　面部鳞状细胞癌扩大切除，腮腺浅叶切除，颈淋巴结清扫，皮瓣修复术

【病历简介】　患者男性，76 岁，面部肿物伴破溃，局部组织切除病理诊断为鳞状细胞癌，MRI 检查见肿瘤已累及深部组织，行肿瘤扩大切除、腮腺浅叶切除、颈淋巴结清扫术，创面以局部皮瓣修复。

【诊疗过程】　全身麻醉下取仰卧位。标记肿物周缘，扩大 1cm 标记切除范围；设计左侧腮腺浅叶切除切口（图 4-14-1）。沿设计线切开皮肤，在腮腺筋膜浅层剥离、掀起皮瓣，于乳突区分离腮腺筋膜，探查面神经（图 4-14-2）。用神经刺激器帮助寻找面神经主干、分支的位置（图 4-14-3），在下颌角处找到面神经下颌缘支，并顺其追踪至面神经主干；结扎、切断颞浅血管（图 4-14-4）。保护面神经各分支，完整切除腮腺浅叶，并行肩胛提肌上颈淋巴结清扫术。完整切除病变组织及颈部软组织，再次用神经刺激器检查面神经各主要分支完好、无损伤（图 4-14-5），创面彻底止血，以颊部旋转推进皮瓣覆盖肿瘤扩大切除皮肤缺损，留置皮下引流，间断缝合手术切口（图 4-14-6）。

【治疗结果】　术后切口顺利愈合，5 天拔除皮下引流管，7 天拆线。术后 2 周患者开始接受辅助放疗。

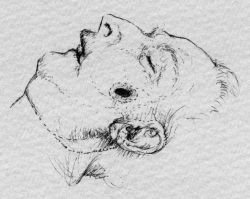

图 4-14-1　左颊部鳞状细胞癌，侵及深部组织，标记皮肤切口

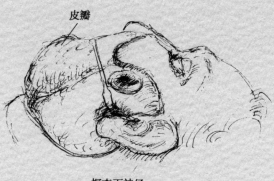

探查面神经

图 4-14-2　沿设计线切开皮瓣，在腮腺筋膜浅面剥离，于下颌缘处探查面神经

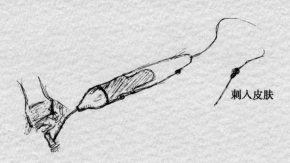

刺入皮肤

图 4-14-3　用神经刺激仪探查面神经

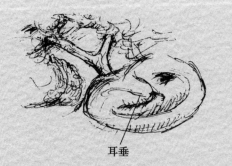

耳垂

结扎，切断颞浅动静脉

图 4-14-4　沿下颌缘支追踪到面神经主干，结扎、切断颞浅血管

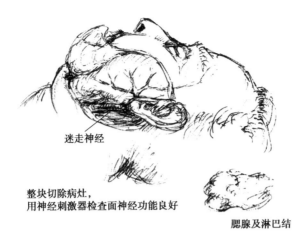

迷走神经

整块切除病灶，
用神经刺激器检查面神经功能良好

腮腺及淋巴结

图 4-14-5　切除腮腺浅叶及颌下淋巴结，用神经刺激器检查面神经分支无损伤

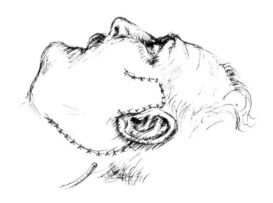

图 4-14-6　颊部皮肤旋转推进修复肿瘤切除后皮肤缺损，闭合颈部切口

【述评】

　　这例手术充分体现了整形外科"能切、善补"的专业特点。美国整形外科住院医师培训体系十分严格，一名合格的整形外科医生绝不会仅仅局限于某些业务方向，而是能够胜任多种工作。像这样侵及深部组织的颜面部恶性肿瘤手术，就要求医师不但能顺利完成肿瘤与深部受侵犯组织的切除，还要娴熟地实施区域淋巴结清扫并顺利修复创面。

　　整形外科的工作具有创造性和灵活性，也因而易被诟病缺乏规范。只有当一名整形外科医生能够规范完成常规手术时，他所进行的创造性工作才能得到认可。

病例 15　头皮鳞状细胞癌扩大切除，颅骨缺损修补，局部皮瓣修复切除术

【病历简介】　患者男性，84岁，头顶部及左耳前肿块，病理诊断为鳞状细胞癌。

【诊疗过程】　全身麻醉下取仰卧位。扩大切除肿瘤周围皮肤，沿骨膜剥离，完整切除后缝线标记送快速冷冻诊断。检查见颅骨外板表面呈虫蚀样改变，以气动骨刀切除局部颅骨，送快速冷冻诊断（图4-15-1）。术中病理结果为阴性，用高分子材料（derect inject）修补颅骨（图4-15-2）。设计局部皮瓣修复创面，同时切除左耳前病变组织（图4-15-3）；左颊部推进皮瓣与头皮旋转推进瓣瓦合修复创面，头顶部皮瓣供区植皮修复（图4-15-4）。

【治疗结果】　术后皮瓣、皮片均顺利愈合，切口按期拆线，患者定期随访。

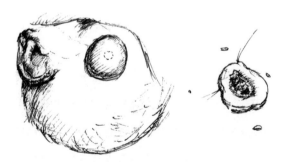

图4-15-1　头皮鳞状细胞癌，局部侵及颅骨，切除病变送病理检查

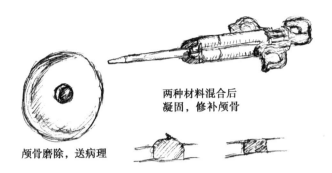

两种材料混合后
凝固，修补颅骨

颅骨磨除，送病理

图 4-15-2　用高分子材料修补颅骨

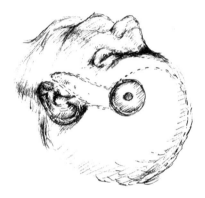

图 4-15-3　设计局部皮瓣修复创面，
切除左耳前病变组织

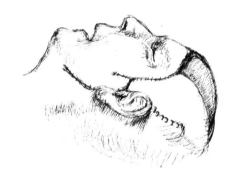

图 4-15-4　左颊部推进皮瓣头皮旋转推进瓣瓦合
修复创面，头顶部皮瓣供区植皮修复

【述评】

　　这例患者肿瘤侵蚀了颅骨，因此由神经外科专家完成肿瘤切除及颅骨修补，整形外科负责创面修复重建。美国外科医生之间的合作非常顺畅，无论资历浅深、水平高下，在临床合作中都相互尊重，尽其所能共同为患者提供最佳治疗，这种团队协作意识值得我们学习借鉴。

第十六章　鼻部缺损修复

病例 16　人工真皮移植修复鼻尖缺损

【病历简介】　患者男性,72 岁，鼻尖肿物，进行性增大伴破溃（图 4-16-1）。

【诊疗过程】　全身麻醉后取平卧位，行肿物扩大切除，扩大范围为炎症区以外
　　　　　　1.5cm（图 4-16-2）；切除物标记后送病理检查。创面暂时用
　　　　　　人工真皮覆盖，油纱卷打包固定，待病理结果回报后二期修复创
　　　　　　面（图 4-16-3）。

【治疗结果】　术后病理结果为：基底细胞癌，切缘及基底无肿瘤残留。患者 1
　　　　　　周后以鼻唇沟皮瓣翻转修复创面，二期断蒂。

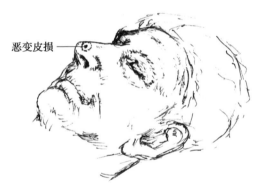

图 4-16-1　鼻尖恶性黑色素瘤，拟行扩大切除

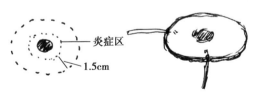

图 4-16-2　在炎症区外扩大 1.5cm 切除病变
　　　　组织，标记后送病理检查

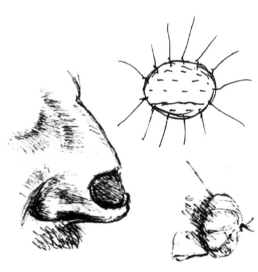

图 4-16-3　用人工真皮覆盖，油纱卷打包固定

病例 17 自体耳郭复合组织移植鼻尖全层缺损

【病历简介】 患者男性，51岁，鼻尖被狗咬伤，全层软组织缺损，局部出现切迹样畸形，范围约1.5cm×1.0cm（图4-17-1）。

【诊疗过程】 全身麻醉后取平卧位，切除缺损处全层皮肤，形成新鲜创面，切除创缘软骨（图4-17-2）。于左耳耳屏上方切取耳郭复合组织，大小约1.5cm×1.0cm（图4-17-3），耳郭供区以Y-V推进，拉拢后缝合耳郭供区（图4-17-4）。耳郭复合组织移植至鼻缺损处，分别与皮肤及鼻腔黏膜缝合固定，并间断缝合耳郭软骨与鼻翼软骨（下外侧软骨，图4-17-5），完成鼻翼缺损修复。

【治疗结果】 术后自体耳郭复合组织顺利成活，鼻部形态自然，患者满意。

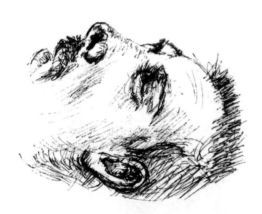

图4-17-1 鼻尖被狗咬伤，创面经换药后愈合，遗留全层缺损

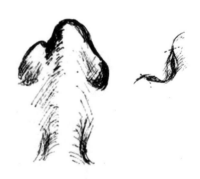

图4-17-2 弧形切开，切除缺损处全层皮肤，切除创缘软骨

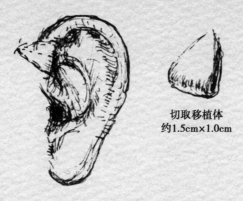

切取移植体
约1.5cm×1.0cm

图 4-17-3　于左耳切取耳郭复合组织

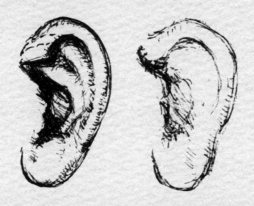

图 4-17-4　剥离耳轮，以 Y-V 推进缝合耳郭供区

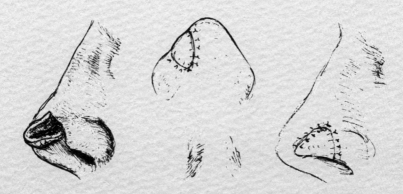

图 4-17-5　耳郭复合组织移植至鼻缺损处，与皮肤及鼻黏膜缝合

病例 18   鼻唇沟皮瓣修复鼻翼基底细胞癌切除后缺损

【病历简介】 患者男性，80岁，右鼻翼肿物，进行性增大伴破溃，行手术扩大切除，创面以人工真皮覆盖。术后石蜡病理诊断为基底细胞癌，切缘及基底无肿瘤残留。

【诊疗过程】 全身麻醉后取平卧位，揭除人工真皮硅胶膜，见接受良好，局部组织红润。以右侧鼻唇沟为轴心，设计鼻唇沟皮瓣，长宽比为5：1（图4-18-1）。沿设计线切开皮瓣，在皮下层掀起皮瓣，转移到鼻翼受区。检查皮瓣蒂部无张力，将皮瓣覆盖鼻翼部分修薄（图4-18-2）。鼻翼缺损处适当做皮下剥离（一定程度上避免术后瘢痕凹陷畸形）。皮瓣间断缝合固定于缺损部位，蒂部以凡士林纱布保护，火棉胶封闭包扎（图4-18-3）。

【治疗结果】 术后皮瓣顺利成活，7天拆线，3周后行蒂部修整术。

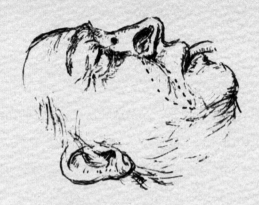

图 4-18-1　鼻翼基底细胞癌扩大切除创面，拟行鼻唇沟皮瓣修复

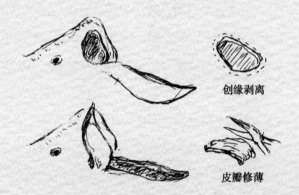

创缘剥离

皮瓣修薄

图 4-18-2　切开、形成鼻唇沟皮瓣，检查皮瓣蒂部可无张力覆盖缺损

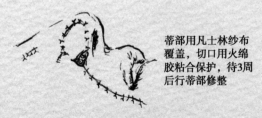

蒂部用凡士林纱布覆盖，切口用火绵胶粘合保护，待3周后行蒂部修整

图 4-18-3　闭合供区，皮瓣与创周皮缘间断缝合固定

病例 19 额部皮瓣修复鼻翼黑色素瘤术后缺损

【病历简介】 患者男性，58 岁，左鼻翼肿物，冷冻诊断为恶性黑色素瘤，行扩大切除术，术后以人工真皮暂时覆盖创面。石蜡切片病理检查证实切缘及基底无肿瘤，拟用额部皮瓣修复创面。

【诊疗过程】 全身麻醉后取平卧位，去除人工真皮硅胶膜，见人工真皮接受良好，局部组织红润。以滑车上动脉为轴心，设计额部皮瓣，长宽比为 6：1（图 4-19-1）。沿设计线切开皮肤，皮瓣远端在帽状腱膜表面剥离，掀起皮瓣。沿途将额肌纤维携带入皮瓣，接近血管蒂处切开骨膜，行骨膜下剥离，直至眶上缘水平（图 4-19-2）。将皮瓣转移至左侧鼻翼受区，见皮瓣可无张力覆盖缺损。将皮瓣与创缘固定数针，皮瓣供区拉拢缝合（图 4-19-3）。修薄皮瓣远端，翻转后与鼻黏膜缝合，修复鼻腔衬里（图 4-19-4）。皮瓣蒂部用凡士林纱条保护，敷料包扎。

【治疗结果】 术后皮瓣顺利成活，7 天拆线，3 周后行断蒂术。

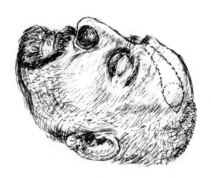

图 4-19-1　鼻翼黑色素瘤扩大切除术后，拟行额部皮瓣修复创面

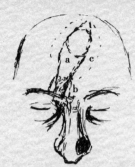

a区：帽状肌腱膜下剥离
b区：骨膜下剥离，蒂部适
　　当带入两侧组织
c区：供区两侧剥离直接
　　缝合

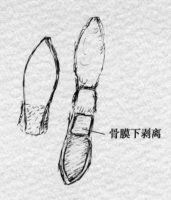

骨膜下剥离

图4-19-2　设计用对侧滑车上动脉为蒂的额部皮瓣

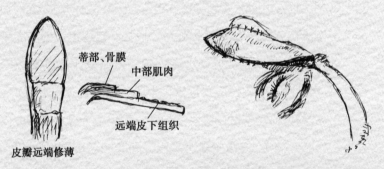

蒂部、骨膜

中部肌肉

远端皮下组织

皮瓣远端修薄

图4-19-3　完成皮瓣剥离，远端修薄，无张力覆盖受区

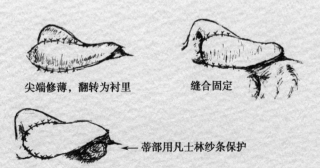

尖端修薄，翻转为衬里　　缝合固定

蒂部用凡士林纱条保护

图4-19-4　皮瓣尖端修薄，向内侧翻转修复鼻黏膜缺损

病例 20　额部皮瓣修复鼻尖血管肉瘤术后缺损

【病历简介】　患者男性，66岁，左鼻尖肿物，进行性增大，病理诊断为血管肉瘤。

【诊疗过程】　全身麻醉后取平卧位，由肿瘤科医生行鼻尖肉瘤扩大切除。沿肿瘤边缘扩大1cm切除鼻翼及颊部全层组织，切缘组织送快速冷冻诊断结果为阴性，由整形外科医生开始重建工作（图4-20-1）。沿鼻唇沟方向在颊部创面切除鼻唇沟区三角形皮肤，适当缩小创面。用超声多普勒探头定位右侧滑车上动脉位置，设计额部皮瓣（皮瓣中段设计为弧形，以在一定程度上增加皮瓣长度），依据多普勒定位进一步完善皮瓣蒂部设计（图4-20-2）。帽状腱膜表面剥离皮瓣远端，中段于额肌下分离（图4-20-3），皮瓣近血管蒂区在骨膜下剥离，直至眶上缘水平形成皮瓣（图4-20-4）。转移皮瓣至受区，间断闭合皮瓣供区（图4-20-5）。皮瓣近远端修薄，翻转修复鼻衬里，以硅胶管支撑鼻孔；皮瓣蒂部以油纱条保护，敷料包扎（图4-20-6）。

【治疗结果】　术后皮瓣顺利成活，7天拆线，3周后行断蒂术。

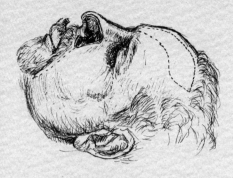

图 4-20-1　鼻尖血管肉瘤扩大切除术后创面，
拟行额部皮瓣修复创面

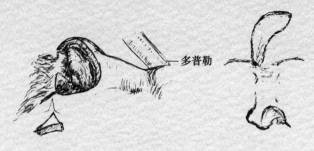

多普勒

图 4-20-2　切除鼻唇沟区三角形皮肤，缝合缩小创面，
用超声多普勒标记滑车上动脉

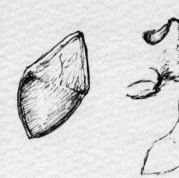

图 4-20-3　帽状腱膜表面剥离皮瓣远端，
中段于额肌下分离

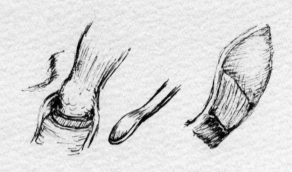

图 4-20-4　切开骨膜，用骨膜剥离子游离
蒂部，彻底松解，形成皮瓣

以硅胶软管支撑鼻孔

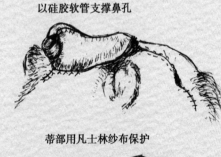

蒂部用凡士林纱布保护

侧面观　　　　　头位观　　　　　对侧观

图 4-20-5　转移皮瓣至受区，间断闭合皮瓣供区　　　图 4-20-6　皮瓣近远端翻转修复鼻腔衬里

病例 21　　额部皮瓣修复鼻尖基底细胞癌术后缺损

【病历简介】患者男性，79岁，鼻尖基底细胞癌，曾行人工真皮＋植皮修复，术后肿瘤复发，再次扩大切除，石蜡病理证实切缘干净，切除后鼻尖、鼻小柱及部分对侧鼻翼全层缺损，拟行额部皮瓣修复缺损（图4-21-1）。

【诊疗过程】全身麻醉后取平卧位，以同侧滑车上动脉为蒂，设计额部皮瓣、皮瓣尖端在左侧发际线。在帽状腱膜表面剥离皮瓣远端，近蒂部在骨膜下剥离，凿除眶上缘骨鞘，充分松解滑车上神经血管束，形成皮瓣（图4-21-2）。皮瓣最远端覆盖鼻小柱，其余部分翻折重建鼻翼。反复调整缝合位置，使皮瓣远端无张力、重建鼻小柱及鼻翼形态满意，间断缝合，鼻尖处留一切口暂不缝合，备植入软骨（图4-21-3）。左侧耳后切口切取耳甲腔软骨（图4-21-4），耳甲腔软骨与鼻下外侧软骨残端缝合，重建鼻翼（图4-21-5）。拉拢缝合皮瓣供区，蒂部用凡士林纱条保护（图4-21-6）。

【治疗结果】术后皮瓣顺利成活，7天拆线，3周后行断蒂术。

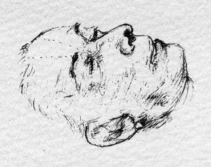

图 4-21-1 鼻尖基底细胞癌，鼻翼、鼻小柱及部分
对侧鼻翼全层缺损，拟行额部皮瓣修复

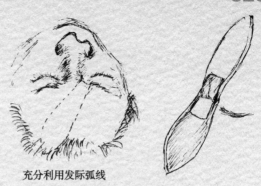

充分利用发际弧线

图 4-21-2 设计同侧滑车上动脉为蒂的额部皮瓣
修复创面，剥离、形成皮瓣

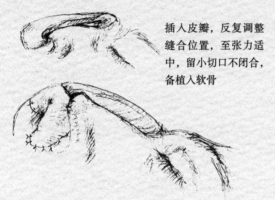

插入皮瓣，反复调整
缝合位置，至张力适
中，留小切口不闭合，
备植入软骨

图 4-21-3 皮瓣最远端瓦合修复鼻小柱

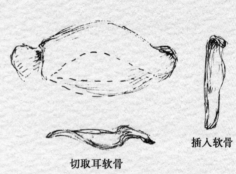

插入软骨

切取耳软骨

图 4-21-4 切取左侧耳甲腔软骨，插入鼻翼缺损处

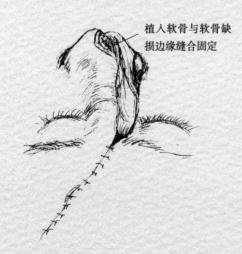

植入软骨与软骨缺
损边缘缝合固定

图 4-21-5 耳软骨与鼻翼软骨残端缝合，
重建鼻翼缘

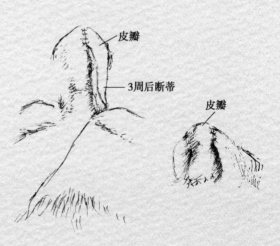

皮瓣

3周后断蒂

皮瓣

图 4-21-6 闭合皮瓣供区，蒂部用凡士林纱条覆盖

病例 22　局部皮瓣组合修复左鼻翼基底细胞癌侵及上颌骨创面

【病历简介】　患者女性，76 岁，左鼻翼肿物，进行性增大 5 年余，近期破溃、出血。于皮肤科行病理诊断为基底细胞癌。耳鼻喉科行扩大切除，术后石蜡病理结果显示肿瘤已侵及上颌骨，切缘肿瘤组织阳性（图 4-22-1）。因术后重建难度较大，患者转由整形外科医生诊治。

【诊疗过程】　患者先后两次于全身麻醉下行肿瘤扩大切除术：先后切除了全部鼻翼、部分颊部软组织及受累上颌骨。首次切除术后病理诊断提示鼻黏膜及上颌骨切除组织见肿瘤；第二次扩大切除术后石蜡病理诊断提示皮肤、鼻黏膜及骨组织均无肿瘤（图 4-22-2）。1 周后行手术重建。全身麻醉后取平卧位，以鼻背皮瓣翻转修复鼻衬里，同侧滑车上动脉为蒂的额部皮瓣修复鼻背及鼻翼，沿睑颊沟、鼻唇沟设计推进皮瓣修复颊部缺损，以左侧耳软骨重建鼻翼支撑结构（图 4-22-3）。额部皮瓣拉拢缝合皮瓣供区，蒂部以凡士林纱条保护。

【治疗结果】　术后皮瓣顺利成活，7 天拆线，3 周后行断蒂、蒂部修整术。

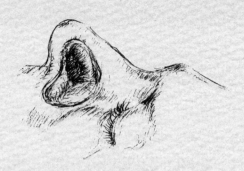

图 4-22-1　左鼻翼基底细胞癌，已侵蚀上颌骨

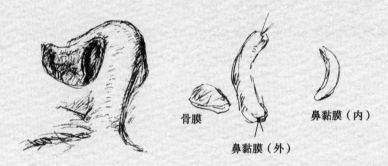

骨膜

鼻黏膜（外）

鼻黏膜（内）

图 4-22-2　反复扩大切除，软组织送病理检查，直至病理结果为阴性

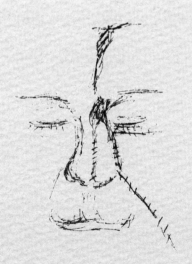

图 4-22-3　鼻背皮肤翻转为鼻衬里，用额部皮瓣覆盖创面，颊部皮瓣修复鼻旁创面

【述评】

（病例16～22）白色人种鼻部高耸，是面部美学形态的最重要特征。因此，鼻部整形在欧美具有较重要的地位。

对于较小的鼻部缺损，通过松动创周皮肤设计局部皮瓣均能实现顺利闭合。范围较大的缺损或鼻下部缺损往往需要鼻外组织移植修复，常用方法包括耳郭复合组织移植、鼻唇沟皮瓣、额部皮瓣等。因开展广泛，几种常见的鼻部缺损修复手术方式已基本固定，手术实施基本流程化。例如，住院医生在闭合额部皮瓣供区时，都会干脆利落地关闭切口远端和近端，而保持切口中段恰到好处地敞开，任其自愈（局部张力较大，强行缝合会导致皮肤坏死）。

白色人种男性上唇及颊部可有浓密的胡须，对此类患者，应用鼻唇沟皮瓣修复鼻部缺损往往受到限制。因此，在一定程度上，额部皮瓣是范围较大、较为复杂鼻缺损的首选修复方式。

第五篇　手部创面修复

手是人类在漫长历史中进化出来的完美工具。从婴儿时期起，人类就开始学习如何协调手眼活动来完成任务，并持续一生。如果形容一个人能力强、技术好，会称他为"高手""好手"，反之则是"新手""生手"。科技的进步使人类的双手逐渐从繁重的工作中得到一定程度的解放，例如，外卖的便捷已经让人们越来越少在厨房使用双手，但直接负责下单的仍然是轻触屏幕的手指。现在，我想再找些话来赞美人类的双手，我的两只手就静静地待在键盘上，安静而顺从；最终我没有找到什么更好的词句，略有沮丧，我的手又知趣地来按摩我的头，给我安慰。

手是"人体公司"里最勤勉的员工，服从、能干，但又时常因"上层"的错误决定而受到伤害。据统计，1980 年美国因手外伤造成的经济损失达 100 亿美元，因丧失劳动能力和经济赔偿造成的间接损失是直接治疗费用的 2 倍。随着制造业的转移，"中国制造"遍布全球，手外伤也因制造业的发展而不断增多。中国医务工作者在手外科领域走在了世界前列：1963 年陈忠伟教授、钱允庆教授完成了世界首例离断肢体再植，此后，十指离断再植、多平面离断肢体再植、小儿肢体离断再植、多个足趾移植手再造等一系列手术的临床成功，标志着我国手外科临床水平已领先世界。但迄今为止，我国手外科的技术力量与庞大的制造业发展仍不匹配，并且存在治疗与康复衔接不系统的问题，距离满足社会生产需要仍然有一定差距。

与我国有专门的手外科专科队伍不同，在美国手外科工作主要由整形外科与骨科医生开展。维克森林大学医学中心整形外科与骨科手外科组轮值手外伤急诊，彼此之间有分工也有合作。骨科的手外科与周围神经疾病专家李医生（华裔）曾担任北卡罗来纳州骨科周围神经专业学会的主席，享有很高的声誉。

中美两国手外科临床疾病有显著差别，美国手外科接诊工伤比例相对较低，发生于家庭内的烧伤、电击伤、畜咬伤比例相对多，运动损伤比例高。中美两国在工伤保障领域立法不同，相较而言，处理同样情况时，美国手外科医生偏于保守。

第十七章　手部创伤早期处理

病例 1　　右拇指毁损伤清创，残指指神经移植

【病历简介】　患者男性，44岁，加工木器时右手被电锯切割，右拇指完全离
　　　　　　　断，右示指软组织缺损。

【诊疗过程】　全身麻醉下急诊清创，探查见右示指固有神经缺损，第一掌骨基
　　　　　　　底骨外露（图5-1-1）。因右拇指几近毁损、无再植条件，于是
　　　　　　　切取离断的拇指固有神经移植修复示指固有神经缺损，闭合右
　　　　　　　示指创面，右拇指骨外露创面用局部大鱼际肌瓣覆盖（图5-1-
　　　　　　　2），敷料包扎。

【治疗结果】　术后隔日换药，1周后创面肉芽新鲜，行刃厚皮片移植修复创面。
　　　　　　　计划半年后行足趾移植拇指再造。

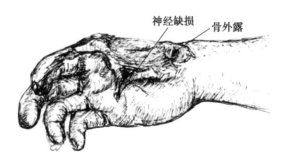

图5-1-1　右手外伤、拇指离断，骨外露，示指裂伤、神经缺损

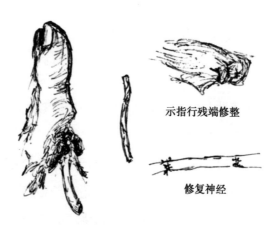

示指行残端修整

修复神经

图 5-1-2 切取拇指固有神经修复示指神经缺损，掌骨基底骨用肌肉瓣覆盖

【述评】

因人力成本昂贵，修剪草坪、修葺房顶等工作是美国居家生活的必备技能。割草机、电锯等造成的意外成为手足创伤的重要原因；相反，在工作场所，因为有严格的安全制度，且大部分工作由机械完成，手足工伤比例反而不高。

患者电锯伤致右拇指离断。因损毁严重，右拇指再植条件差、风险高，放弃了手指再植；手术医生以废弃拇指的固有神经修复了示指神经缺损，实现了废弃组织的充分利用。

对于这例患者，也可以考虑采用比较激进的治疗方案：急诊彻底清创、一期行股前外侧皮瓣游离移植修复手掌及虎口区创面，游离第二足趾移植再造拇指。但这种方案手术风险比较高。通过这个病例能够了解美国医生对手外伤问题的谨慎作风：因顾虑创面感染和潜在的示指血供障碍，本例患者清创术后并未即刻进行创面修复，而是采取旷置创面，等局部组织稳定后再修复创面的方式，这样无疑是更安全的。

病例 2 左拇指肌腱修复术

【病历简介】 患者男性，27岁，左拇指切割伤，于社区医院清创缝合。术后拇指屈曲障碍，感觉异常。诊断为拇指屈肌肌腱断裂、神经损伤（图 5-2-1）。

【诊疗过程】 全身麻醉下患肢外展位。拆除切口缝线，用肌腱探取钳尝试在腱鞘内寻找拇长屈肌肌腱断端未果（图 5-2-2），遂在腕横纹远端切开辅助切口，在鱼际内找到回缩的拇长屈肌肌腱断端。复位后以凯斯勒（Kessler）缝合术行肌腱吻合（图 5-2-3）。找到神经断端，在显微镜下端端吻合拇指总神经断端（图 5-2-4）。

【治疗结果】 术后左手屈曲位石膏固定，3周后开始功能锻炼。

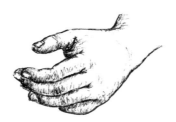

图 5-2-1 左拇指切割伤，屈指
障碍，感觉异常

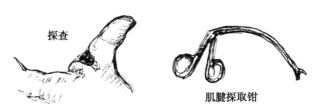

图 5-2-2 以肌腱探取钳尝试在腱鞘内寻找拇长屈肌肌腱断端未果

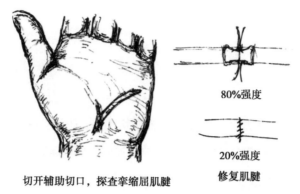

80%强度

20%强度

切开辅助切口，探查挛缩屈肌腱　　　　修复肌腱

图 5-2-3　在腕横纹远端切开辅助切口，找到回缩的拇长屈肌腱断端，吻合肌腱

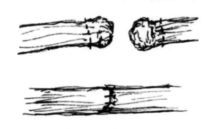

修复拇指固有神经

图 5-2-4　在显微镜下端端吻合拇指总神经断端

【述评】

　　美国医疗的一大特征是专科化，不具备资质的医生不得从事相应工作。社区医生无手外科从业资质，对手外伤仅可进行基本处理（清创止血、闭合伤口、包扎等），不做神经及肌腱探查手术，但要在规定时间内将患者转诊至有资质的机构，交由专科医生负责后续治疗。因此，笔者多次记录到二期修复肌腱、神经的情况。

　　美国整形外科与骨科均可进行手外专业培训。大型综合性医院会设有专门的手外科岗位，录用人员均为整形外科或骨科背景。如未取得资质，则不能从事手外科诊疗工作。

　　除了人员技术的专业化，专科中心配备大量专科设备也令人印象深刻。针对手部手术的各种专用器械种类繁多，如拇指肌腱探取钳，其弧度专为拇长屈肌肌腱设计，适合在鞘管内狭小的空间内抓取肌腱断端（然而实际效果一般）。

病例 **3** 左手腕切割伤清创，肌腱、神经修复术

【病历简介】 患者男性，9岁，左腕部剥离切割伤，疼痛、活动障碍。

【诊疗过程】 全身麻醉行下急诊清创，清创探查见左小指屈肌、尺侧屈腕肌部
分断裂。行尺侧屈腕肌肌腱修补，显微镜下行尺神经吻合术（图
5-3-1）。

【治疗结果】 术后行左手腕关节屈曲位石膏固定，术后 2 周拆除皮肤缝线，
开始功能锻炼。

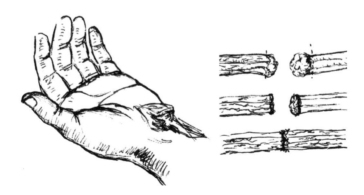

图 5-3-1 左腕部剥离切割伤，尺神经断裂，清创后行尺神经吻合

病例 4　左手切割伤清创探查，神经修复术

【病历简介】 患者男性，42岁，左手掌刀刺伤，于掌中刺入、小鱼际穿出。
伤后即刻于社区医院行清创缝合，术后第二天患者发觉左小指感
觉麻木，诊断为指神经断裂（图5-4-1）。

【诊疗过程】 伤后第3天，在全身麻醉下行清创探查。拆除小鱼际皮肤缝线，
向桡侧延长切口，沿原创道分离肌肉、探查，找到小指指总神经
断端（图5-4-2）。切除神经断端变性组织，检查见神经缺损大
于5mm，决定使用神经套接法修复（图5-4-3），用神经导管
吻合两侧指总神经断端（图5-4-4）。

【治疗结果】 术后行左手腕关节屈曲位石膏固定，术后2周拆除皮肤缝线并
开始功能锻炼。

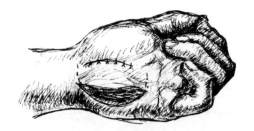

图 5-4-1　左手小鱼际贯通性刀刺伤，小指麻木、感觉障碍

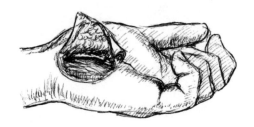

图 5-4-2　拆除缝线，探查见小指指总神经断端

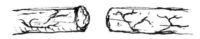
神经断端间距大于5mm

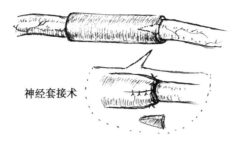
神经套接术

图 5-4-3　切除神经断端变性组织，使用神经导管套接两侧断端

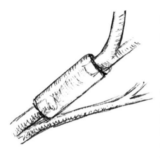

- 可吸收神经修复材料
- 胶原材质，干燥存储，应用前水合（浸入盐水）

优点：　　　　　　禁忌：
（1）生物相容　　对胶原过敏
（2）多孔结构
（3）9~12个月吸收
（4）弹性、韧度适中
（5）耐压迫

图 5-4-4　神经导管

【述评】

（病例3、病例4）手部感觉功能十分重要。缺少感觉的手可谓"盲手"，不但失去保护，也难以胜任精细工作。感觉麻木本身也会对患者造成巨大困扰。

神经功能恢复依靠良好的局部血供及精细的手术吻合。过去，修复比较大的神经缺损必须实行自体神经移植，用次要部位的皮神经来修复手、足部位比较重要的感觉神经。但这种方式可带来神经供区的感觉障碍。近年来，以神经鞘管套接形式修复神经缺损已逐渐成熟，对小段神经缺损可获得良好的修复效果。相对于传统的神经移植，这种方式不但损伤小，而且手术操作更简单。

病例5　右手压砸伤清创，离断指骨移植

【病历简介】 患者男性，46岁，在家中进行机器维修时，右手不慎被重物挤压碾压，右示指、中指、环指完全离断，右拇指近节指骨粉碎性骨折。

【诊疗过程】 全身麻醉下行清创，切除失活组织，切除掌骨关节面软骨，创面以软组织覆盖。切除右拇指背侧碎裂皮肤，逐块取出近节指骨碎骨块，检查见右拇指远端血供良好，决定行指骨移植重建拇指：完整切取离断的右示指中节指骨，移植到拇指缺损处，克氏针固定。于右掌背设计旋转推进皮瓣，覆盖拇指背皮肤软组织缺损及移植指骨。皮瓣供区、掌骨残端用人工真皮覆盖，右手给予负压封闭引流（图5-5-1）。

【治疗结果】 术后1周二次手术，揭下人工真皮表面硅胶膜，见接受良好、肉芽新鲜。于其表面行刃厚皮片移植，修复创面。术后3周拔除克氏针，开始功能锻炼。

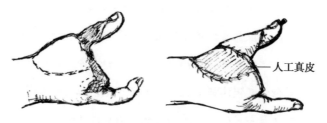

图5-5-1　右手毁损伤，拇指指骨缺损，用废弃指骨修复拇指指骨缺损，局部皮瓣修复软组织缺损

【述评】

　　这是一例颇有创意，也值得讨论的手术。术者结合患者伤情特点，利用离断手指重建拇指，这种努力是值得肯定的。但是，这种单纯包埋的指骨移植能否顺利成活难以确定；并且，为覆盖移植指骨而设计的局部皮瓣破坏了腕背部皮肤，对局部感觉和拇指运动都会带来影响。

　　相对更为稳妥方式是一期清创闭合创面，二期以足趾移植再造拇指、小指转位的方式重建对掌功能。如果对切除尚有血供的拇指远节感到可惜，也可以即刻切取第二足趾，行吻合血管神经的跖 - 趾关节游离移植。这样既能够实现拇指掌指关节的重建，又保留了拇指远节，术后形态预期较好；同样，移植足趾自带皮肤，无须破坏腕背侧组织。

　　严重毁损的肢体很难实现"完美"的修复。患者年龄、健康状况、致伤因素及时间、医生的经验和体力等都是影响手术方案的因素。通常，简单的方法就是最佳的方法。

病例 6   左手掌清创，肌腱移植

【病历简介】 患者男性，34 岁，左手背静脉注射可卡因，穿刺部位感染，手背皮肤坏死，伸指肌肌腱部分坏死。

【诊疗过程】 急诊于全身麻醉下行清创、左手深筋膜切开减压术，切除手背坏死皮肤及感染失活组织，畅通引流。术后 1 周手部感染得到控制、水肿消退，全身麻醉下行清创及肌腱修复术。切除掌背侧变性坏死的伸肌肌腱，从掌侧深筋膜切开减压切口切取掌长肌肌腱（约 4cm）。移植掌长肌肌腱修复背侧伸肌肌腱缺损，肌腱及软组织缺损区用人工真皮覆盖（图 5-6-1）。

【治疗结果】 术后 1 周在人工真皮表面行刃厚皮片移植，修复创面。

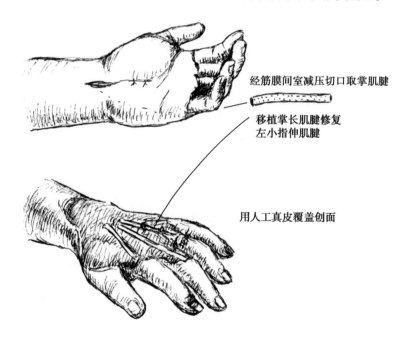

经筋膜间室减压切口取掌肌腱

移植掌长肌肌腱修复
左小指伸肌腱

用人工真皮覆盖创面

图 5-6-1　左手筋膜切开减压术后，伸指肌腱坏死，用掌长肌肌腱修复背侧伸肌肌腱缺损，
人工真皮覆盖创面

【述评】

　　人工真皮对肌腱外露创面能够有效覆盖，这是一种风险低、效果好的修复选择。即便因感染导致人工真皮受到破坏，也可以再次手术清创及复使用人工真皮。潜在的缺点是术后可能出现肌腱粘连。但对吸毒患者，这一选择是最好的。

　　对类似这一患者的创面，自体组织移植形式的修复方案包括以下几种：腹部带蒂皮瓣，前臂骨间背动脉皮瓣，以及游离股前外侧皮瓣等。然而，吸毒者皮肤浅静脉破坏情况无法预料、自控能力差，上述方案在本例均不在考虑之列。

第十八章　手部创伤二期手术

病例 7　右手肌腱粘连松解术

【病历简介】患者男性，26岁，右手掌切割伤、肌腱修复术后1年。右中指
　　　　　　伸直障碍，诊断为肌腱黏连（图5-7-1）。

【诊疗过程】全身麻醉下患肢外展位。沿瘢痕切开皮肤，屈伸患指判断黏连位
　　　　　　置，明确黏连位置在切口以远，浅、深屈肌肌腱均有黏连。松解
　　　　　　肌腱周围瘢痕束带，检查手指屈伸活动改善，检查肌腱愈合良
　　　　　　好，缝合手术切口（图5-7-2）。

【治疗结果】术后1周开始功能锻炼，肌腱功能恢复良好。

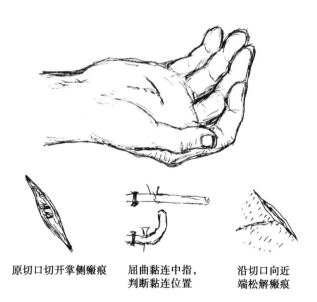

原切口切开掌侧瘢痕　　屈曲黏连中指，　　沿切口向近
　　　　　　　　　　　　判断黏连位置　　端松解瘢痕

图5-7-1　右手外伤术后1年，中指肌腱粘连

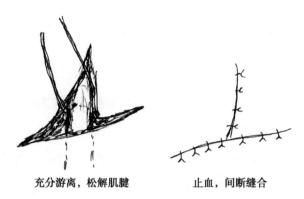

充分游离，松解肌腱　　　　　　止血，间断缝合

图 5-7-2　彻底松解黏连，皮肤间断闭合

【述评】

　　术后肌腱粘连很难彻底避免，可造成功能障碍。当规范的功能锻炼无法恢复手指功能时，就需要行肌腱瘢痕松解术。松解术中要准确判断肌腱粘连位置，予以彻底松解；同时，还要关注肌腱吻合口愈合质量，判断肌腱断端两侧是否在瘢痕内形成假性愈合。如果存在这种情况，对瘢痕进行广泛松解，就会造成局部缺血坏死，出现术后继发性肌腱断裂。针对此种情况，应当切除吻合口两端瘢痕，重新行肌腱吻合，必要时行肌腱移植。

病例 8 左拇指骨缺损重建，创面修复术

【病历简介】 患者男性，36 岁，左手外伤，拇指背皮肤软组织缺损，掌骨开放性骨折。一期行骨折复位、克氏针固定，创面清创后直接闭合。术后 2 周切口持续少量渗出，经抗感染、换药治疗 3 个月不愈合，X 线片检查见骨折未愈合，慢性骨髓炎、死骨吸收。

【诊疗过程】 术前行 Allen 试验，检查掌动脉弓通畅。全身麻醉下行左手拇指清创：沿坏死区扩大切除皮肤及软组织，切除坏死掌骨，用抗生素骨水泥充填骨缺损区。设计桡动脉逆行岛状瓣，自远及近在肌膜表面掀起皮瓣，桡动脉掩盖部结扎、切断血管束，注意将皮支携带入皮瓣，保护肌腱腱周膜完整。皮瓣逆行转移至拇指掌侧受区，间断缝合固定，供区植皮修复（图 5-8-1）。

【治疗结果】 术后皮瓣、皮片均顺利成活，按期拆线，感染得到控制；术后 3 个月行髂骨移植修复掌骨缺损。

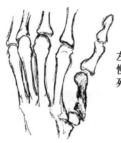

左拇指近节掌骨骨折，
慢性骨髓炎，骨缺损，
死骨形成

骨水泥

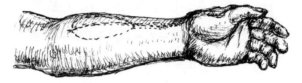

用桡动脉逆行岛状瓣修复创面

图 5-8-1　左拇指近节掌骨骨折，慢性骨髓炎，用骨水泥充填缺损，
桡动脉逆行岛状瓣修复创面

【述评】

　　患者为左拇指慢性骨髓炎、骨缺损。一期清创并以皮瓣覆盖，二期植骨的方式，能够有效保护腕掌关节、维护拇指术后功能。在皮瓣选择上，术者选择了桡动脉逆行岛状皮瓣。就该患者而言，缺损范围不大，鼻烟窝皮瓣、骨间背动脉岛状皮瓣、尺动脉腕上支皮瓣均能实现该缺损的修复。桡动脉逆行岛状瓣则创伤较大，虽然血供可靠，但要牺牲前臂一条主要血管，并非首选方案。

病例 9　　右拇指皮瓣修薄，小指截指术

【病历简介】患者男性，52岁，右拇指撕脱伤、软组织缺损，一期行腹部带
　　　　　　蒂皮瓣修复拇指，3周后断蒂。术后半年皮瓣臃肿，拟行皮瓣修薄。

【诊疗过程】全身麻醉下患肢外展位。沿原切口瘢痕切开皮瓣，在指骨表面剥
　　　　　　离，分离皮瓣掌侧半。修剪皮下脂肪，切除冗余皮肤，原位缝合
　　　　　　皮瓣，表面敷料加压包扎固定。右小指近节指间关节屈曲挛缩、
　　　　　　关节僵硬，行截指术（图5-9-1）。

【治疗结果】术后愈合顺利，按期拆线。半年后再次行背侧皮瓣修薄术。

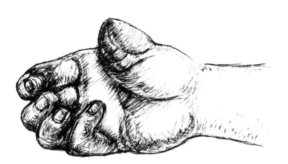

右手外伤术后，拇指腹部皮瓣修复术后（腹股沟皮瓣）

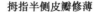

拇指半侧皮瓣修薄

小指指间关节平面截指

图 5-9-1　右拇指腹部带蒂皮瓣修薄，畸形小指截指

病例 10　虎口皮瓣修薄

【病历简介】患者男性，47岁，右手外伤、虎口皮肤缺损、示指缺损。一期
　　　　　　行示指残端修整，虎口用腹部带蒂皮瓣修复，术后3周断蒂。
　　　　　　术后半年行皮瓣初次修薄，此次为半年后第二次修薄。

【诊疗过程】全身麻醉下患肢外展位。沿原切口瘢痕切开皮瓣，在瘢痕表面剥
　　　　　　离，注意避免损伤神经。皮瓣近侧已修薄，此次修薄皮瓣远侧
　　　　　　半。修剪皮下脂肪，切除冗余皮肤，原位缝合皮瓣，表面以敷料
　　　　　　加压包扎固定（图5-10-1）。

【治疗结果】术后愈合顺利，按期拆线。

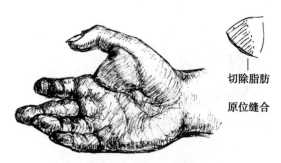

切除脂肪

原位缝合

右拇指虎口创面，腹部带蒂皮瓣修复后

图 5-10-1　虎口腹部带蒂皮瓣修薄

病例 11　示指缺损，腹部带蒂皮瓣修复术后，皮瓣坏死清创植皮

【病历简介】　患者男性，31岁，左示指电击伤，指端缺损伴指骨外露。一期行腹部带蒂皮瓣修复，术后3周断蒂，断蒂术后皮瓣出现远端坏死伴感染，行换药治疗1个月后未见愈合（图5-11-1）。

【诊疗过程】　全身麻醉下患肢外展位。清创切除坏死表皮，见局部组织已瘢痕化，刮除增生肉芽组织，无指骨外露。切取右大腿刃厚皮片，打孔拉网后覆盖创面。用凡士林纱布覆盖皮片，加压包扎固定（图5-11-2）。

【治疗结果】　术后大部分皮片愈合，残留少量创面，经换药愈合。

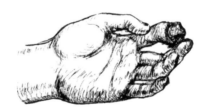

图 5-11-1　左手烧伤，示指腹部带蒂皮瓣修复术后，皮瓣断蒂后远端坏死

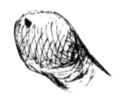 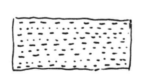 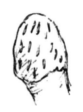

切除坏死组织，修平肉芽　　　左大腿外侧取刃厚皮　　　以组织胶水粘合皮片

图 5-11-2　植皮修复创面

【述评】

（病例 9 ~ 11）腹部带蒂皮瓣是修复手部创面的重要方法。其优点在于操作简单、血供可靠，适应证广；缺点是需要固定 3 周，二次手术断蒂，此外还包括腹部皮肤质地厚、修复后局部无感觉、坏损时容易滑动等。相对于各种显微修复方案，腹部带蒂皮瓣方法略显笨拙，但胜在安全，而且不会对手及上肢带来额外损伤。

病例 9 为拇指缺损，可采用鼻烟窝皮瓣与示指背皮瓣瓦合修复缺损，或采用拇甲瓣游离再造拇指；病例 10 为虎口开大，也适合采用游离皮瓣修复，或骨间背动脉皮瓣修复；而病例 11 虽然为电击伤指端缺损，仍然可以采用游离足趾移植的方式重建形态。

透过这几例患者，我们能够了解中美医生在手外伤治疗领域思维的一些差异。美国整形外科医生对足趾的利用十分谨慎，认为足对人的生活质量也十分重要。足踝专业（podiatrist）是美国特有的独立的医学分支，负责足踝部的多种疾病的治疗（住院医师培训期为 4 年）。因此，足趾移植的适应证通常仅限于足姆趾游离移植再造手拇指（toe to thumb transfer）等少数情况。过多动用足部资源解决手部问题并不被接受。

而在我国，现行的工伤保险、伤残鉴定等法规对手有特殊优待。目前，断指再植、手指再造等手术已经普及到基层单位，手外科也已经成为我国市场化程度较高的医疗领域。相反，美国的医疗保险体系对手术并发症有严格的控制，激进的治疗措施可能会带来高并发症问题，会对医生的职业声誉和经济利益带来不利影响。

美国外科同行对中国显微外科领域的成就和水平是认可的。经典著作《显微外科学》（Microsurgery）的人物介绍中第二位为我国的陈中伟教授。有许多著名的美国显微外科专家为华裔背景。维克森林大学医学中心整形外科的 Molnar 教授曾表示：文化、性格特质使中国人十分适合从事显微外科工作。笔者认为这是对我国显微外科工作的认可和肯定。

病例 12　右上肢再植术后，屈肘功能重建

【病历简介】　患者女性，5 岁，1 年前因车祸致右上肢完全离断，行断肢再植。术后再植肢体顺利成活，但局部软组织损伤严重，术后瘢痕挛缩，肘关节固定在屈曲位置。神经电生理检查见右上臂肱三头肌仍有力量，肱二头肌无肌电活动。拟采用背阔肌转位重建屈肘功能。

【诊疗过程】　全身麻醉后取平卧位，沿瘢痕挛缩带切开皮肤，探查血管神经。见上臂肱二头肌瘢痕化，对电刺激无反应。于瘢痕内分离肱动脉、静脉，松解正中神经及尺神经。显微镜下松解神经外膜。在瘢痕内逐渐松解血管束，对进入瘢痕内的血管分支予以结扎切断，逐渐游离至肘关节。切断肱二头肌腱膜尝试松解肘关节，见肱动脉受牵拉较重、血管长度不足。分离过程中肱静脉破裂，遂切取左下肢大隐静脉行血管移植，并延长肱动脉、静脉。血管移植体长度约 6cm，延长血管 3cm，继续松解肘关节，至关节可活动约 40°，利用周围软组织覆盖移植血管，间断闭合皮肤。术后移植血管通畅，患肢血供良好（图 5-12-1）。

　　于 3 天后再次手术。全身麻醉后取侧卧位，切取岛状背阔肌肌皮瓣（携带胸背神经），经皮下隧道转移至上臂。神经刺激仪检查肌肉有活力、电刺激下可收缩。将肌皮瓣远端固定在桡骨近端骨膜，梭形皮肤覆盖皮肤缺损，间断缝合。背阔肌肌皮瓣供区直接缝合。

【治疗结果】　术后切口顺利愈合。远期功能不详。

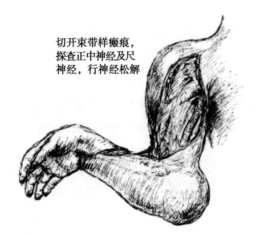
切开束带样瘢痕，
探查正中神经及尺
神经，行神经松解

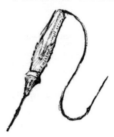
再植肢体血管神经均不
在解剖位置，埋于瘢痕内

神经电刺激仪（观察运动）

图 5-12-1　右上肢离断再植术后，屈肘功能重建术，一期手术进行血管神经探查

【述评】

　　患者一年前行右上肢断肢再植，前期手术情况具体不详。

　　术中电刺激正中神经及尺神经，前臂、手指可活动，显示神经顺利再生、功能良好。因此，松解瘢痕、重建屈肘活动可帮助患儿进一步改善右上肢功能。

　　对于这一例患者，分期手术是更好的选择。首先行关节及软组织松解，使患肢能够充分伸直，二期行背阔肌重建屈肘功能似乎更为理想。手术医生之所以选择一期完成手术，是因为患儿的保险公司要求必须在限定时间内完成治疗，医生只好将全部工作一并实施。虽然完成了一定程度的瘢痕松解和背阔肌移植屈肘功能重建，但远期效果究竟如何很难预料。当然，再植肢体能够有一定的功能，患儿已经比较幸运。

第十九章　手部瘢痕畸形整形

病例 13 左上肢烧伤后瘢痕松解、植皮、"Z"成形术

【病历简介】 患者男性，31岁，左上肢烧伤后1年，左肘部屈曲挛缩，左腕部挛缩畸形，小指伸直障碍。

【诊疗过程】 全身麻醉下左上肢外展位，标记松解部位（图5-13-1）。肘关节弧形切开、松解瘢痕，皮瓣退回近端后可覆盖肘窝。腕关节做垂直瘢痕的横向切口，切开松解瘢痕。左虎口设计"五瓣"，切开、松解瘢痕，交错皮瓣后对位缝合（图5-13-2、图5-13-3）。小指瘢痕行连续"Z"成形松解（图5-13-4）。腹部取全厚皮片，覆盖肘关节及腕部瘢痕松解后创面，打包固定（图5-13-5）。

【治疗结果】 术后2周拆线，瘢痕组织瓣成活，切口顺利愈合。患肢继续接受物理治疗及功能锻炼。

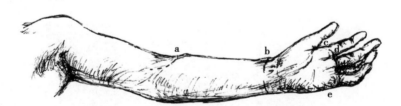

a. 肘部弧形松解；b. 腕部横形松解；c. 虎口"五瓣"成形；
d. 指蹼"五瓣"成形；e. 小指瘢痕连续"Z"成形松解

图5-13-1 右上肢烧伤后瘢痕挛缩，肘关节、腕关节及手指瘢痕松解

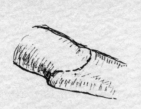 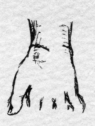 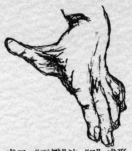

肘关节：横向弧形　　　腕关节：横向切开　　　虎口："五瓣"法+"Z"成形
切开松解

图 5-13-2　肘关节、腕关节及虎口切口设计

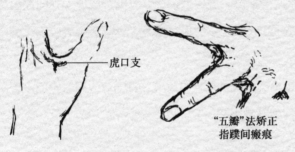

虎口支

"五瓣"法矫正
指蹼间瘢痕

图 5-13-3　松解虎口瘢痕，五瓣法松解其余各指蹼

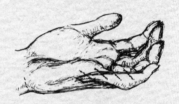

图 5-13-4　小指瘢痕尺侧行连续
"Z"成形松解

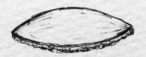

腹部取全厚皮片，供区直接缝合

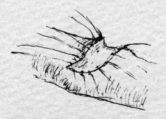 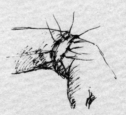

肘部以全厚皮片覆盖，植皮区打包　　　腕部植皮，打包

图 5-13-5　肘关节、腕关节松解后植皮修复

病例 14　手部烧伤后瘢痕松解成形

【病历简介】 患者女性，25岁，左手热水烫伤，一期行刃厚皮片植皮修复创面，术后拇指桡侧束带状瘢痕牵拉，虎口瘢痕挛缩、指蹼粘连（图5-14-1）。

【诊疗过程】 全身麻醉下左上肢外展位。横向切开拇指背侧瘢痕松解。二、三指蹼设计"Z"成形松解。虎口处设计"五瓣"成形，并向大鱼际延长切口，形成连续"Z"成形，松解大鱼际区瘢痕挛缩（图5-14-2）。

【治疗结果】 术后切口顺利愈合，行局部加压并继续物理治疗。患者定期接受类固醇瘢痕内注射及激光照射，促进瘢痕软化。

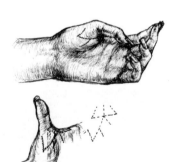

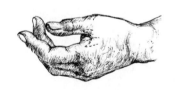

图5-14-1　左手烫伤后瘢痕增生伴虎口瘢痕挛缩，拟行局部皮瓣成形术

图5-14-2　虎口瘢痕挛缩，设计五瓣结合连续"Z"成形松解瘢痕，并行肌腱松解术

病例 15　左手烧伤后瘢痕松解、植皮术

【病历简介】　患者男性，2 岁，左手热水烫伤，一期行刃厚皮片植皮修复创面，术后示指出现挛缩，行物理治疗无效，行手术松解植皮（图 5-15-1）。

【诊疗过程】　全身麻醉下左上肢外展位。左示指瘢痕内设计鱼尾状切口，切开瘢痕，适当松解，使手指伸直，克氏针固定指间关节。瘢痕松解创面以腹股沟全厚皮片覆盖，打包固定。同法松解固定中指，用"Z"成形法闭合中指创面（图 5-15-2）。

【治疗结果】　术后 7 天拆包，皮片顺利愈合，拔除克氏针，行局部加压并继续物理治疗。

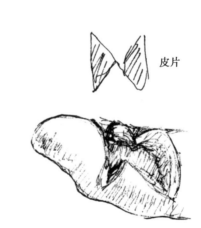

皮片

设计鱼口状切口，
松解左示指瘢痕

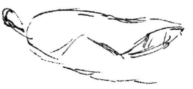

中指松解后交错皮瓣，
残余创面植皮

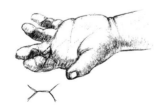

图 5-15-1　左示指、中指瘢痕挛缩，
　　　　　理疗效果欠佳，行手术松解植皮

图 5-15-2　切开、松解瘢痕，伸直手指，用克氏针固定，
　　　　　创面植皮修复

病例 16　左手烧伤后爪形手整复术

【病历简介】患者女性，3 岁，交通意外致全身多处烧伤，行自体皮片移植后创面愈合。术后左手发生严重的瘢痕挛缩，呈爪形手畸形。

【诊疗过程】手术分期进行。首次在全身麻醉下松解左侧腕关节，在左侧腕部设计弧形环状切口，在深筋膜表面松解瘢痕，复位腕关节及掌指关节。拇指背侧打入克氏针，固定腕关节；示、中、环指近节指骨背侧基底部进克氏针、固定掌指关节。腕部创面暂时用人工真皮覆盖，行负压封闭引流（图 5-16-1）。1 周后再次全身麻醉手术。见腕关节复位良好，人工真皮大部分接受（图 5-16-2）。在掌指关节处切开、松解瘢痕，并用克氏针固定指间关节，重新固定掌指关节，使手指充分伸直（图 5-16-3）。完成手指复位固定，于腹股沟取全厚皮，修成皮片（图 5-16-4），用桥式搁手架（hand bridge）固定手，皮片移植修复手指创面，手腕再次以人工真皮覆盖（增加软组织，图 5-16-5）。手部皮肤表面用不粘敷料覆盖，指蹼用海绵隔开（图 5-16-6），用负压手部套装（KCI hand bag）包裹加压（图 5-16-7）。7 天后取大腿刃厚皮片拉网移植于人工真皮表面，修复腕关节创面。

【治疗结果】术后 7 天拆包，皮片顺利愈合，腕关节、手指复位满意，左手略肿胀；拔除克氏针，行局部加压并继续物理治疗。

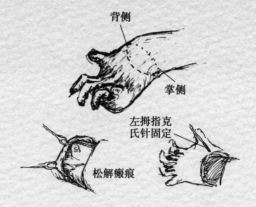

背侧

掌侧

左拇指克氏针固定

松解瘢痕

图 5-16-1 左手爪形手畸形，一期行左腕关节松解

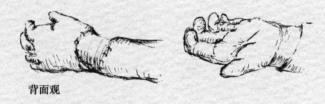

背面观

图 5-16-2 1 周后再次手术，腕关节复位，人工真皮愈着良好

切开皮肤，用于肌腱表面松解瘢痕，注意避免血管神经束损伤

用克氏针固定指尖关节与掌指关节，同法处理其余各指

图 5-16-3 在掌指关节处切开，松解、伸直各指，用克氏针固定掌指、指间关节

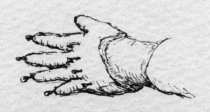

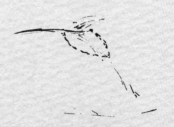

松解完成，去除人工真皮外层硅胶膜，注意保护肉芽，并修剪无活力组织

右腹股沟内侧取皮

图 5-16-4 完成手指复位固定，于腹股沟取全厚皮片

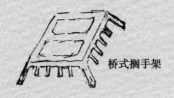

桥式搁手架

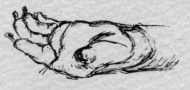

指掌侧创面植皮修复，腕部创面以人工真皮覆盖

图 5-16-5　用桥式搁手架固定手，皮片移植修复手指创面

不粘敷料

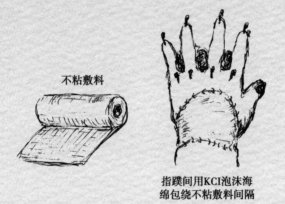

指蹼间用KCI泡沫海绵包绕不粘敷料间隔

图 5-16-6　手部皮肤表面用不粘敷料覆盖，指蹼用海绵隔开

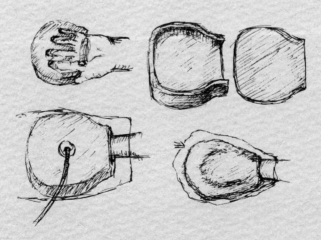

图 5-16-7　用负压手部套装包裹加压

【述评】

　　（病例13～16）手部烧伤后的瘢痕畸形整形也是手外科的重要工作。维克森林大学医学中心为区域烧伤中心，手部烧伤后瘢痕畸形整形病例也较多。

　　成人与儿童手部烧伤瘢痕整形的治疗方式有所差异。在成人，手术治疗目的是尽可能地恢复功能与改善形态。对成人而言，手的功能与形态都比较重要，而且自体皮肤来源相对充足，手部瘢痕整形应当追求彻底、完善，充分恢复手指活动能力，改善局部外观。对儿童而言，手术松解瘢痕的目的是帮助患儿顺利发育。儿童身体在生长发育过程中可塑性很强，物理治疗及功能锻炼对生长发育的帮助作用极为显著；手术仅为处理理疗锻炼无法改善及影响骨骼发育的瘢痕，因此应当谨慎、合理规划，手术方式不宜复杂，范围不宜过大，次数宁少勿多。

　　儿童手部关节韧带较松、肌肉力量弱，烧伤后瘢痕牵拉常带来明显的畸形；但这种畸形改变相较成人更容易实现复位。病例16为爪形手问题，成人类似情况需要彻底切除瘢痕，切开、松解挛缩的手内肌和关节副韧带，必要时要切开松解关节内粘连，这样才能彻底恢复手的纵弓及横弓，恢复手的正常功能和形态。术后创面也尽量选用全厚皮片或皮瓣修复；对于儿童患者，单凭克氏针固定就可以有效地实现关节复位。

第二十章　手部血管疾病治疗

病例 17   血管探查松解

【病历简介】患者女性，85 岁，半年前无明确诱因出现右手指疼痛、发绀，
反复出现，遇寒冷刺激时加重，近期症状持续出现。血管冷激发
试验检查为阳性，DSA 检查见右手拇指、示指及中指动脉充盈
缺如，掌浅弓无显影。初步诊断为血管顽固性痉挛。

【诊疗过程】全身麻醉下患肢外展位。超声多普勒标记尺动脉、桡动脉体表投
影。于桡动脉表面切开皮肤，探查见桡动脉痉挛，血管变细、质
硬。显微镜下行血管外膜切除。见血管外膜呈瘢痕改变，切除外
膜后血管逐渐充盈、扩张。同法探查尺动脉，尺动脉外膜病变较
轻，同样予以切除。经掌横纹切口切开皮肤及掌腱膜，探查掌
浅弓及指总动脉，镜下剥离血管外膜（图 5-17-1、图 5-17-
2）。见指总动脉血管外膜无病变。继续向近端探查桡动脉，见此
处血管外膜病变最严重，外膜显著增厚，包裹、压迫血管。切
除动脉外膜，血管恢复充盈（图 5-17-3）。于鼻烟窝处切开，
牵拉肌腱显露桡动脉，彻底切除病变血管外膜，解除血管压迫
（图 5-17-4）。检查见右手循环显著改善，颜色红润，温度恢
复正常。间断闭合手术切口。

【治疗结果】术后 2 周拆线。随访半年，血管挛缩未再复发。

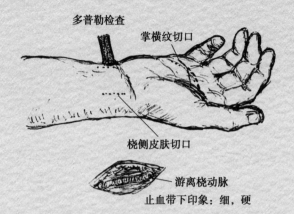

多普勒检查
掌横纹切口
桡侧皮肤切口
游离桡动脉
止血带下印象：细，硬

图 5-17-1　右拇指、示指循环障碍，反复发作，行血管探查，外膜切除术

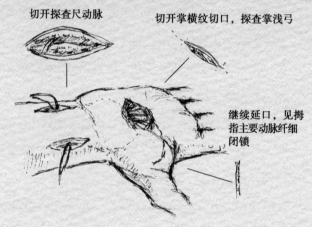

切开探查尺动脉
切开掌横纹切口，探查掌浅弓
继续延口，见拇指主要动脉纤细闭锁

图 5-17-2　依次探查尺动脉、桡动脉及掌浅弓，行动脉外膜剥离

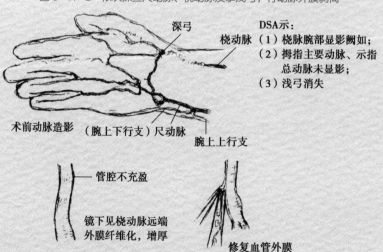

深弓
桡动脉
DSA示：
（1）桡脉腕部显影阙如；
（2）拇指主要动脉、示指总动脉未显影；
（3）浅弓消失

术前动脉造影　（腕上下行支）尺动脉
腕上上行支

管腔不充盈
镜下见桡动脉远端外膜纤维化，增厚
修复血管外膜

图 5-17-3　桡动脉远端外膜严重纤维化并挛缩，切除动脉外膜，血管恢复充盈

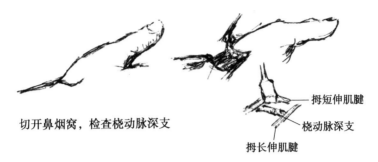

切开鼻烟窝，检查桡动脉深支

拇短伸肌腱

桡动脉深支

拇长伸肌腱

图 5-17-4　探查桡动脉至鼻烟窝，彻底切除病变血管外膜，解除血管压迫

【述评】

　　本例患者血管病变原因不明，怀疑与免疫损伤有关，术后病理报告病变血管外膜为纤维组织。

　　手术医生在术前进行了大量的准备工作，对手术必要性进行了充分论证。患者拇指、示指缺血症状进行性加重，有坏死截指风险；DSA 显示血管压迫持续存在，但有少量血流通过；术前预计病变可能与血管周围交感神经功能紊乱有一定关系，手术松解血管将有助于改善循环，必要时可实施病变血管切除、静脉移植。幸运的是，术中发现问题来自血管外膜病变，切除外膜后顺利解除了血管梗阻。

　　整形外科工作中经常面对一些未知问题。对于一些病因不明的临床特殊问题，医生运用知识与经验，谨慎分析、大胆解决，应对这种挑战性任务也是整形外科工作的吸引人之处。

病例 18 血栓闭塞性脉管炎截指创面二次清创

【病历简介】 患者男性，46 岁，因血栓闭塞性脉管炎导致右中指、环指坏死，截指后中指创面裂开，予以清创后再次缝合（图 5-18-1）。

【诊疗过程】 全身麻醉下清创，切除创缘皮肤，直至出现活跃出血；中指残留近节指骨予以切除，皮肤无张力缝合（图 5-18-2）。术区适当加压包扎。

【治疗结果】 术后 2 周拆线，切口顺利愈合。

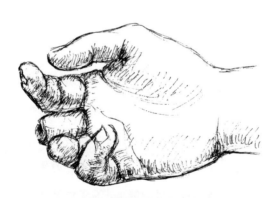

图 5-18-1 血栓闭塞性脉管炎截指术后切口裂开

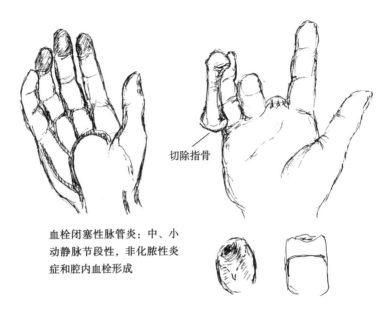

切除指骨

血栓闭塞性脉管炎：中、小
动静脉节段性，非化脓性炎
症和腔内血栓形成

图 5-18-2　切除创缘，咬除部分指骨后闭合切口

【述评】

　　血栓闭塞性脉管炎（Buerger 病）在青壮年中常见，以下肢受
累为主，呈进行性反复发作并加重。Buerger 病血管病变特点为内
膜病损呈节段性，因此对指端坏疽清创时，较难准确判断皮肤血
供、确定安全截指平面，有时可在术后发生继发性坏死。由于手掌
部血管有较丰富的交通支，Buerger 病在手部引起的坏疽很少累及
手掌。本例手术医生对继发坏死的手指直接选择在掌指关节平面截
指，目的是确保术后切口安全愈合。

第二十一章　并指畸形整形

病例 19　并指畸形整复

【病历简介】患儿男性，左手先天性并指畸形伴颅缝早闭，诊断为阿佩尔（Apert）综合征，即尖头并指/趾畸形。

【诊疗过程】出生后 3 个月于全身麻醉下行颅缝早闭整形，包括额部前移、顶部浮动颅骨瓣成形术，术后行头盔疗法。于出生后 6 个月行拇指、小指分指术，手术方式为切开缝合法。出生后 12 个月行拇指、小指指蹼加深术，设计指掌侧矩形瓣，易位修复指蹼，指根部创面植皮修复（图 5-19-1）。术后 18 个月行示指、环指分指术（图 5-19-2），掌侧设计连续"Z"形加矩形瓣切口，背侧设计舌状皮瓣覆盖指蹼。沿标记线切开后，交错三角形皮瓣修复指端，指根部植皮修复。左小指行楔形截骨，矫正侧弯畸形，用克氏针固定小指。

【治疗结果】术后皮片成活、创面顺利愈合，术后 3 周拔除克氏针。患儿接受功能锻炼，定期由理疗师协助被动活动手指。发育过程中酌情行手术松解瘢痕，矫正继发畸形。

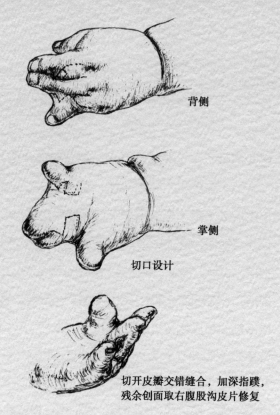

背侧

掌侧

切口设计

切开皮瓣交错缝合，加深指蹼，
残余创面取右腹股沟皮片修复

图 5-19-1　阿佩尔综合征患儿，拇指、小指分指术后

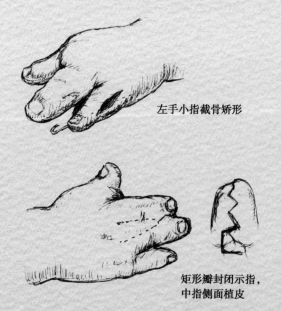

左手小指截骨矫形

矩形瓣封闭示指，
中指侧面植皮

图 5-19-2　18 个月后行示指、环指分指术，将发育不良的中指予切除

【述评】

　　阿佩尔综合征为常染色体显性遗传疾病。美国各儿童中心对阿佩尔综合征的治疗时间节点大致相同，颅颌面畸形从生后3个月开始，手部并指畸形整复从生后6个月开始，3岁之前完成。这一时间表充分利用儿童生长发育过程中的可塑性早期完成治疗，以最大限度地恢复功能。

　　在并指整复领域，已有新的术式设计可以完全利用手部皮瓣完成手术。维克森林大学医学中心整形外科的医生并不主张这种完全利用手部皮瓣的方式，而是认为在张力较大的指根区植皮，避免局部瘢痕增生，可获得更好的功能。对此，笔者认为，并指畸形治疗的关键在于避免继发畸形和功能障碍，密切的随访、系统的物理治疗和功能锻炼与手术同等重要，皮肤覆盖并非绝对核心问题。不同的覆盖方式之间孰优孰劣，可通过临床对照研究验证。

第二十二章　掌腱膜挛缩治疗

病例 20　"Z"形切口掌腱膜挛缩整形

【病历简介】　患者男性，75岁，无明显诱因右手掌出现皮下结节、手掌部皮肤皱缩伴手指伸直障碍，进行性加重 2 年。诊断为掌腱膜挛缩。

【诊疗过程】　于全身麻醉下行掌腱膜切除术。平卧位、患肢外展，上止血带。手掌部设计曲线形切口（图 5-20-1），切开皮肤，在病变的掌腱膜表面剥离皮瓣，充分显露掌腱膜（图 5-20-2）。由近侧向远侧切除掌腱膜，注意在屈肌腱两侧保护神经血管束。曲线切口切开环指、小指掌侧皮肤，在屈肌腱表面探查，找到移位的神经血管束加以保护（图 5-20-3），切除病变掌腱膜组织。松开止血带，创面彻底止血，检查皮瓣血供，切除血供不佳、皮下残留病变组织的皮肤，取下腹部全厚皮片移植修复手掌皮肤缺损。加压包扎、以石膏固定患肢。

【治疗结果】　术后 7 天拆除石膏，移植皮片成活。继续给予加压包扎 1 周。

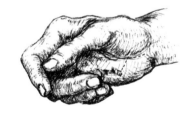

图 5-20-1　右手掌腱膜挛缩，中指、
　　　　　环指、小指屈曲挛缩

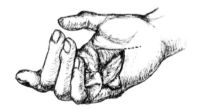

图 5-20-2　设计"Z"形切口，在病变组
　　　　　织浅面切开皮肤，分离皮瓣

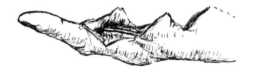

图 5-20-3　解剖神经血管束，彻底切除病变组织

病例 21 掌横纹切口掌腱膜挛缩整形

【病历简介】 患者男性，77岁，右手掌结节伴手指伸直障碍，诊断为掌腱膜挛缩。

【诊疗过程】 于全身麻醉下行掌腱膜切除术（图5-21-1）。平卧位、患肢外展，上止血带。沿掌横纹设计手术切口，挛缩较严重的右中指表面设计指腹侧斜向切口（图5-21-2）。切开皮肤，在病变的掌腱膜表面剥离皮瓣，显露掌腱膜。在屈肌腱两侧游离、保护神经血管束，并沿神经血管束向近端及远端分离后，广泛切除病变的掌腱膜（图5-21-3）。沿设计线切开中指近节掌侧皮肤，在屈肌腱表面探查，找到移位的神经血管束加以保护（图5-21-4），切除病变掌腱膜组织。松开止血带，创面彻底止血，闭合切口后。右手指伸直位加压包扎，以石膏固定患肢（图5-21-5）。

【治疗结果】 术后切口顺利愈合。

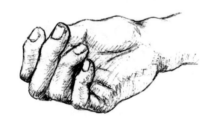

图 5-21-1 掌腱膜挛缩病例麻醉状态手位

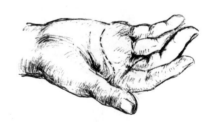

图 5-21-2 设计掌横纹切口，中指挛缩较重，另设计斜向切口

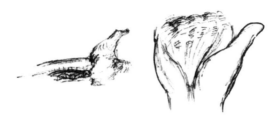

图 5-21-3　切开、分离皮瓣，解剖、保护神经血管束，逐块切除病灶

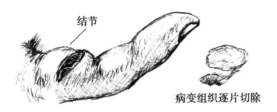

结节

病变组织逐片切除

图 5-21-4　斜向切口切开中指近节掌侧皮肤，
逐片切除皮下病变组织，保护神经血管束

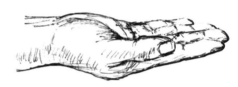

图 5-21-5　闭合切口，手指伸直位（掌侧）
石膏固定 1 周，开始功能训练

【述评】

　　（病例 20、21）掌腱膜挛缩是一种不明原因的掌腱膜疾病，表现为掌腱膜持续增厚、收缩，导致手指屈曲挛缩、活动障碍，多见于中老年人，男性多于女性。手术目的是切除病变组织，松解挛缩，恢复手指正常位置与功能。

　　掌腱膜挛缩手术切口设计并无统一标准，原则是利于显露掌腱膜，避免皮瓣坏死和术后瘢痕挛缩。病例 21 所采用的腕横纹切口，一般用于掌腱膜切断，但手术医生通过这一较局限的切口完成了掌腱膜的大部分切除，完善地保护了血管、神经，显示了娴熟的技艺。

　　掌腱膜挛缩术后最常见的并发症是皮瓣下血肿。在伸直位对手掌制动固定，能够保持掌侧皮肤适当张力，在一定程度上减少皮下死腔，有助于消除血肿。术中彻底止血、皮瓣下放置引流和适当的加压包扎同样重要。

第二十三章　手部慢性损伤与炎症

病例 22　右手狭窄性腱鞘炎腱鞘切开

【病历简介】　患者女性，56 岁，右手掌肿物伴疼痛，环指屈伸时卡压症状伴
　　　　　　　弹响，诊断为狭窄性腱鞘炎。

【诊疗过程】　手术在全身麻醉下进行。在左手环指屈肌肌腱表面设计掌横纹切
　　　　　　　口，约 1.5cm（图 5-22-1）。切开皮肤、皮下组织直至肌腱表
　　　　　　　面，见局部腱鞘狭窄、肌腱近端膨大为球形，肌腱在腱鞘内活动
　　　　　　　受限。于增厚腱鞘表面纵向切开，检查肌腱活动正常，腱鞘切缘
　　　　　　　两侧各切除约 1mm 组织，间断缝合切口。

【治疗结果】　术后 3 天开始关节活动，14 天拆线。环指活动恢复正常。

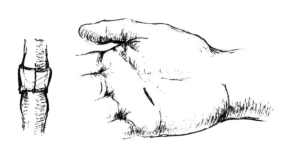

图 5-22-1　右环指狭窄性腱鞘炎，行腱鞘切开术

病例 23 左侧尺神经松解术

【病历简介】 患者男性，52岁，因左小指麻木、感觉减退就诊。行 X 线检查
及肌电图检查诊断为肘管综合征。

【诊疗过程】 全身麻醉下患肢外展位。尺神经沟表面"S"形切开皮肤、皮下
组织，剪开尺神经鞘管，镜下松解卡压部位神经外膜后，将神经
向尺侧牵拉保护。用骨刀凿除骨髁，咬骨钳修平边缘，消除对神
经的卡压（图 5-23-1）。神经复位，鞘管与周围软组织缝合保
护神经，闭合切口。

【治疗结果】 术后 2 周拆线。患肢神经卡压症状缓解。

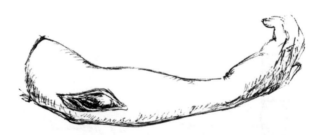

沿尺神经走行方向切开皮肤　　骨刀，咬骨钳咬平凸出尺骨髁

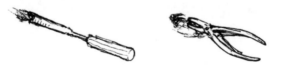

图 5-23-1　左侧肘管综合征、尺神经卡压，凿除骨髁，松解尺神经

病例 24　左侧腕管松解术

【病历简介】　患者女性，64岁，因左手指夜间麻木、感觉减退，拇指无力就诊。蒂内尔（Tinel）征阳性，行X线检查及肌电图检查诊断为腕管综合征（图5-24-1）。

【诊疗过程】　全身麻醉下患肢外展位。鱼际正中做2cm切口，适当做皮下分离，将腕管镜插入，在内镜影像导引下，导管内插入刀具，纵向切开屈肌支持带松解腕管（图5-24-2），闭合手术切口。手术时间约20分钟。

【治疗结果】　术后2周拆线。神经卡压症状缓解。

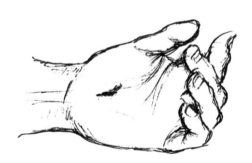

图5-24-1　左腕管综合征，正中神经卡压

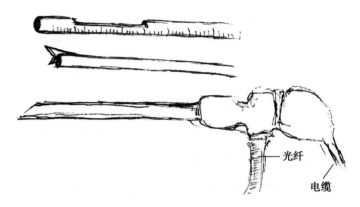

光纤

电缆

图 5-24-2　导入腕管镜，在内镜下切开屈肌支持带，近端不过腕横纹

【述评】

肘管综合征及腕管综合征是常见的上肢周围神经卡压疾病。周围神经疾病也属于手外科范畴，美国整形外科与骨科均开展相关工作。

腕管与肘管是神经周围由纤维组织构成的环状结构，起到对神经的支持、保护作用。纤维环内容物增加或纤维环容积减小，都会造成局部压力升高，造成远端神经功能障碍，包括感觉异常、麻木、肌肉萎缩等。采用微创手术松解鞘管，可在一定程度避免瘢痕问题。

病例 25　肌腱悬吊腕掌关节成形术

【病历简介】　患者女性，56 岁，右拇指麻木、感觉减退，拇指无力，指根部疼痛伴肿胀 1 年余，进行性加重，拇指活动受限。临床查体蒂内尔征阳性，肌电图检查提示腕管卡压，X 线检查见第一腕掌关节面破坏，诊断为腕管综合征、第一腕掌关节炎。拟行腕管松解，大多角骨切除，桡侧屈腕肌腱悬吊，腱球充填重建腕掌关节。

【诊疗过程】　全身麻醉下患肢外展位。第一掌骨桡侧缘标记手术切口，鱼际正中做 2cm 切口，切开掌腱膜行腕管松解（图 5-25-1）。沿设计线切开皮肤，用注射针头在关节韧带表面探查、定位关节间隙，切开韧带，X 线透视下确认关节间隙无误，切除病变的大多角骨（图 5-25-2）。用骨刀截除病变的掌骨头。沿截骨断面用克氏针在第一掌骨桡侧壁钻孔。拔除克氏针，将血管钳插入克氏针钻孔处撑开并适当旋转、扩大骨孔（图 5-25-3）。在前臂皮下做 3 处小切口，探查肌腱。提拉肌腱并观察手腕活动，找到桡侧屈腕肌肌腱。半横断、劈开桡侧屈腕肌肌腱，经皮下隧道游离至腕部大多角骨切除后缺损处（图 5-25-4）。将第一掌骨在外展位行双克氏针固定于腕骨。桡侧屈腕肌肌腱经掌骨骨孔穿出后反折，两股肌腱适当收紧后缝合固定。其余肌腱编织缝合，卷成腱球，填充大多角骨基底空腔，腱球与手舟骨行腱骨固定 2 针（图 5-25-5）。术后行石膏固定患肢。

【治疗结果】　术后 2 周拆线，3 周后拔除克氏针，行功能锻炼。患者拇指根部疼痛缓解，拇指力量逐渐恢复正常。

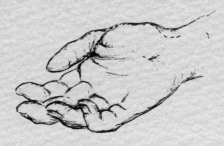

图 5-25-1　右拇指腕掌关节骨关节炎，设计弧形手术切口，行腕管减压

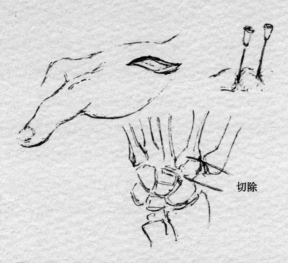

切除

图 5-25-2　用细针定位关节间隙，切除病变的大多角骨

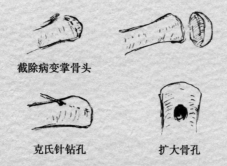

截除病变掌骨头

克氏针钻孔　　　　扩大骨孔

图 5-25-3　截除病变的掌骨头，克氏针钻孔，扩大骨孔

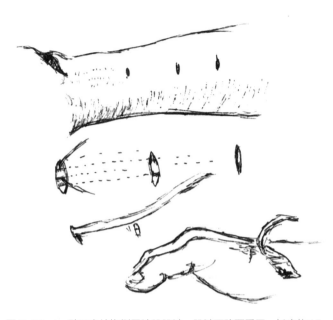

图 5-25-4　劈开半片桡侧屈腕肌肌腱，肌腱下移至受区，长度约 15cm

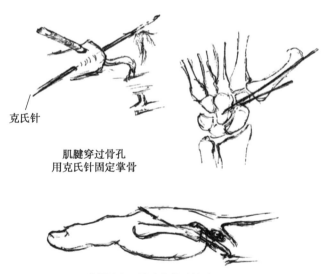

克氏针

肌腱穿过骨孔
用克氏针固定掌骨

腱骨固定，腱球充填无效腔

图 5-25-5　克氏针固定掌骨，肌腱编织缝合为腱球充填大多角骨基底空腔，腱骨固定

【述评】

　　骨关节炎是一种退行性病变，据统计我国一线城市发病率与欧美相当。第一腕掌关节是手部最易发生骨关节炎的部位，表现为疼痛、肿胀，拇指基底桡偏畸形，握力减弱。

　　这一疾病主要影响患者生活质量。手术切除病变关节并进行关节重建能够有效缓解症状，基本方法均包括大多角骨切除、肌腱充填，可选用的肌腱包括掌长肌肌腱、桡侧屈腕肌肌腱及拇长展肌肌腱等。不管采用何种术式，精细的操作是取得良好效果的保障。

　　目前这一手术在我国开展不多，随着人民生活水平的提高、对生活质量要求的提高，骨关节炎及类似的功能性疾病将受到更多的重视。

第六篇　美容外科

爱美之心，人皆有之，古今中外，概莫能外。从远古时代，就有采用穿刺/文身方式修饰人体、增加美感的有创美容操作。近代外科学形成后，应用外科技术改善人体缺陷、提高美感、逆转衰老表现的美容外科，已经成为社会生活中的重要内容。在某种程度上，美容外科承载了人们对美好生活的向往和期待，已经成为科技进步改善人类生活的重要例证。

美国的整形外科医生完成专科培训后通常有两个职业发展方向，要么进入教学医院，从事专科工作的同时开展一定的临床研究与教学工作；要么加入私人诊所，独立营业，通常以美容业务为主。前者有一定的社会地位上升空间，后者则收入相对较高。美国整形外科诊所以合伙人制为主，对于刚开始工作的新人，通常难以独立承担开办诊所的场地、设备、人员等巨额投入，因此，职业初始阶段通常是受雇于诊所，工作优秀、业务能力出色者可逐渐成为合伙人。

美国整形美容外科医生十分重视个人品牌的建立与维护。各种杂志广告中整形外科医生个人的营销广告十分常见。此类广告内容一般需要包括医生的培训经历、注册证书号等内容。因此，未经过正规培训者想在整形美容领域开展正式的工作十分困难。此外，并非独立营业的整形外科医生都仅开展美容业务，部分医生也会与当地医院签约，用一部分时间从事创面修复、手外科、显微外科、颅颌面外科等专科工作，承担社会责任并增加个人业务量。

维克森林大学医学中心美容外科与皮肤科同在一单独门诊部，整形外科医生轮值该门诊。美容门诊共有 4 间手术室，术后观察床 4 张，可开展全身麻醉手术。整形外科办公区也另有美容手术室 4 间。住院医生接触美容手术的时间一般在最后 2 年培训期间，与教授配合手术。培训第六年，住院总医生可以每周五在住院部美容门诊独自接诊患者并为其实施手术，手术费用减半。这一模式能帮助即将毕业的住院医生积累必要的经验，以顺利适应未来的工作，对费用敏感的患者也乐于接受这种服务，因为手术医生1 年后就会成为正式医生，在技术上是有保证的。当然，这种对雏鸟的放飞行为背后一定有教授的密切关注，以策安全。

乳房整形、面部提升、鼻整形等是美国最普遍的整形美容项目。美国肥胖者颇多，也应运而生了许多肥胖相关整形项目。

第二十四章　面部除皱

病例 1   脂肪注射 + 面、颈部除皱术

【病历简介】 患者女性，52 岁，面部皮肤松弛衰老表现，既往曾行面部除皱
术，拟行面部脂肪充填 + 面颈部除皱术。

【诊疗过程】 全身麻醉下平卧位。脐孔处切开 2mm 切口，注入肿胀液，行脂
肪抽吸。收集抽吸获得的脂肪，洗涤、离心后移入注射针筒内备
用。两侧鼻翼外缘、口角木偶纹（marionette line）表面做 2mm
小切口，以脂肪注射针在颊部及鼻唇沟皮下交叉制作隧道，推
注脂肪填充面部皮下软组织容量（图 6-1-1）。沿左侧发际一耳
前一耳后切口切开皮肤，在面部 SMAS 浅面剥离皮瓣，剥离范
围见图 6-1-2。耳前切口向颞部延长，局部沿帽状腱膜下剥离。
用 PTFE 线在面颊部 SMAS 表面做悬吊缝合，缝线在颞部切口
下方的帽状腱膜处收紧、打结，通过"微叠瓦"效应，提升中面
部 SMAS（图 6-1-2）。以组织钳夹住耳前、耳后两处皮瓣尖端，
向外上方提拉、张紧皮瓣。皮缘切开、定点缝合耳前上缘、耳后
缘皮瓣，切开、显露耳垂后，切除冗余皮肤（注意耳垂切开皮肤
略短于耳垂）。耳垂遗留小创面任其自愈，以避免术后局部瘢痕牵
拉（图 6-1-3）。同法处理对侧。创面彻底止血，检查两侧皮肤
张力基本一致，间断缝合皮下组织及皮肤。颞部发际内切口以钉
皮机钉合。以棉垫及无菌敷料加压包扎（图 6-1-4）。

【治疗结果】 麻醉清醒后，患者由家人陪护回家。术后 1 周拆线，4 周后水肿
大部分消退，患者对手术效果满意。

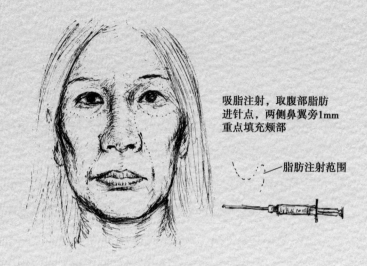

吸脂注射，取腹部脂肪
进针点，两侧鼻翼旁1mm
重点填充颊部

脂肪注射范围

图 6-1-1　面部脂肪充填＋面颈部除皱术前正面观

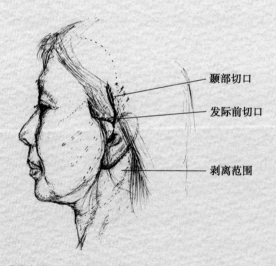

颞部切口

发际前切口

剥离范围

图 6-1-2　取颞部发际—耳前—耳后切口，在 SMAS 表面剥离，折叠悬吊 SMAS

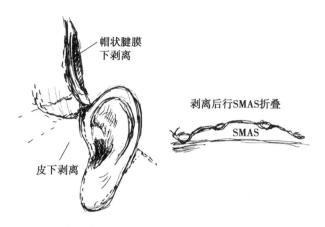

图 6-1-3　颞部切口在帽状腱膜下剥离，收紧 SMAS，悬吊固定在颞筋膜上

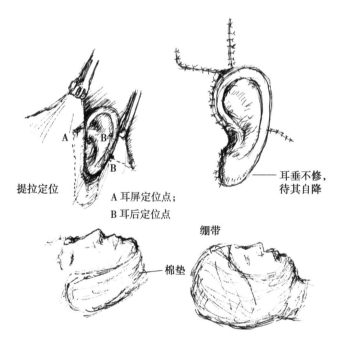

图 6-1-4　无张力状态下修剪冗余皮肤，间断缝合

病例 2　全面部除皱术

【病历简介】　患者女性，63 岁，面部皮肤松弛，行面部脂肪注射充填、内镜下眉提升 + 中面部除皱术。

【诊疗过程】　全身麻醉下平卧位。额部发际内做 3 处约 1.5cm 的纵向切口，置入内镜，于帽状腱膜下、骨膜表面层次剥离（图 6-2-1）。至眶上 3cm 处水平切开骨膜，行骨膜下剥离。额顶切口下剥离骨膜，用电钻于颅骨外板钻孔，置入皮钉（3.5mm）；向上方拉紧额部皮肤至适当位置，检查额部皮肤，见皱纹展平、两侧眉位置对称自然，向下压紧皮肤、将之固定于皮钉上。额部皮肤切口以钉皮机钉合。

　　脐孔处切开 2mm 切口，注入肿胀液，行脂肪抽吸。收集脂肪，洗涤、离心备用。两侧鼻翼外缘、口角处做 2mm 小切口，脂肪注射针头在皮下交叉制作隧道，注射脂肪填充面部皮下软组织容量。沿左侧发际缘一耳前一耳后切口切开皮肤，于 SMAS 浅面剥离皮瓣，剥离范围见图 6-2-2。耳前切口向颞部延长，局部在帽状腱膜下剥离。用缝线在面颊部 SMAS 表面做悬吊缝合，固定在颞部切口下方的帽状腱膜上，形成"微叠瓦"效应提升中面部 SMAS（图 6-2-2）。以组织钳夹住耳前、耳后两处皮瓣尖端，向外上方提拉、张紧皮瓣，定点缝合、切除冗余皮肤；耳垂缘遗留小创面任其自愈（图 6-2-3）。同法处理对侧。创面彻底止血，检查两侧皮肤张力基本一致，间断缝合皮下组织及皮肤。颞部发际内切口以钉皮机钉合。

　　颏下皮纹切口切开，在颈阔肌表面剥离，切除少量皮下脂肪。拉拢缝合两侧颈阔肌，矫正"火鸡颈"畸形（图6-2-4）。
梭形切除冗余皮肤，连续皮内缝合闭合切口。

用抗生素生理盐水梳洗头发，清除血块；以棉垫及无菌敷料
加压包扎术区（图6-2-5）。

【治疗结果】 麻醉清醒后，患者由亲属陪护回家。术后1周拆线。额部皮钉
待自然吸收，局部皮肤褶皱不明显。患者对手术效果满意。

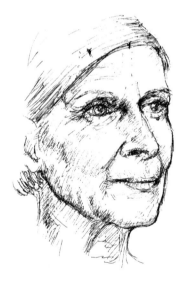

图 6-2-1　发际内 3 个小切口行内镜下眉提升，
经口角切口行面部脂肪注射填充

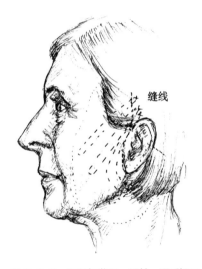

图 6-2-2　取颞部发际一耳前一耳后切口，
在 SMAS 表面剥离，折叠悬吊 SMAS

缝线

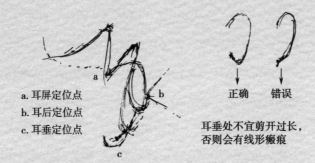

a. 耳屏定位点
b. 耳后定位点
c. 耳垂定位点

正确　错误

耳垂处不宜剪开过长，
否则会有线形瘢痕

图 6-2-3　修剪冗余皮肤，间断缝合

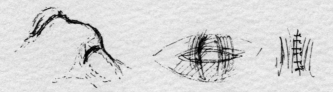

颏下横形切口，剥离颈阔肌，
拉拢缝合，矫正"火鸡颈"

缝合肌肉
去除少量皮下脂肪

图 6-2-4　颈阔肌折叠缝合矫正"火鸡颈"畸形

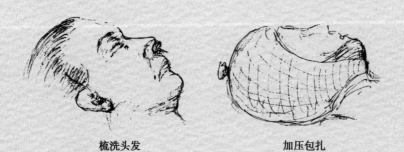

梳洗头发　　　　　　　加压包扎

图 6-2-5　术后清洗，加压包扎

病例 3　面、颈部除皱＋上睑成形＋额部激光除皱术

【病历简介】　患者女性，61 岁，1 年前接受内镜下眉提升术。因中面部皮肤松弛，拟行面部除皱、上睑成形术（图 6-3-1）。

【诊疗过程】　全身麻醉下沿左侧发际缘一耳前一耳后切口切开皮肤，于SMAS 浅面剥离皮瓣，剥离范围上至颧弓下缘，下至下颌角下3cm，内侧近鼻唇沟。耳前切口向颞部延长，局部在帽状腱膜下剥离。用缝线做面颊部 SMAS 悬吊缝合，固定在颞部切口下方的帽状腱膜上。水平切开颧弓下方 SMAS，适当剥离后向上方折叠缝合。下颌角下缘"L"状切开颈阔肌，向外上方拉紧颈阔肌，折叠缝合（图 6-3-2）。用细吸脂针行颈部皮下脂肪抽吸。沿颏下皮纹切口切开，在颈阔肌表面剥离，拉拢缝合两侧颈阔肌、矫正"火鸡颈"畸形（图 6-3-3）。以组织钳夹住耳前、耳后两处皮瓣尖端，向外上方提拉、张紧皮瓣，定点缝合、切除冗余皮肤。皮瓣下均匀注射止血纤维蛋白凝胶 5ml，闭合皮肤切口（图 6-3-4）。颞部发际内切口以钉皮机钉合。发下正中设计辅助切口，切除冗余皮肤，皮内缝合关闭切口（图 6-3-5）。

　　在眼轮匝肌表面梭形切除上睑松弛皮肤（睑成形术），连续缝合上睑切口（图 6-3-6）。

　　额部行激光除皱（激光参数：100mJ，100Hz，0.30s），自两侧耳后切口各留负压引流管 1 根，清洗后以棉垫及无菌敷料加压包扎术区（图 6-3-7）。额部激光照射区以杆菌肽油膏涂抹保护。

【治疗结果】　麻醉清醒后，患者由亲属陪护回家。术后 1 周拆线，患者对手术效果满意。

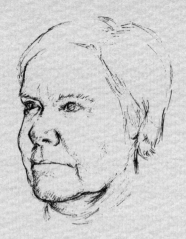

图 6-3-1 面颈部除皱，术前患者左侧 45° 外观

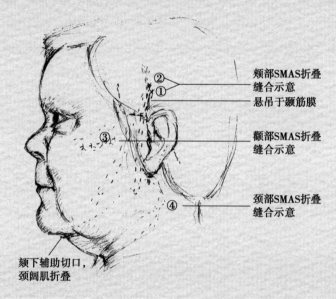

② 颊部SMAS折叠
① 缝合示意

悬吊于颞筋膜

颞部SMAS折叠
缝合示意

颈部SMAS折叠
缝合示意

颏下辅助切口，
颈阔肌折叠

图 6-3-2 剥离面颈部皮肤，切开、折叠缝合颈部 SMAS

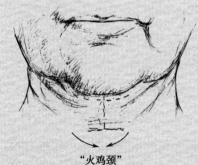

颈部处理：
颈部细针吸脂，沿横形皮纹
切口切开皮肤、沿中线切开
颈阔肌，去除部分脂肪，折
叠颈阔肌

"火鸡颈"

图 6-3-3 吸脂集合颈阔肌折叠矫正 "火鸡颈"

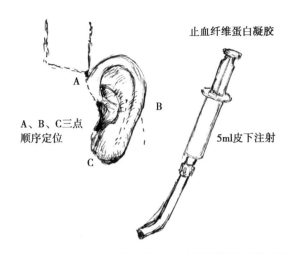

图 6-3-4　切除冗余皮肤，皮瓣下均匀注射止血纤维蛋白凝胶，闭合切口

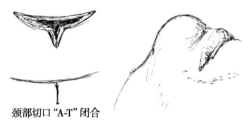

图 6-3-5　于切口正中切除颈部冗余皮肤（"A-T"皮瓣），避免"猫耳"畸形

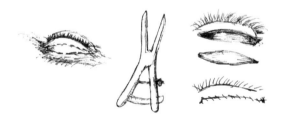

图 6-3-6　于眼轮匝肌表面切除上睑松弛皮肤，连续缝合切口

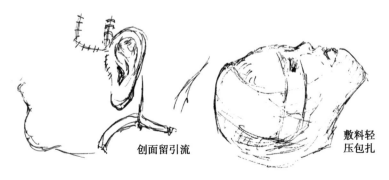

图 6-3-7　皮瓣下留引流管，敷料加压包扎

病例 4 内镜下眉提升 + 面、颈部除皱术 + 上下睑成形术

【病历简介】 患者女性，77 岁，面部皮肤松弛。拟行内镜下眉提升 + 面颈部除皱术、上下睑成形术。

【诊疗过程】 全身麻醉下平卧位。额部发际内做 3 处约 1.5cm 长的纵向切口（图 6-4-1），置入内镜，于帽状腱膜下、骨膜表面层次剥离；至眶上 3cm 处水平切开骨膜、行骨膜下剥离，提升额部皮肤。额顶切口下剥离骨膜，用电钻于颅骨外板钻孔，置入皮钉（3.0mm）；向上方拉紧额部皮肤后向下压紧，固定于皮钉上。额部皮肤切口用钉皮机钉合（图 6-4-2）。

沿左侧发际缘—耳前—耳后切口切开皮肤，于 SMAS 浅面剥离皮瓣（图 6-4-3，注：SMAS 与皮肤有垂直方向的纤维韧带样结构，分离过程中如难以确定分离层次，可用钝头剪刀做垂直方向撑开，再行离断）。耳前切口向颞部延长，局部在帽状腱膜下剥离。用 3-0 缝线做面颊部 SMAS 悬吊缝合，固定在颞部切口下方的帽状腱膜上。水平切开颧弓下方 SMAS，适当剥离后向上方折叠缝合。用组织钳夹住耳前、耳后两处皮瓣尖端，向外上方拉张、定点缝合，切除冗余皮肤。耳垂缘遗留小创面任其自愈（图 6-4-4）。同法处理对侧，创面彻底止血，检查两侧皮肤张力基本一致，间断缝合皮下组织及皮肤。颞部发际内切口以钉皮机钉合。

颏下皮纹切口切开，在颈阔肌表面剥离，切除少量皮下脂肪。拉拢缝合两侧颈阔肌，矫正"火鸡颈"畸形（图 6-4-5）。梭形切除冗余皮肤，连续皮内缝合切口。

用平头镊夹持上睑松弛皮肤，标记确定切除皮肤范围；用两脚规检查两侧切除皮肤宽度基本一致。于眼轮匝肌表面梭形切除上睑松弛皮肤，切除1mm宽眼轮匝肌。打开眶隔，切除上睑内侧眶脂肪团，连续皮内缝合上睑切口（图6-4-6）。

下睑睫毛下2mm处切开皮肤，在眼轮匝肌表面向下方剥离3mm后切开眼轮匝肌。眶隔表面分离至眶下缘，打开眶隔切除3团下睑眶脂肪，眶隔与骨膜缝合固定。切除冗余的皮肤与眼轮匝肌，用5-0缝线穿过眶外侧缘骨膜，缝合悬吊眼轮匝肌瓣（外眦锚着），预防下睑退缩；间断缝合下睑切口（图6-4-7）

检查见额部皮钉出现松动，重新行颅骨钻孔，再次固定。口唇行激光除皱（激光参数：100mJ,100Hz,0.30s，图6-4-8）。清洗头发及皮肤，以棉垫及无菌敷料加压包扎术区。

【治疗结果】 麻醉清醒后，患者由亲属陪护回家。术后1周拆线。额部皮钉待自然吸收，局部皮肤褶皱不明显。患者对手术效果满意。

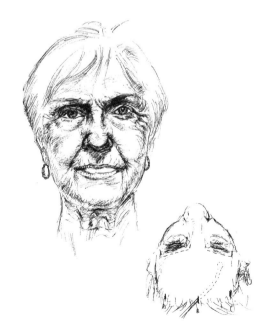

图6-4-1 77岁女性，术前正面观，经发际内切口行额部提升

396

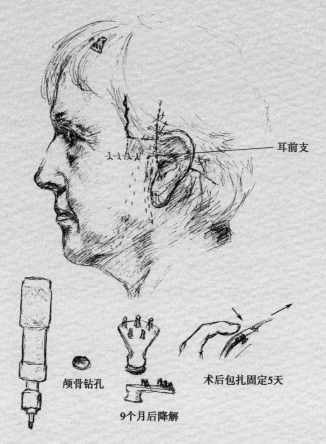

耳前支

颅骨钻孔

9个月后降解

术后包扎固定5天

图 6-4-2　额部提升采用颅骨表面钻孔、皮钉（聚乳酸材质）固定提升皮肤，术后包扎固定 5 天；中面部切口行 SMAS 悬吊

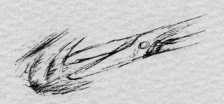

分离时如不确定正确层次，可用直剪（组织剪）于皮肤、SMAS间钝性撑开

图 6-4-3　中面部皮瓣分离时可用钝头剪刀做垂直皮肤方向分离，帮助判断分离层次

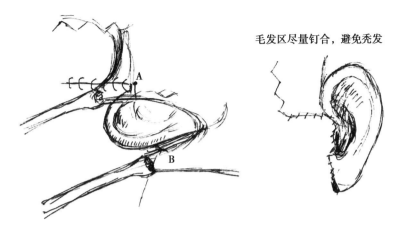

图 6-4-4　切除冗余皮肤，闭合面颈部切口，毛发区用钉皮机钉合，发际前缘设计"Z"形切口
以隐蔽瘢痕，耳垂下缘不做缝合

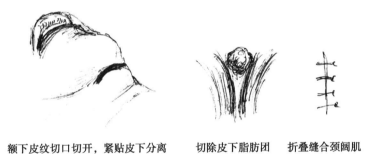

额下皮纹切口切开，紧贴皮下分离　　切除皮下脂肪团　　折叠缝合颈阔肌

图 6-4-5　经颏下横切口折叠缝合颈阔肌矫正"火鸡颈"畸形

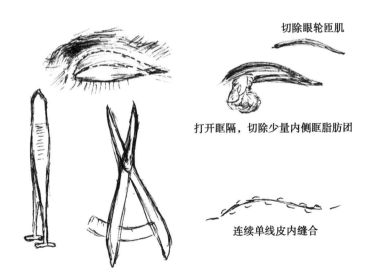

图 6-4-6　切除上睑松弛皮肤，打开眶隔，切除少量疝出的内侧眶脂肪，连续皮内缝合上睑切口

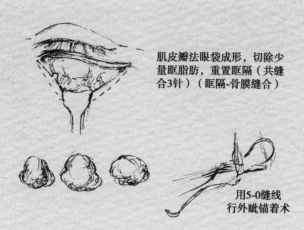

肌皮瓣法眼袋成形，切除少量眶脂肪，重置眶隔（共缝合3针）（眶隔-骨膜缝合）

用5-0缝线行外眦锚着术

图 6-4-7　下睑成形，行外眦锚着预防下睑退缩及外翻

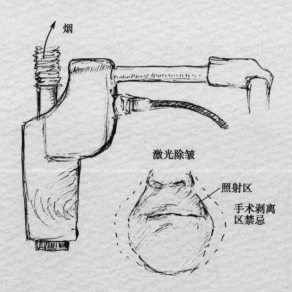

烟

激光除皱

照射区

手术剥离区禁忌

图 6-4-8　切除冗余皮肤，间断缝合下睑皮肤切口，上下唇行激光除皱

病例 5　内镜下眉提升 + 面、颈部除皱 + 招风耳整形术

【病历简介】　患者男性，68 岁，面部皮肤松弛。行内镜下眉提升 + 面颈部除皱、招风耳整形术。

【诊疗过程】　全身麻醉下平卧位。额部发际前方做 3 处约 1.5cm 长的纵向切口（图 6-5-1）。置入内镜，于帽状腱膜下、骨膜表面层次剥离；至眶上 3cm 处水平切开骨膜，行骨膜下剥离，提升额部皮肤。额顶切口下剥离骨膜，用电钻于颅骨外板钻孔，置入皮钉（3.5mm），向上方拉紧额部皮肤后向下压紧，固定于皮钉上。额部皮肤切口以钉皮机钉合（图 6-5-2）。

沿左侧发际缘—耳前—耳后切口切开皮肤，于 SMAS 浅面剥离皮瓣（图 6-5-3）。耳前切口向颞部延长，局部在帽状腱膜下剥离。用 3-0 的缝线做面颊部 SMAS 悬吊缝合，固定在颞部切口下方的帽状腱膜上。水平切开颧弓下方 SMAS，适当剥离后向上方折叠缝合。以组织钳夹住耳前、耳后两处皮瓣尖端，向外上方牵拉、定点缝合，切除冗余皮肤；耳垂缘遗留小创面任其自愈（图 6-5-4）。同法处理对侧。创面彻底止血，检查两侧皮肤张力基本一致，间断缝合皮下组织及皮肤。颞部发际内切口以钉皮机钉合。

检查见额部皮钉出现松动，重新行颅骨钻孔，再次固定（图 6-5-5）。颈部自颏下缘正中切开 2mm 皮肤，行脂肪抽吸，纠正局部臃肿外观（图 6-5-6）。

用平头镊夹持上睑松弛皮肤，于眼轮匝肌表面梭形切除上睑松弛皮肤，连续皮内缝合上睑切口。下睑外侧缘切口切开，在眶

隔表面分离，切除冗余的皮肤与眼轮匝肌，用5-0的缝线穿过眶外侧缘骨膜，缝合悬吊眼轮匝肌瓣（外眦锚着，图6-5-6）。

以直针在耳郭正面定位对耳轮上角，穿透软骨及皮肤；梭形切除耳背侧两针之间的皮肤，保留软骨膜完整（图6-5-7）。在直针穿出处进针，用编织线水平褥式缝合耳软骨，使软骨折叠，褥式缝合共计2针。耳甲腔软骨与耳后筋膜做1针缝合，加深颅耳间沟。间断缝合闭合耳后切口（图6-5-8）。

【治疗结果】麻醉清醒后，患者由亲属陪护回家。患者对手术效果满意。

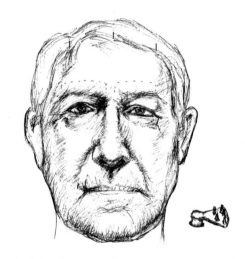

图6-5-1　全面部除皱术前正面观，额部设计三处切口

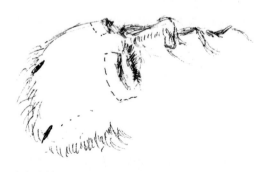

图6-5-2　额部内镜下除皱切口设计在发际线下方，剥离层次在帽状腱膜下、骨膜表面，至眶上3cm处转至骨膜下

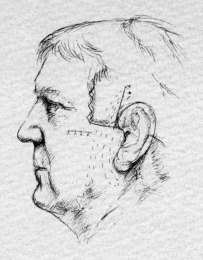

图 6-5-3　面颈部手术切口及 SMAS 悬吊

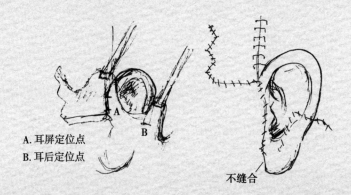

A. 耳屏定位点
B. 耳后定位点

不缝合

图 6-5-4　提拉定点，切除冗余皮肤，钉合毛发区，耳垂下方切口保持敞开，任其自愈

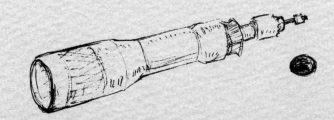

图 6-5-5　检查见额部皮钉松脱，重新于颅骨钻孔固定，置入可吸收皮钉

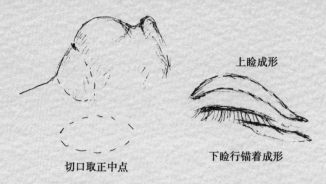

图 6-5-6　颈部吸脂、矫正颈部皮肤松弛，上睑成形，下睑仅切开外眦、行外眦成形

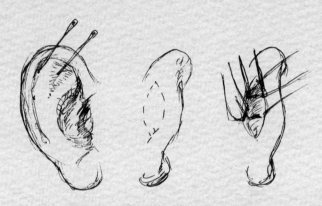

图 6-5-7　耳软骨折叠法矫正招风耳畸形

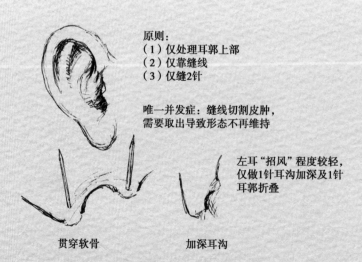

原则：
（1）仅处理耳郭上部
（2）仅靠缝线
（3）仅缝2针

唯一并发症：缝线切割皮肿，
需要取出导致形态不再维持

左耳"招风"程度较轻，
仅做1针耳沟加深及1针
耳郭折叠

图 6-5-8　贯穿褥式缝合折叠对耳轮上脚，共行 2 针缝合，耳甲腔软骨与耳后
筋膜缝合，加深耳沟

【述评】

（病例1~5）在微整形盛行的时代，人们愿意接受快餐式的美容服务：微创、便捷，效果立竿见影。在这样的背景下，面部除皱术略微显得"费力且不讨好"：创伤大、恢复期长，而且风险高。然而在美国，面部提升术仍然是主要的面部年轻化方式，一生中接受两次或两次以上的面部除皱者不在少数。

面部提升是一种综合运用多种技术的艺术。从单纯的面部皮肤下除皱，到SMAS下除皱，再到骨膜下除皱，随着经验的积累和解剖研究的深入，虽然对"最佳"的除皱手术方案仍然没有一致意见，但手术方式的丰富反而使人们更为理性。评价手术方式的标准不仅是"先进性""远期效果"等进步标准。手术安全性、术后并发症发生率，甚至是手术时间、人工成本等都成为考量因素。

针对患者特点建立个体化的除皱手术方案是某种共识，但医生采取的手术方式却时常具有倾向性。这取决于手术医生对患者面部衰老特征的理解把握及对远期效果的预见性，以及对某种术式的熟练程度。美国的手术室按照时间收费，因此，坚持某种熟练的手术方式显然有助于降低手术总费用、提高性价比。某种程度上，这也是诸如"某某式面部除皱——我的多少例经验"类似的题目在国外学术会议屡见不鲜的原因。维克森林大学医学中心MalcolmMarks教授认为这种经验报告是有价值的——前提为报告人是诚实的。

　　维克森林大学医学中心整形外科几位教授对于面部除皱的手术方式基本接近：对面部软组织容量不足、骨骼特征突出的患者，一般采用脂肪移植充填面部软组织容量，脂肪充填后再进行面颈部皮肤剥离。眉提升通常采用内镜下操作，皮钉是固定皮瓣的主要形式。面颈部提升手术切口则主要采用发际内切口与发际切口结合的方式，避免对颞部毛发区切除过多，导致耳前秃发。手术顺序安排上，通常先进行额部提升，然后进行组织容量恢复（脂肪移植），再行中面部、颈部提升，最后进行眼睑部手术。激光照射去除面部细纹也比较常用，通常在面部除皱手术完成后实施。对手术剥离过的皮肤不主张行激光照射，以防止皮肤血供受到破坏，发生局部组织坏死。

　　虽然这些病例看似重复，但笔者仅仅记录了术者大量工作的冰山一角，仔细体会各有细微不同。医生对某种术式的偏爱往往是多年工作沉淀的结果：例如，在进行招风耳整形时，术者提及了一篇文献，建议笔者只要借鉴文献方法手术即可。这是建立在大量的阅读和实践经验基础上的宝贵建议，很幸运我可以按图索骥找到那篇文献。

第二十五章 　腹壁整形

病例 6　　腹壁整形术

【病历简介】　患者女性，38 岁，多次孕产，下腹部皮肤松弛，与全身不成比例。

【诊疗过程】　直立位标记下腹部手术切口，初步确定切除组织范围。全身麻醉后取仰卧位，沿标记线（髂耻线）切开皮肤，在腹壁腱膜表面剥离，注意在腱膜表面保留薄层脂肪组织。以尖拉钩在脐孔上下缘垂直牵拉、张紧皮肤，环形切开脐孔，继续向上剥离皮瓣，直至肋弓下缘（图 6-6-1）。中线劈开皮瓣，边切开边向下拉检查皮肤张力，至腹壁皮肤平整、张力适中，确定切除皮肤范围。在腹中线折叠缝合腹直肌前鞘、横向收紧腹壁，切除冗余皮肤。沿两侧腹直肌鞘外缘做数针皮下缝合，将皮瓣适当拉紧后固定在深部组织上（张力技术，tension technique，图 6-6-2）。缝线穿过脐周腱膜组织与脐环真皮缘，暂不打结，将预留缝线引出，与皮瓣做皮下缝合，加深脐孔（图 6-6-3）。间断皮下缝合腹壁切口，经切口行脂肪抽吸，使腹壁切口更加平整，皮下腱鞘形态隐现，连续皮内缝合闭合切口（图 6-6-4）。术后腹壁以弹力服加压。

【治疗结果】　麻醉清醒后，患者由亲属陪护回家。术后 4 天拔除皮下引流，患者对手术效果满意。

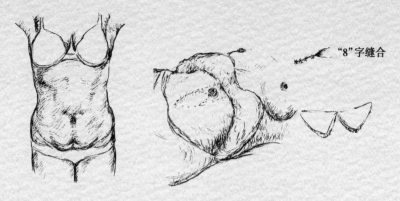

图 6-6-1 下腹壁皮肤松垂，腹壁整形

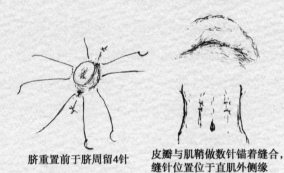

脐重置前于脐周留4针　　皮瓣与肌鞘做数针锚着缝合，缝针位置位于直肌外侧缘

图 6-6-2 脐重置，张力技术固定腹部皮瓣

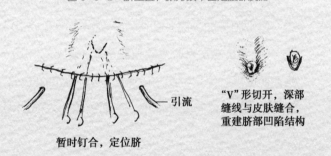

引流

暂时钉合，定位脐　　"V"形切开，深部缝线与皮肤缝合，重建脐部凹陷结构

图 6-6-3 皮肤切口间断钉合，定位脐在皮瓣表面的位置，缝合加深脐孔

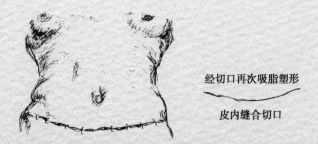

经切口再次吸脂塑形

皮内缝合切口

图 6-6-4 间断皮下缝合腹壁切口，吸脂塑形

病例 7   腹壁整形术 + 隆胸术

【病历简介】 患者女性，39 岁，下腹部皮肤松弛，小乳合并乳房下垂。行下
腹部成形、假体法隆乳、乳头上移（图 6-7-1）。

【诊疗过程】 直立位标记下腹部手术切口，初步标记新的乳头位置，预估切除
范围。全身麻醉后取仰卧位，做乳晕下纵向切口，切开皮肤、腺
体组织，在胸大肌后间隙剥离，置入硅胶水囊，于半卧位注水，
估测假体容量（图 6-7-2）。选择合适大小的假体，用塑料膜漏
斗协助导入假体（图 6-7-3），乳晕下皮肤向中央收紧，调整张
力，用钉皮机暂时钉合（图 6-7-4），半卧位检查两侧乳房形
态，用记号笔标记皮肤，确定去表皮范围，上移乳头，下极皮肤
去表皮后直接缝合（图 6-7-5）。腹壁皮下注入肿胀液，行吸脂
术；沿吸脂平面剥离并切除冗余皮肤（图 6-7-6）。用 1-0 缝
线"8"字折叠缝合收紧腹直肌前鞘（图 6-7-7），于半卧位沿
腹直肌腱膜外缘将腱膜与皮瓣皮下组织做间断缝合（张力技术，
图 6-7-8），最后重置脐孔，连续皮内缝合闭合下腹部切口（图
6-7-9）。

【治疗结果】 术后腹壁及胸部以弹力服加压。患者对手术效果满意。

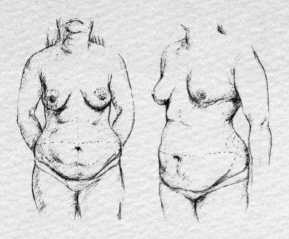

图 6-7-1　患者腹部皮肤松弛、小乳伴乳房下垂，
术前正侧面观

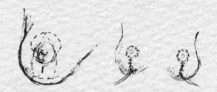

图 6-7-2　在乳晕下方做 2cm 小切口切开
皮肤，剥离胸大肌后间隙，置入硅胶水囊，
于半卧位注水，估测假体容量

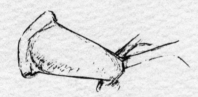

图 6-7-3　用塑料膜漏斗协助导入假体

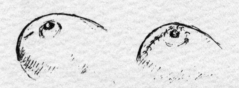

图 6-7-4　用钉皮机钉合皮肤模拟收紧皮肤，
调整乳头位置

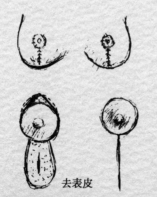

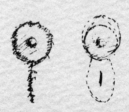

标记切口范围，去表皮重置乳头

去表皮

闭合隆胸切口

图 6-7-5　标记钉合皮缘，去表皮，重新定位乳头、乳晕，皮内缝合切口

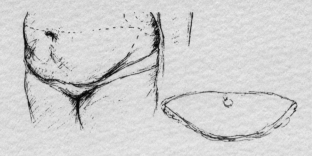

图 6-7-6　腹壁皮下注入肿胀液，行吸脂术，沿吸脂平面剥离并切除冗余皮肤，继续行腰部吸脂

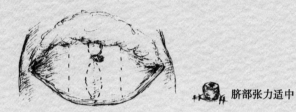

脐部张力适中

图 6-7-7　脐部张力适中，用 1-0 缝线 "8" 字折叠缝合收紧腹直肌前鞘

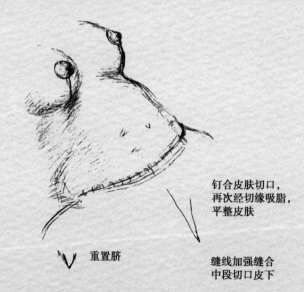

钉合皮肤切口，
再次经切缘吸脂，
平整皮肤

重置脐

缝线加强缝合
中段切口皮下

图 6-7-8　于半卧位沿腹直肌腱膜外缘将腱膜与皮瓣皮下组织做间断缝合（张力技术）

1. 右侧皮下缝合点
2. 下方皮下缝合点
3. 左侧皮下缝合点

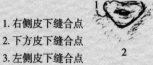

三点皮下缝合，
使重建之脐更立体

连续缝合
闭合切口

图 6-7-9　重置脐孔

【述评】

多次孕产女性易出现下腹部皮肤松弛，因此，腹壁整形在美国十分流行。随着我国二孩政策的实施以及人们对美好生活的需求增长，这一手术在我国将可能出现增长趋势。

腹壁整形的手术方式基本是固定的，包括松垂组织切除、腹壁结构加强以及脐重置三个主要步骤。术前需要判断腹膨隆是否由腹内容物增加引起，了解是否存在腹外疝，测量腹直肌分离宽度等。

在具体操作细节上，腹壁成形术中，剥离皮瓣不宜紧贴腹直肌鞘，而要保留薄层脂肪组织，有利于避免术后血清肿。张力技术是一种递进式的皮下减张缝合。通过这种缝合一方面可以减少切口皮肤张力、部分消除死腔，同时能够重建腹直肌腱膜与真皮之间的纤维联系，使术后腹壁形态更为生动。脐重置是腹壁成形中的关键步骤，对术后形态十分重要。一般采用"V"形切口或倒"V"形切口，使术后脐周皮肤相对松弛，在一定程度上避免瘢痕牵拉，造成脐形态改变。深部缝合定位并加深脐孔是脐重置中的关键技术，通过这一缝合能够重建脐部的自然凹陷形态，并避免瘢痕外露。

腹壁成形可与吸脂术相结合。术前吸脂能够建立皮下隧道，帮助皮瓣分离；也可在腹部手术完成后再进行吸脂。下腹部脂肪通常较薄且松软，上腹部脂肪相对较厚、偏致密，因此直接缝合的切口容易出现台阶样改变，通过脂肪抽吸能够解决这一问题。另外，在腹壁松弛较重的患者，髋腰部脂肪较厚且腹壁肌肉腱膜结构松弛，应警惕切除组织时损伤腹壁肌肉或误入腹腔。

第二十六章　乳房美容整形

病例 8　隆乳术

【病历简介】　患者女性，34岁，乳房过小。自乳房下皱襞切口行假体隆胸术，患者选择盐水假体（图6-8-1）。

【诊疗过程】　全身麻醉下仰卧位，上肢外展。取乳房下皱襞切口，长约3cm，在胸大肌下剥离，植入盐水假体，组装注水导管。在半卧位边注水边观察形态，至形态满意（单侧注水总量420ml），拔除注水导管。间断缝合皮下组织，连续皮内缝合闭合切口（图6-8-2）。

【治疗结果】　术后以弹力服持续加压。患者对手术效果满意。

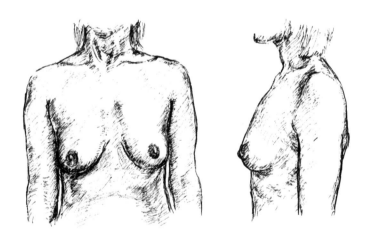

图6-8-1　乳房过小患者，术前正侧位观

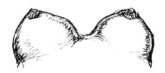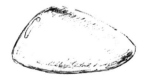

盐水假体，边注水边观察　　　　　　　盐水假体
形态，双侧各注水420ml

图6-8-2　采用乳房下皱襞切口，在胸大肌下置入盐水假体

病例 9　　假体隆乳后包膜挛缩，假体置换

【病历简介】　患者女性，36 岁，第三次乳房手术后。双侧假体隆乳术后包膜挛缩，右侧乳房假体下移，局部皮肤菲薄。

【诊疗过程】　全身麻醉下仰卧位，上肢外展。取右侧乳房下皱襞切口，长约5cm。在胸大肌下剥离，切开纤维囊，取出假体，放射状切开、松解纤维囊。置入硅胶水囊，在半卧位边注水边观察形态，松解皮下黏连，直到形态满意。将脱细胞异体真皮缝合于乳房下皱襞处，加强乳房下极组织；用塑料膜漏斗导入新的乳房假体，缝合固定异体真皮上极，连续皮内缝合闭合切口（图 6-9-1）。

【治疗结果】　术后以弹力服持续加压。随访 3 个月未见挛缩及形态改变，患者对手术效果满意。

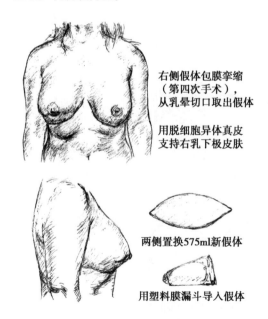

右侧假体包膜挛缩（第四次手术），从乳晕切口取出假体

用脱细胞异体真皮支持右乳下极皮肤

两侧置换575ml新假体

用塑料膜漏斗导入假体

图 6-9-1　右侧假体包膜挛缩，取出假体，植入脱细胞异体真皮加强右乳下极，置换新假体

病例 10　假体隆乳，乳头上移

【病历简介】　患者女性，39 岁，经产妇，乳房过小伴乳房皮肤松垂，行假体隆乳及乳房松弛皮肤整形，乳头上移（图 6-10-1）。

【诊疗过程】　术前直立位初步定位乳头上移位置，标记乳房基底剥离范围。全身麻醉下仰卧位，上肢外展。取乳晕下垂直切口，长约 3cm。切开皮肤及腺体，在胸大肌下剥离，置入盐水假体，患者半卧位注水并观察乳房形态，同时上移乳头、收紧乳房下极皮肤，用钉皮机暂时固定，检查乳房形态满意，乳头位置对称（图 6-10-2）。标记去表皮区范围，切开皮肤、剥离表皮，拔除盐水假体注水管，上移乳头，间断缝合腺体及皮下组织，连续皮内缝合关闭切口（图 6-10-3）。

【治疗结果】　术后以弹力服持续加压。患者对手术效果满意。

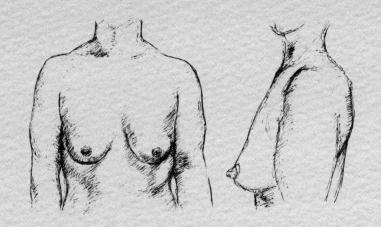

图 6-10-1　乳房过小、乳房松垂患者，术前正侧位观

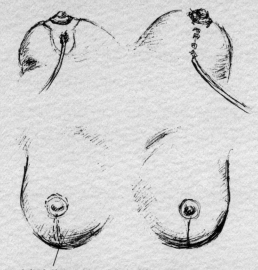

右侧术前即略低，乳头亦略低于对侧

图 6-10-2　经乳晕下口，剥离胸大肌后间隙，置入盐水假体，患者半卧位注水后观察乳房形态，重新定位乳头、乳晕，钉皮机暂时钉合、标记

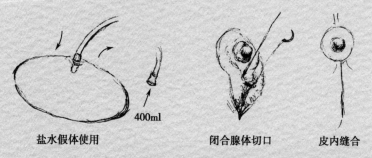

盐水假体使用　　　　　　　闭合腺体切口　　　皮内缝合

图 6-10-3　置入盐水假体，注水 400ml，闭合腺体，标记区域再次去表皮，重置乳头、乳晕，皮内缝合

病例 11　假体隆乳术后，假体取出及乳房缩小成形

【病历简介】　患者女性，34岁，假体隆乳术后，乳房下垂伴不对称，拟行假
体置换及乳房缩小成形（图6-11-1）。

【诊疗过程】　全身麻醉下仰卧位，上肢外展。自下皱襞切口取出乳房假体及包
膜，行垂直上蒂法乳房缩小成形。标记去表皮区，保留乳头、乳
晕，两侧切除少量腺体组织，以倒"T"形钉合皮肤。半卧位检
查见两侧乳房皮肤张力适中、形态满意。于乳房最凸点定位新的
乳头、乳晕位置，画线标记。标记区去表皮，将乳头、乳晕向上
移位后（上蒂轻微折叠），间断缝合皮下组织，连续皮内缝合闭
合切口（图6-11-2）。

【治疗结果】　术后以弹力服持续加压，两侧乳房下垂得到矫正，患者对手术
效果满意。

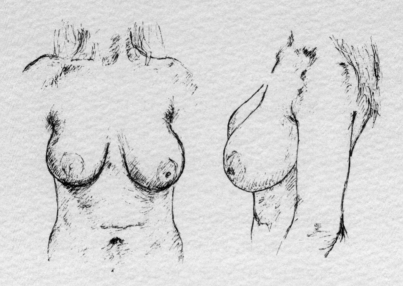

图 6-11-1　假体隆胸术后乳房下垂，两侧不对称

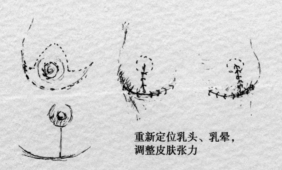

重新定位乳头、乳晕，调整皮肤张力

图 6-11-2　取出假体，行松弛皮肤切除及乳头重置术

【述评】

（病例8～11）乳房美容手术为自费项目，在美容门诊实施手术，比在医院手术室能够相对节省费用。例如，手术可在静脉复合麻醉、口咽通气支持下完成；门诊人员配置限于麻醉护士、巡回护士和手术医生，人工费用更少；患者麻醉清醒后观察1～2小时即可回家，不需要住院。这些都可以节约患者的手术开支。

与国内情况类似，部分乳房整形患者对术后形态有很高的要求。来教学医院就诊的患者中，术后修整者占一定的比例，常见反复多次手术者。对这类患者，术前大量耐心地沟通工作十分必要，以建立患者对手术合理的预期。

隆乳术是最常见的乳房美容项目。相比而言，美国求美者对术后乳房体积要求更高。手术入路选择方面，下级襞入路、乳晕下垂直切口入路比较常见，腋窝入路则相对少，这或许与穿衣习惯有关。此外，美国患者对乳房皮肤松弛问题比较敏感，隆胸过程中切除乳房下极冗余松弛皮肤的情况比较常见。这一特点以白色人种不易出现瘢痕增生问题为基础，而且与审美习惯有关。有了这一基础，医生在手术设计上更加自如，能够通过附加切口，在假体置入后将乳头、乳晕调整至理想位置。手术思路可以大致归纳为：首先决定充填容量（体积），进而行皮肤张力调整、切除冗余松弛皮肤（张力），最后调整乳头、乳晕位置（位置）。这种手术方式对哺乳后出现皮肤松弛的患者非常适用，但也有一定的不足，如额外瘢痕问题，以及皮肤感觉的破坏等。

虽然异体脱细胞真皮在乳腺癌术后乳房再造的应用很普遍（用于加强乳房下极），但单纯隆乳术很少使用这一材料。

第二十七章　鼻整形

病例 12　　驼峰鼻整形

【病历简介】　患者女性，14 岁，鼻背隆起（驼峰鼻）、鼻尖肥大，鼻中隔偏曲（图 6-12-1）。

【诊疗过程】　全身麻醉下仰卧位。标记鼻尖、鼻侧投影，设计鼻小柱阶梯样切口，注入肿胀局部麻醉液以便于剥离，减少术中出血（图 6-12-2）。沿设计线切开鼻小柱，黏膜取鼻翼软骨下缘入路，用中指抵住鼻翼，二爪拉钩牵拉协助显露，用剪刀在下外侧软骨表面剥离，充分游离鼻背皮瓣，显露下外侧软骨（图 6-12-3）。用尖刀劈开鼻翼间韧带，显露鼻中隔软骨。继续向上松解上外侧软骨，充分显露鼻中隔；保留 1cm 宽支架，切取鼻中隔软骨（图 6-12-4）。沿扭曲线切开鼻中隔软骨移植体，将相对平直的软骨条以齿钳压榨，破坏软骨应力，留作鼻背充填用；骨刀行鼻侧壁基底部截骨（图 6-12-5）。锉平鼻背骨性凸起，将压榨后的软骨条水平填充于鼻中隔软骨支架表面，PDS 缝线固定（图 6-12-6）。未行压榨处理的另一条鼻中隔软骨条用于支撑鼻小柱（图 6-12-7），梭形切除下外侧软骨头端软骨条（鼻尖头侧修剪），收紧缝合、缩窄鼻翼；取左耳甲腔软骨填充鼻背（图 6-12-8）。在穹窿间缝合下外侧软骨，收紧鼻尖，用盾形耳软骨抬高鼻尖，闭合皮肤切口（图 6-12-9）。鼻根部用骨刀截骨，手法缩窄鼻根（图 6-12-10）；置入鼻中隔夹板，贯穿缝合固定；外部用热塑形夹板固定（图 6-12-11）。

【治疗结果】　术后 10 天拆除鼻中隔夹板。随水肿逐渐消退，鼻通气明显改善，患者对形态满意。

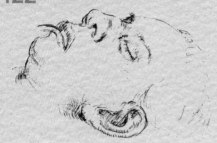

图 6-12-1 患者鼻尖肥大、驼峰鼻，术前侧面观

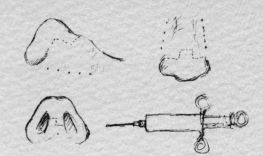

图 6-12-2 标记鼻尖鼻侧体表投影，设计鼻小柱阶梯样切口，注入肿胀局部麻醉液控制出血

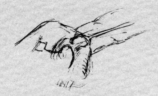

用中指抵压外翻鼻孔（结合拉钩）切开鼻黏膜

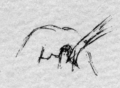

用弯剪自软骨表面游离鼻黏膜

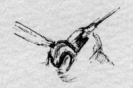

游离鼻翼软骨

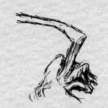

用长拉钩牵开，劈开两鼻翼软骨，显露鼻中隔

图 6-12-3 切开鼻黏膜，剥离显露鼻软骨

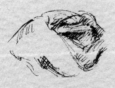

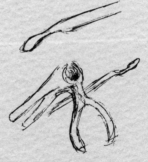

用尖刀划开鼻翼软骨与中隔间纤维联系，分离鼻中隔软骨

在鼻内镜视野下进一步松解软骨

图 6-12-4 游离、松解鼻翼软骨，在内镜下切除鼻中隔软骨，保留 L 形鼻中隔软骨支架（约 1cm 宽）

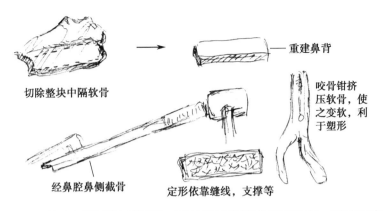

切除整块中隔软骨

重建鼻背

经鼻腔鼻侧截骨

定形依靠缝线,支撑等

咬骨钳挤压软骨,使之变软,利于塑形

图 6-12-5　沿鼻中隔软骨扭曲线切开,将相对平直的软骨条以齿钳压榨,破坏软骨应力,留作鼻背充填用,骨刀行鼻侧壁基底部截骨

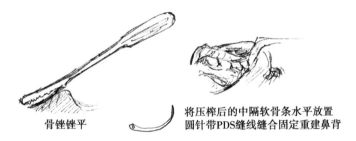

骨锉锉平

将压榨后的中隔软骨条水平放置圆针带PDS缝线缝合固定重建鼻背

图 6-12-6　锉平鼻背骨性凸起,将压榨后的软骨条重建鼻背

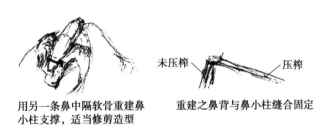

用另一条鼻中隔软骨重建鼻小柱支撑,适当修剪造型

未压榨　　压榨

重建之鼻背与鼻小柱缝合固定

图 6-12-7　未行压榨处理的另一条鼻中隔软骨条用于支撑鼻小柱

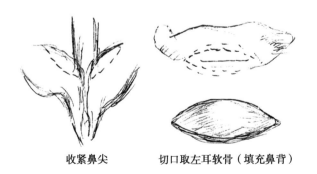

收紧鼻尖

切口取左耳软骨(填充鼻背)

图 6-12-8　梭形切除下外侧软骨头端部分软骨条,收紧缝合,缩窄鼻翼(鼻尖头侧修剪),取左耳软骨填充鼻背

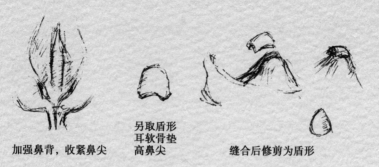

加强鼻背，收紧鼻尖　　另取盾形耳软骨垫高鼻尖　　缝合后修剪为盾形

图 6-12-9　用耳软骨条充填鼻背，缝合收紧鼻尖，用盾形耳软骨抬高鼻尖，闭合皮肤切口

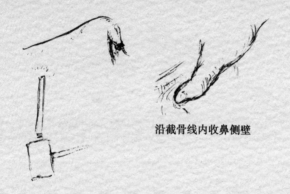

沿截骨线内收鼻侧壁

图 6-12-10　鼻根部截骨，手法缩窄鼻根（经皮间断鼻外侧截骨）

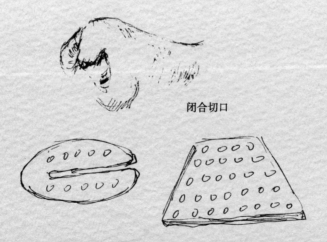

闭合切口

图 6-12-11　贯穿缝合两侧鼻中隔夹板，外部用热塑形夹板固定

病例 13 歪鼻 + 驼峰鼻整形

【病历简介】 患者女性，17岁，歪鼻（轻度右偏）、驼峰鼻畸形，右侧鼻通气略差。拟行鼻综合整形（图6-13-1）。

【诊疗过程】 全身麻醉下仰卧位。设计鼻小柱阶梯样切口，左侧鼻黏膜注入肿胀局部麻醉液，取鼻翼软骨上缘切口切开黏膜，鼻内镜下切除鼻中隔软骨偏曲部分（图6-13-2）。沿设计线切开鼻小柱，经鼻翼软骨下缘入路切开黏膜，充分游离鼻背皮瓣，显露下外侧软骨。折断12号尖刀片刀尖，用刀刃切除凸起的上外侧软骨及鼻中隔软骨（图6-13-3），锉平骨性鼻背，褥式缝合上外侧软骨，收窄鼻背（图6-13-4）。切除下外侧软骨头端部分软骨条，保留5mm左右带状软骨条（鼻尖头侧修剪），收紧缝合，缩窄鼻翼，以鼻中隔软骨条支撑鼻小柱（图6-13-5）。缝合收窄鼻尖，经皮间断鼻外侧截骨，贯穿缝合两侧鼻中隔夹板，外部以热塑形夹板固定（图6-13-6）。

【治疗结果】 术后7天拆除鼻中隔夹板。鼻通气明显改善，患者对形态满意。

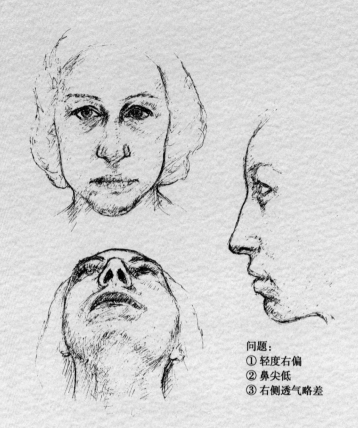

问题：
① 轻度右偏
② 鼻尖低
③ 右侧透气略差

图 6-13-1　歪鼻、轻度驼峰鼻术前正、侧、仰视位观

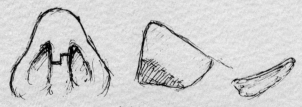

鼻内切口下剥离：切除鼻中隔软骨

图 6-13-2　设计鼻小柱阶梯样切口，在鼻内镜下切除偏曲的鼻中隔软骨

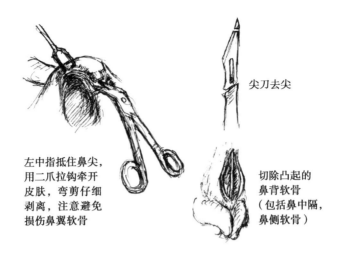

左中指抵住鼻尖，
用二爪拉钩牵开
皮肤，弯剪仔细
剥离，注意避免
损伤鼻翼软骨

尖刀去尖

切除凸起的
鼻背软骨
（包括鼻中隔，
鼻侧软骨）

图 6-13-3　切开鼻小柱及鼻翼下缘鼻内切口，尖刀修平凸起的上外侧软骨

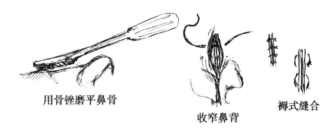

用骨锉磨平鼻骨　　　　　收窄鼻背　　　　褥式缝合

图 6-13-4　锉平骨性鼻背，褥式缝合上外侧软骨，收窄鼻背

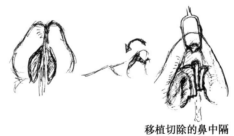

移植切除的鼻中隔
软骨条支撑鼻小柱

图 6-13-5　切除下外侧软骨头端部分软骨条，保留 5mm 左右带状软骨条（鼻尖头侧
　　　　　　修剪），收紧缝合，缩窄鼻翼，用鼻中隔软骨条支撑鼻小柱

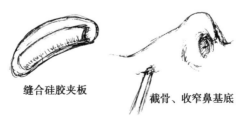

缝合硅胶夹板　　　　　截骨、收窄鼻基底

图 6-13-6　经皮间断鼻外侧截骨，贯穿缝合两侧鼻中隔夹板，外部以热塑形夹板固定

病例 14　唇裂术后继发畸形，鼻整形

【病历简介】患者女性，15岁，唇裂术后继发鼻畸形，鼻尖、鼻小柱偏向左侧，左侧鼻翼塌陷，上唇瘢痕增生。患者既往曾行唇裂术后继发畸形整形，此次为第3次手术。

【诊疗过程】全身麻醉下仰卧位。切除上唇增宽的瘢痕，直接缝合（图6-14-1）。设计鼻小柱倒"V"形切口，注入肿胀局部麻醉液，切开皮肤，取鼻翼软骨下缘切口切开黏膜，分离鼻中隔软骨（图6-14-2）。经左侧鼻内镜下行下鼻甲黏膜下切除：鼻内镜折断下鼻甲，电刀切开鼻黏膜，以鼻中隔咬骨钳咬除，取出下鼻甲骨片，电凝黏膜创面出血，检查鼻通气得到改善（图6-14-3）。经右侧耳后切口切取耳甲腔软骨，切取一条较为平直的软骨条备用；耳后切口直接缝合。用骨锉锉平鼻背（图6-14-4），将耳软骨条充填垫高鼻背，水平褥式缝合（预防鼻中隔支架偏曲），彻底松解患侧鼻翼软骨（图6-14-5）。将柳叶状耳软骨充填于患侧鼻翼软骨表面，改善局部凹陷，闭合切口，置入鼻中隔夹板缝合固定（图6-14-6）。最后经皮间断鼻外侧截骨收窄鼻根，外部用热塑形夹板固定（图6-14-7）。

【治疗结果】术后14天拆除鼻中隔夹板。患者鼻通气明显改善，外形满意。

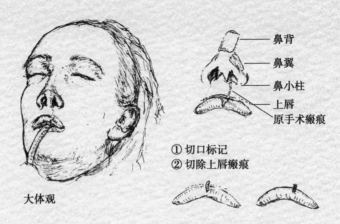

鼻背
鼻翼
鼻小柱
上唇
原手术瘢痕

① 切口标记
② 切除上唇瘢痕

大体观

图 6-14-1　唇裂术后继发畸形，左侧鼻翼塌陷，鼻小柱偏向左侧，上唇瘢痕予切除缝合

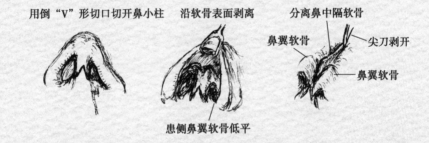

用倒"V"形切口切开鼻小柱　　沿软骨表面剥离　　分离鼻中隔软骨

鼻翼软骨　　　　　　　　　　尖刀剥开

　　　　　　　　　　　　　　鼻翼软骨

患侧鼻翼软骨低平

图 6-14-2　用倒"V"形切口切开鼻小柱，经鼻翼缘切口切开鼻黏膜，分离鼻中隔软骨

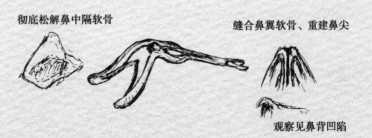

彻底松解鼻中隔软骨　　　　　缝合鼻翼软骨、重建鼻尖

观察见鼻背凹陷

图 6-14-3　切除偏曲的鼻中隔软骨，咬除骨性偏曲改善通气（下鼻甲整形），穹窿间缝合收窄鼻尖

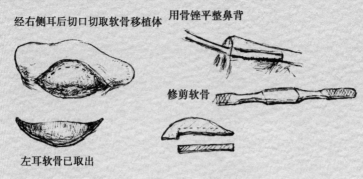

经右侧耳后切口切取软骨移植体 用骨锉平整鼻背

修剪软骨

左耳软骨已取出

图 6-14-4 切取右侧耳甲腔软骨，分离平直软骨条，锉平鼻背

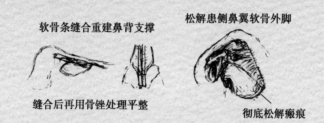

软骨条缝合重建鼻背支撑 松解患侧鼻翼软骨外脚

缝合后再用骨锉处理平整 彻底松解瘢痕

图 6-14-5 用耳软骨条充填垫高鼻背，水平褥式缝合（预防鼻中隔支架偏曲），彻底松解患侧鼻翼软骨

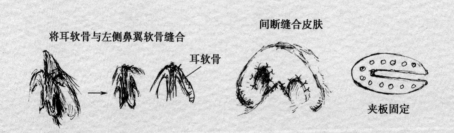

将耳软骨与左侧鼻翼软骨缝合 间断缝合皮肤

耳软骨

夹板固定

图 6-14-6 将柳叶状耳软骨充填于患侧鼻翼软骨表面，改善局部凹陷，闭合切口，支撑鼻中隔

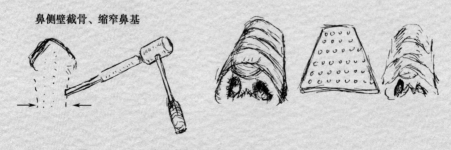

鼻侧壁截骨、缩窄鼻基

图 6-14-7 经皮间断鼻外侧截骨收窄鼻根，外部用热塑夹板固定

病例 15　闭合式鼻中隔整形

【病历简介】 患者女性，23 岁，鼻中隔偏曲伴通气障碍，行下鼻甲整形、耳软骨移植鼻中隔成形（闭合式）。

【诊疗过程】 全身麻醉下仰卧位。左侧耳后切口切取耳甲腔软骨备用；耳后切口直接缝合（图 6-15-1）。经左侧鼻内镜下行下鼻甲黏膜下切除整形，鼻内镜下折断下鼻甲，电刀切开鼻黏膜，以鼻中隔咬骨钳咬除、取出下鼻甲骨片，电凝黏膜创面出血。耳软骨分为两份，经两侧鼻孔鼻翼软骨下缘切口，剥离鼻外侧软骨与鼻中隔，植入耳软骨条，与鼻外侧软骨、鼻中隔软骨缝合固定，纠正鼻中隔偏曲（图 6-15-2）。置入鼻中隔夹板缝合固定，外部用热塑夹板固定。

【治疗结果】 术后 7 天拆除鼻中隔夹板。患者鼻通气明显改善，外形满意。

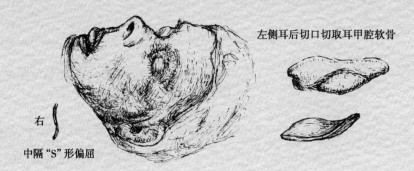

左侧耳后切口切取耳甲腔软骨

右

中隔"S"形偏屈

图6-15-1　鼻中隔偏曲患者，经左侧鼻内镜下行下鼻甲整形，切取左侧耳甲腔软骨

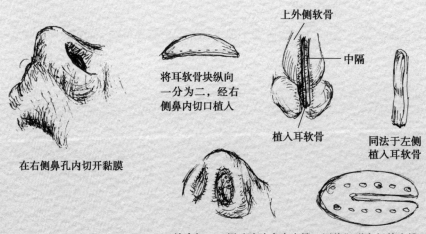

在右侧鼻孔内切开黏膜

将耳软骨块纵向一分为二，经右侧鼻内切口植入

上外侧软骨

中隔

植入耳软骨

同法于左侧植入耳软骨

缝合切口，用硅胶片合内支撑，用热塑形夹板外支撑

图6-15-2　劈开耳软骨，分别缝合固定于鼻中隔软骨支架两侧，加强鼻背

病例 16　眉提升，面部瘢痕切除，面部吸脂 + 脂肪移植，鼻成形

【病历简介】　患者女性，38 岁，颅颌面多发性骨折术后。鼻部骨折畸形愈合，行肋软骨移植鼻成形术，重建鼻尖及鼻小柱。术后鼻背软骨变形凸起，鼻尖部皮肤张力较大，外界温度降低时皮肤变白、疼痛。患者同时伴有右侧面神经额支损伤、眉下垂、面部瘢痕等问题，曾接受多次手术治疗（图 6-16-1）。

【诊疗过程】　全身麻醉下仰卧位。右颊部行脂肪抽吸，矫正既往脂肪注射组织过量；经腹部吸脂，洗涤、离心后备用（图 6-16-2）。右侧发际切口行眉提升术，切除少量皮肤，水平褥式皮内缝合闭合切口（图 6-16-3）；沿原手术切口瘢痕切开鼻小柱及鼻黏膜，咬除畸形愈合鼻骨，改善通气，锉平鼻背凸起软骨，咬除张力较大区用于支撑鼻小柱的软骨（取自肋软骨，图 6-16-4），闭合鼻部切口，面部绷带包扎固定。

【治疗结果】　术后 7 天拆线。患者鼻部皮肤血供改善，外形满意。

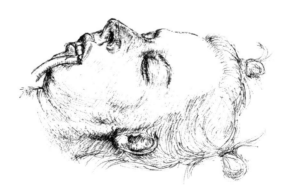

图 6-16-1　面部多发性骨折术后，鼻尖、鼻背略突出，两侧颊部轻度不对称，右侧眉下垂

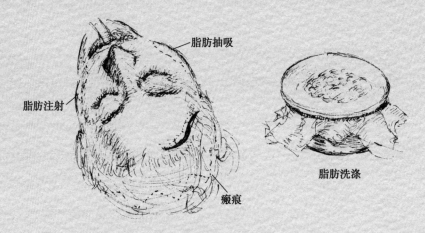

图 6-16-2　右侧颊部脂肪注射术后脂肪过厚，予以吸脂移除；左侧颊部凹陷，取腹壁脂肪注射移植；经右侧额部发际切口切开，皮下剥离，提升右眉

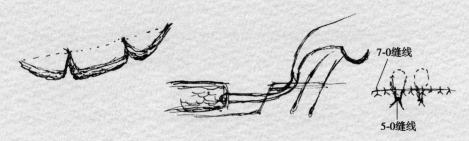

图 6-16-3　切除少量皮肤，水平褥式皮内缝合闭合切口

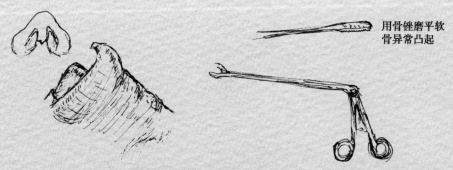

鼻尖为肋骨移植重建，略"顶"，切除少量软骨，重新塑形

图 6-16-4　原手术切口瘢痕切开鼻小柱及鼻黏膜，咬除畸形愈合鼻骨，改善通气，切除造成皮肤张力的肋软骨移植体

病例 17   开放式鼻中隔成形

【病历简介】 患者男性，22 岁，鼻中隔偏曲，轻度歪鼻畸形、鼻尖肥大，拟行开放式鼻中隔成形（图 6-17-1）。

【诊疗过程】 全身麻醉下仰卧位。设计鼻小柱阶梯样切口，沿设计线切开鼻小柱，鼻翼软骨下缘入路切开黏膜，充分游离鼻背皮瓣、显露下外侧软骨，用尖刀劈开鼻翼间韧带，显露鼻中隔软骨。切除偏曲的鼻中隔软骨备用；锉平骨性鼻背，游离上外侧软骨与下外侧软骨（图 6-17-2）。经右侧鼻内镜行下鼻甲黏膜下切除：用鼻内镜折断骨性下鼻甲，电刀切开鼻黏膜，以鼻中隔咬骨钳咬除，取出下鼻甲骨片，电凝黏膜创面出血，检查鼻通气得到改善（图 6-17-3）。切除下外侧软骨头端部分软骨条，保留 5mm 左右带状软骨条（鼻尖头侧修剪，图 6-17-4），收紧缝合，缩窄鼻翼；切除突出的上外侧软骨，将鼻中隔软骨劈为两份，置于鼻中隔软骨支架两侧，缝合加强，收紧鼻翼软骨；经皮间断鼻侧部截骨收窄根部（图 6-17-5）。贯穿缝合两侧鼻中隔夹板，外部以热塑形夹板固定（图 6-17-6）。

【治疗结果】 术后 10 天拆除鼻中隔夹板。鼻通气明显改善，患者对形态满意。

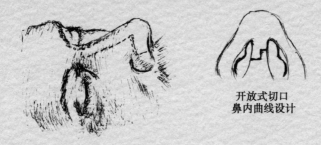

开放式切口
鼻内曲线设计

图 6-17-1　鼻中隔偏曲，轻度歪鼻畸形，鼻尖肥大，设计鼻小柱阶梯样切口

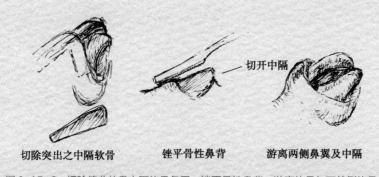

切开中隔

切除突出之中隔软骨　　　锉平骨性鼻背　　　游离两侧鼻翼及中隔

图 6-17-2　切除偏曲的鼻中隔软骨备用，锉平骨性鼻背，游离软骨与下外侧软骨

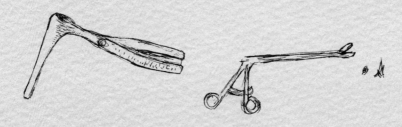

图 6-17-3　用鼻内镜折断影响通气的骨性下鼻甲，逐片取出

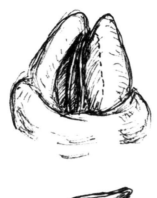

图 6-17-4　切除下外侧软骨头端部分软骨条

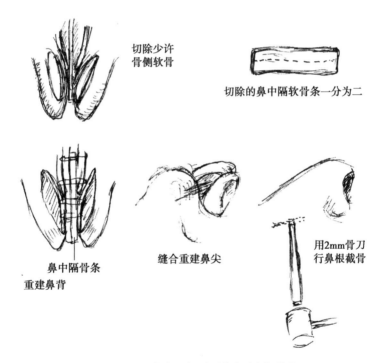

切除少许
骨侧软骨

切除的鼻中隔软骨条一分为二

鼻中隔骨条
重建鼻背

缝合重建鼻尖

用2mm骨刀
行鼻根截骨

图 6-17-5　鼻尖重建，经皮间断鼻侧部截骨

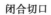

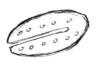

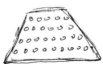

闭合切口

缝合鼻内支撑

热塑形夹板外固定

图 6-17-6　闭合切口，鼻中隔支持缝合固定，外部夹板固定

【述评】

　　（病例 12 ~ 17）白色人种面部狭长，外鼻是面部最突出的部位，对面容有重要的影响。从正面看，眉弓与外鼻形成倒"T"形，因面颊部较窄、眼窝较深，鼻部的些许偏曲便十分明显；从侧面看，外鼻是中面部的核心，鼻背、鼻尖曲线显著影响面部形态。

　　理想中的鼻子是与面部形态比例和谐、平直对称的，简单地讲，是"中庸"的。以这种理想的情况作为参照，白色人种的鼻部畸形问题通常与组织"过度"发育有关：偏曲的鼻中隔、肥大的鼻头、隆起的鼻背都带有更多的软骨；歪鼻与驼峰鼻更像是生长旺盛的软骨为充分使用有限空间的尝试，而发育不足（如鞍鼻）则较少发生。

　　影响形态的鼻部问题多数开始于青春发育期，而这一时期也是心理发育的关键时期。因此，鼻整形患者接受手术年龄普遍较早。由于受众巨大且具有一定的挑战性，鼻整形术一直是美国整形外科学界最关注的议题之一。经常有这样的对话发生在手术间里："10 号手术间有鼻子。""啊？谁的？""怎么做的？说来听听！"对年轻住院医生来说，整形外科可以划分为鼻整形和其他整形。

　　鼻的基本功能包括通气、嗅觉、加热和湿润空气及美学作用。鼻下部形态由软骨决定。因此，软骨塑形、移植是鼻整形的核心内容。良好的手术效果，取决于医生对软骨的娴熟应用。常用的软骨移植体为鼻中隔软骨、耳软骨或肋软骨。总的来说，针对白色人种的鼻成形有三个基本目的，即实现良好的鼻通气功能、挺直的鼻背、柔和且适当收窄的鼻尖。

美国患者初次鼻整形很少用到肋软骨。由于鼻中隔软骨发达，有时单凭鼻中隔软骨移植即可实现鼻背填充及鼻小柱支撑，并可用耳软骨作为补充。使用肋软骨一般是在二次鼻整形或解决比较复杂的临床问题。相对地，黄色人种鼻部软骨相对薄弱，鼻中隔软骨量少、软骨强度不足，鼻下部皮肤较肥厚，鼻根部塌陷，面部轮廓柔和，国内整形外科医生面对更多的是如何在鼻部做好"加法"的问题。病例 17 是一例外伤后采用肋软骨进行鼻整形的患者，在术后第二年就出现了软骨变形、局部张力过大等问题，需要手术修复。

无论国内还是国外，鼻整形的基本原则是相通的。在借鉴国外医生手术方法的同时，也要不断探索，完善适合中国人解剖特点的鼻整形术式。

第二十八章　眼睑整形

病例 18   老年性上睑下垂，上睑成形术

【病历简介】 患者女性，82 岁，上睑松弛、遮挡视线，拟行上睑成形术。

【诊疗过程】 夹持法确定皮肤切除范围，标记上睑皮肤切除范围，两脚规检查
切口高度、切皮范围，确保两侧一致。局部麻醉浸润后，切开皮
肤，在眼轮匝肌表面切除冗余组织，仔细止血，间断缝合切口
（图 6-18-1）。术后局部轻度加压包扎。

【治疗结果】 术后 7 天拆线，愈合顺利，形态满意。

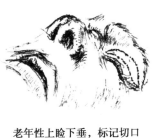

① 局麻浸润
② 沿设计线切开皮肤，
　 眼轮匝肌表面剥离

老年性上睑下垂，标记切口

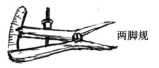

两脚规

③ 间断缝合切口

图 6-18-1　老年性上睑松弛，行上睑成形术

病例 19　上睑松弛，上睑成形术

【病历简介】 患者女性，61岁，上睑松弛（图6-19-1），拟行上睑成形术。

【诊疗过程】 夹持法确定皮肤切除范围，标记上睑皮肤切除范围，两脚规检查切口高度、切皮范围，确保两侧一致。局部麻醉浸润后，切开皮肤，在眼轮匝肌表面切除冗余组织。内侧眼轮匝肌表面切开，打开眶隔，切除疝出的内侧眶脂肪团，仔细止血，连续皮内缝合切口（图6-19-2）。术后局部轻度加压包扎。

【治疗结果】 术后愈合顺利，形态满意。

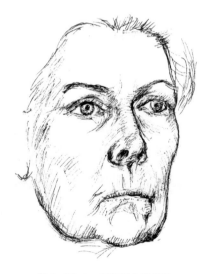

图6-19-1　老年性上睑松弛

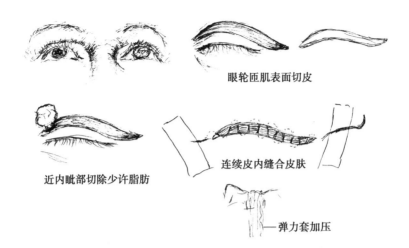

眼轮匝肌表面切皮

近内眦部切除少许脂肪

连续皮内缝合皮肤

弹力套加压

图 6-19-2　上睑成形术

【述评】

（病例18、病例19）睑成形术（blepharoplasty）较少单独作为美容手术开展，多作为面部年轻化手术的组成部分，与除皱术一同完成。

除少数先天性畸形，白色人种先天性为双眼皮，罕见内眦赘皮。因此，睑成形术受众主要为老年人，为解决松弛皮肤遮挡视线而接受手术。在国内，重睑术是开展最普遍的美容手术。白色人种的眼部形态特点部分是由骨骼结构决定的，其突出的前额使眼窝深陷、天然形成重睑；颧弓锐利的转折令外眦巩膜自然外露。在平面的纸上虽然能画出立体画，但不能换角度看；对于面部轮廓比较柔和的中国人，有些手术不值得提倡。

第二十九章　肥胖相关整形

病例 *20*　　耻骨上软组织切除成形术

【病历简介】　患者女性，45岁，重度肥胖，耻骨上皮肤松垂，会阴部反复感
　　　　　　　染破溃。拟行耻骨上软组织切除成形术（图6-20-1）。

【诊疗过程】　全身麻醉下取仰卧位，标记耻骨上皮肤切除范围（以预判皮肤可
　　　　　　　无张力闭合为准，图6-20-2），沿标记线切开皮肤，切除冗余
　　　　　　　组织，创面彻底止血，留置负压引流，水平褥式缝合皮肤（不缝
　　　　　　　合皮下组织），局部加压包扎（图6-20-3）。

【治疗结果】　术后5天拔除引流，14天拆线，切口顺利愈合。

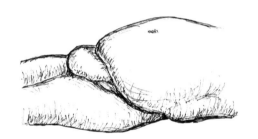

图6-20-1　重度肥胖患者，耻骨上软组织松垂
　　　　　致局部反复感染破溃

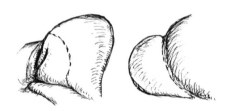

图6-20-2　标记切除范围，以皮肤可无张力
　　　　　闭合为准

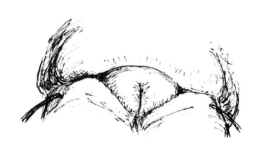

图6-20-3　切除冗余组织，创面留置负压引流，间断缝合切口

病例 21　上臂软组织切除成形术

【病历简介】患者女性，40岁，重度肥胖，上臂软组织松垂，局部反复发作湿疹，拟行上臂冗余组织切除成形术（图6-21-1）。

【诊疗过程】全身麻醉下取仰卧位，患肢外展。梭形标记双上臂松垂组织，肘关节部位设计鱼尾状切口（图6-21-2）。于深筋膜表面切除冗余组织，创面止血，留置引流管，间断缝合切口。双上肢以弹力套加压包扎。

【治疗结果】术后4天拔除引流，14天拆线，切口顺利愈合。

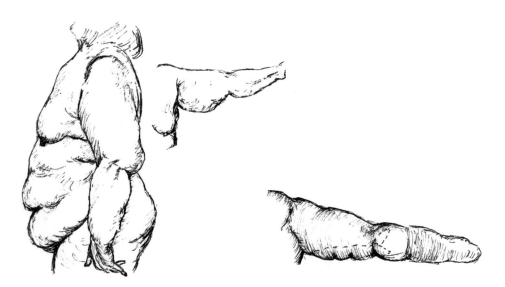

图6-21-1　重度肥胖患者，上臂软组织松垂，局部反复发作湿疹

图6-21-2　梭形标记切除范围，肘关节处设计鱼尾状切口

病例 22　腹部半环形软组织切除成形 + 脐疝修补术

【病历简介】　患者女性，48岁，重度肥胖、腹部软组织松垂、脐疝，拟行腹部半环形冗余组织切除成形、疝修补术。

【诊疗过程】　全身麻醉下取仰卧位，标记下腹部皮肤切除范围、上腹部皮下松解范围（图6-22-1）。沿标记线切开下腹皮肤，于腹壁腱膜表面切除冗余组织，注意保留薄层脂肪，以利于术后愈合。至脐周见组织疝出（脐疝）。皮肤表面牵拉，环形切开脐周皮肤，游离脐，游离疝囊，继续向上方游离皮瓣。普通外科医生行疝修补术：还纳疝囊，折叠加强缝合腹直肌前鞘。完成疝修补后，切除下腹部冗余皮肤，留置负压引流，间断缝合切口（图6-22-2）。

【治疗结果】　术后7天拔除引流，14天拆线。切口中段出现脂肪液化，经换药后顺利愈合。

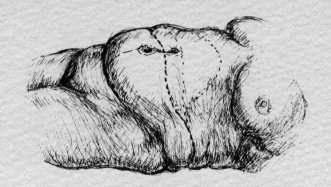

图 6-22-1　重度肥胖患者，腹部软组织松垂、脐疝，标记手术切口

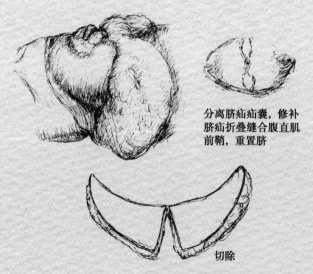

分离脐疝疝囊，修补
脐疝折叠缝合腹直肌
前鞘，重置脐

切除

图 6-22-2　腹壁整形并修补脐疝

病例 23   腹部半环形软组织切除成形术

【病历简介】 患者女性，56 岁，重度肥胖，拟行腹壁成形术。

【诊疗过程】 全身麻醉下取仰卧位，标记下腹部皮肤切除范围、上腹部皮下松
解范围（图 6-23-1）。沿标记线切开下腹皮肤，于腹壁腱膜表
面切除冗余组织，注意保留薄层脂肪，切除下腹部冗余皮肤，留
置负压引流，间断缝合切口。

【治疗结果】 术后 7 天拔除引流，14 天拆线。切口顺利愈合。

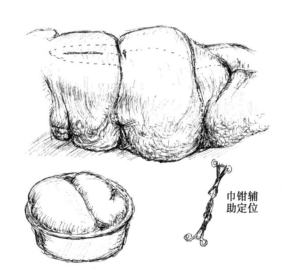

巾钳辅
助定位

图 6-23-1 重度肥胖患者，标记下腹部皮肤切除范围

病例 24   埋藏性阴茎矫正术

【病历简介】 患者男性，38岁，重度肥胖、阴茎显露不良，拟行埋藏性阴茎
矫正术。

【诊疗过程】 全身麻醉下取仰卧位，标记会阴周围冗余组织，拟切除下腹部、
双侧大腿内侧多余组织（图6-24-1）。患者术前有尿路梗阻症
状，术前行膀胱镜检查见尿道狭窄。麻醉后用尿道扩张探子梯
次扩张尿道，插入导尿管。在冠状沟下0.5cm切开包皮内板，
用脱套法行包皮环切术，间断闭合切口（图6-24-2）。沿标记
线切除耻骨上、两侧腹股沟区冗余皮肤及皮下组织，拉紧皮肤
（图6-24-3），展平阴茎根部皮肤使阴茎外露，阴茎根部的真
皮与Buck筋膜缝合固定；仔细止血，留置引流管，缝合皮下组
织，钉合皮肤（图6-24-4）。

【治疗结果】 术后6天拔除引流，14天拆钉。切口顺利愈合，阴茎显露满意。

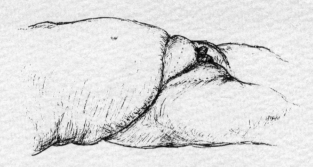

图 6-24-1　重度肥胖患者，阴茎显露不良

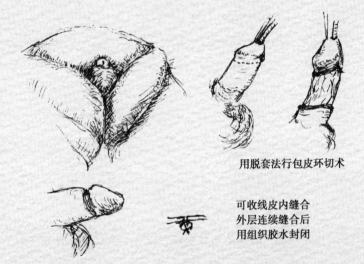

用脱套法行包皮环切术

可收线皮内缝合
外层连续缝合后
用组织胶水封闭

图 6-24-2　用脱套法行包皮环切术

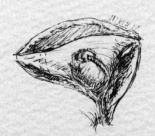

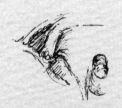

沿标记线棱形切除腹股沟、
会阴区冗余皮肤及皮下脂肪

切开两侧三角尖端适当剥离，
使局部组织更加平整

图 6-24-3　切除耻骨上及双侧腹股沟区冗余皮肤及皮下脂肪

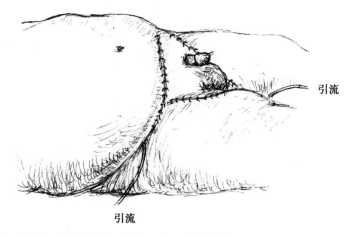

引流

引流

图 6-24-4　展平皮肤使阴茎外露，阴茎根部的真皮与 Buck 筋膜缝合固定

【述评】

（病例 20 ～ 24）肥胖不但是美国沉重的社会问题，也是美国的整形外科同行经常面对的一类特殊临床美容问题。

单纯冗余组织切除会暂时改善局部问题，但并不是解决肥胖及与之相关健康问题的根本方式。一位教授曾开玩笑地问我："中国没有这样的病人吧，有何评价？" 我的回答是："无法评价（no comments）"。中国是发展中国家，还没有富裕到大街上随处可见体重严重超标人群的程度；也希望这种现象不会出现，在国民健康、卫生保健领域，我们要走出中国特色。

第三十章　毛发移植

病例 25　　颞部脂溢性脱发，毛发移植术（FUT 技术）

【病历简介】　患者男性，55 岁，双侧颞顶部脂溢性脱发。5 年前曾行毛发移植，术后效果满意。此次因颞顶部脱发进展拟补植（图 6-25-1）。

【诊疗过程】　静脉麻醉下取仰卧位，适当修剪枕部毛发（图 6-25-2）。组装多刃刀（图 6-25-3），顺毛发生长方向调整好角度，于枕部切取毛囊单位（图 6-25-4）。供区直接拉拢缝合（图 6-25-5）。将切取的毛发单位平置于压舌板上，切除毛囊下方的脂肪组织，手术放大镜下制备毛囊移植单位（图 6-25-6）。毛囊单位置于低温培养皿中保持湿润备用（图 6-25-7），标记双侧颞顶部发际线，在秃发区沿毛发生长方向行头皮穿刺打孔（图 6-25-8），注射肿胀液用尖针适当扩充孔道（图 6-25-9）。循皮肤出血点找到打孔点，在孔道内逐根植入毛囊单位（图 6-25-10），冲洗后用杆菌肽凡士林油膏涂抹，纱布敷料加压包扎（图 6-25-11）。

【治疗结果】　术后 3 天换药、清理血痂。术后毛发一过性脱落，半年后顺利新生，患者满意。

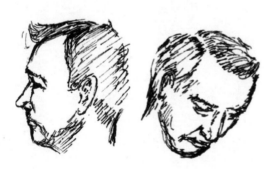

图 6-25-1　双侧颞顶部脂溢性脱发，正侧位观

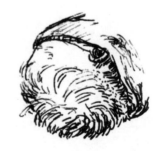

图 6-25-2　适当修剪枕部毛发

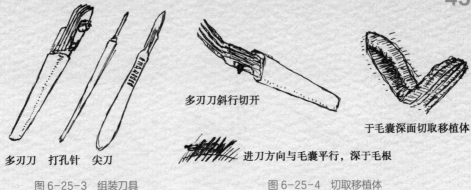

多刃刀　打孔针　尖刀

图 6-25-3　组装刀具

多刃刀斜行切开

进刀方向与毛囊平行，深于毛根

图 6-25-4　切取移植体

于毛囊深面切取移植体

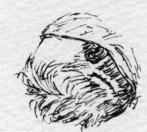

图 6-25-5　供区直接拉拢缝合

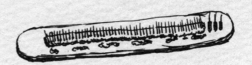

图 6-25-6　在压舌板上分离毛囊移植单位

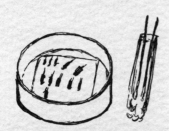

图 6-25-7　分离毛囊单位，置于湿
润培养皿中，用冰水保存

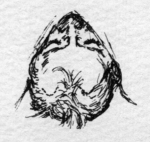

图 6-25-8　受区头皮打孔（虚线为标记线）

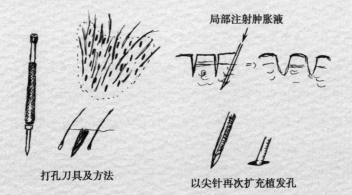

打孔刀具及方法

局部注射肿胀液

以尖针再次扩充植发孔

图 6-25-9　用锥形刀顺毛发方向打孔，注射肿胀液，扩充植发孔

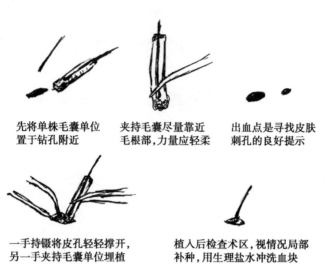

先将单株毛囊单位　　　　夹持毛囊尽量靠近　　　　出血点是寻找皮肤
置于钻孔附近　　　　　　毛根部,力量应轻柔　　　　刺孔的良好提示

一手持镊将皮孔轻轻撑开,　　　　植入后检查术区,视情况局部
另一手夹持毛囊单位埋植　　　　　补种,用生理盐水冲洗血块

图6-25-10　植入单株毛囊单位

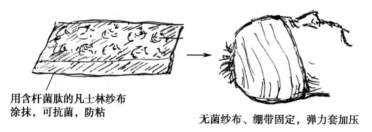

用含杆菌肽的凡士林纱布
涂抹,可抗菌,防粘

无菌纱布、绷带固定,弹力套加压

图6-25-11　术区加压固定

【述评】

　　毛发移植是一项需要耐心与体力的工作。虽然手术并不复杂,但毛发移植并非机械性的重复性工作,医生结合患者特点制订个体化治疗方案是决定手术后效果的根本因素。疏密有度的打孔点、错落有致的发际线设计,能够使术后新生的头发形态自然。理想的植发效果是看不出接受过手术,这也是一种临床艺术。

参考文献

[1] ANGHEL E L, KIM P J. Negative-pressure wound therapy: a compre-hensive review of the evidence. Plast ReconstrSurg, 2016, 38(3 Suppl): 129S-137S.

[2] BLACKBURN J H II, BOEMI L, HALL W W, et al. Negative-pressure dressings as a bolster for skin grafts. Ann Plast Surg, 1998, 40(5): 453-457.

[3] EISENHARDT S U, MOMENI A, IBLHER N, et al. The use of the vacuum-assisted closure in microsurgical reconstruction revisited: appli-cation in the reconstruction of the posttraumatic lower extre-mity. J ReconstrMicrosurg, 2010, 26(9): 615-622.

[4] STANNARD J P, VOLGAS D A, MCGWIN G III, et al. Incisional negative pressure wound therapy after high-risk lower extremity frac-tures. J Orthop Trauma, 2012, 26(1): 37-42.

[5] REISS N, SCHUETT U, KEMPER M, et al. New method for sternal closure after vacuum-assisted therapy in deep sternal infections after cardiac surgery. Ann ThoracSurg, 2007, 83(6): 2246-2247.

[6] ATKINSON R A, CULLUM N A. Interventions for pressure ulcers: a summary of evidence for prevention and treatment. Spinal Cord, 2018, 56(3): 186-198.

[7] LARSON D L, HUDAK K A, WARING W P, et al. Protocol management of late-stage pressure ulcers: a 5-year retrospective study of 101 consecutive patients with 179 ulcers. Plast ReconstrSurg, 2012, 129(4): 897-904.

[8] NELSON E A, BELLl-SYER S E. Compression for preventing recurrence of venous ulcers. Cochrane Database Syst Rev, 2014, 9: CD002303.

[9] FIRRIOLO J M, GANSKE I M, PIKE C M, et al. Long-term outcomes after flap reconstruction in pediatric pressure ulcers. Ann Plast Surg, 2018, 80(2): 159-163.

[10] LEE S S, HUANG S H, CHEN M C, et al. Management of recurrent ischial pressure sore with gracilis muscle flap and V-Y profunda femoris artery perforator-based flap. J Plast ReconstrAesthetSurg, 2009, 62(10): 1339-1346.

[11] STROBEL A M, FEY R. Emergency care of pediatric burns. Emerg Med Clin North Am, 2018, 36(2): 441-458.

[12] RIMMER R B, WEIGAND S, FOSTER K N, et al. Scald burns in young children—a review of Arizona burn center pediatric patients and a proposal for prevention in the Hispanic community. J Burn Care Res, 2008, 29(4): 595-605.

[13] MUN G H, JEON B J, LIM S Y, et al. Reconstruction of postburn neck contractures using free thin thoracodorsal artery perforator flaps with cervicoplasty. Plast ReconstrSurg, 2007, 120(6): 1524-1532.

[14] GRISHKEVICH V M. Shoulder adduction contracture after burn: anatomy and treatment with quadrangular local scar subcutaneous pedicled flap, a new approach. Burns, 2013, 39(7): 1423-1429.

[15] SINGH M, NUUTILA K, COLLINS K C, et al. Evolution of skin grafting for treatment of burns: reverdin pinch grafting to Tanner mesh grafting and beyond. Burns, 2017, 43(6): 1149-1154.

[16] VERBELEN J, HOEKSEMA H, PIRAYESH A, et al. Exposed tibial bone after burns: flap reconstruction versus dermal substitute. Burns, 2016, 42(2): e31-37.

[17] BRANCH L G, CRANTFORD C, CUNNINGGHAM T, et al. Long-term outcomes of pediatric cranial reconstruction using resorbableplating systems for the treatment of craniosynostosis. J CraniofacSurg, 2017, 28(1): 26-29.

[18] ZHANG G, TAN H, QIAN X, et al. A systematic approach to predicting spring force for sagittal craniosynostosis surgery. J CraniofacSurg, 2016, 27(3): 636-643.

[19] ALLRED L J, CRANTFORD J C, REYNOLDS M F, et al. Analysis of pediatric maxillofacial fractures requiring operative treatment: characteristics,

management, and outcomes. J CraniofacSurg, 2015, 26(8): 2368-2374.

[20] WOODS J S, PURZYCJI A, THOMPSON J, et al. The use of brainlabnavigation in Le Fort IIIosteotomy. J CraniofacSurg, 2015, 26(3): 616-619.

[21] BRANCH L G, KESTY K, KREBS E, et al. ARGENTA clinical classification of deformational plagiocephaly. J CraniofacSurg, 2015, 26(3): 606-610.

[22] CRANTFORD J C, WOOD B C, CLAIBORNE J R, et al. Evaluating the safety and efficacy of tranexamic acid administration in pediatric cranial vault reconstruction. J CraniofacSurg, 2015, 26(1): 104-107.

[23] COUTURE D E, CRANTFORD J C, SOMASUNDARAM A, et al. Efficacy of passive helmet therapy for deformational plagiocephaly: report of 1 050 cases. Neurosurg Focus, 2013, 35(4): E4.

[24] SHOWALTER B M, CRANTFORD J C, RUSSELL G B, et al. The effect of reusable versus disposable draping material on infection rates in implant-based breast reconstruction: a prospective randomized trial. Ann Plast Surg, 2014, 72(6): S165-S169.

[25] FORSBERG C G, KELLY D A, WOOD B C, et al. Aesthetic outcomes of acellular dermal matrix in tissue expander/implant-based breast reconstruction. Ann Plast Surg, 2014, 72(6): S116-120.

[26] WOOD B C, LEVINE E A, MARKS M W, et al. Outcomes of immediate breast reconstruction in patients undergoing single-stage sentinel lymph node biopsy and mastectomy. Ann Plast Surg, 2011, 66(5): 564-567.

[27] FIGUS A, CANU V, IWUAGWU F C, et al. DIEP flap with implant: a further option in optimising breast reconstruction. J Plast ReconstrAesthetSurg, 2009, 62(9): 1118-1126.

[28] CHUN Y S, SINHA I, TURKO A, et al. Comparison of morbidity, functional outcome, and satisfaction following bilateral TRAM versus bilateral DIEP flap breast reconstruction. Plast ReconstrSurg, 2010, 126(4): 1133-1141.

[29] ZHONG T, HOFER S O, MCGREADY D R, et al. A comparison of surgical complications between immediate breast reconstruction and mastectomy: the impact on delivery of chemotherapy–an analysis of 391 procedures. Ann SurgOncol, 2012, 19(2): 560-566.

[30] EO S, KIM Y, CHO S. Vacuum-assisted closure improves the incorporation of artificial dermis in soft tissue defects: Terudermis® and Pelnac®. Int Wound J, 2011, 8(3): 261-267.

[31] KOMOROWSKA-TIMEK E, GABRIEL A, BENNETT D C, et al. Artificial dermis as an alternative for coverage of complex scalp defects following excision of malignant tumors. Plast ReconstrSurg, 2005, 115(4): 1010-1017.

[32] BRUNETTI B, TENNA S, AVETA A, et al. Free-style local perforator flaps: versatility of the v-y design to reconstruct soft-tissue defects in the skin cancer population. Plast ReconstrSurg, 2013, 132(2): 451-460.

[33] KARSIDAG S, OZCAN A, SUMER O, et al. Single-stage ala nasi reconstruction: lateral nasal artery perforator flap. J CraniofacSurg, 2010, 21(6): 1887-1889.

[34] WONG S, MELIN A, REILLY D. Head and neck reconstruction. Clin Plast Surg, 2017, 44(4): 845-856.

[35] BEHAR J M, WINSTON J S, KNOWLES J, et al. Radial artery aneurysm resulting from repetitive occupational injury: tailor's thumb. Eur J VascEndovascSurg, 2007, 34(3): 299-301.

[36] HUANG H F, YEONG E K. Surgical treatment of distal digit amputation: success in distal digit replantation is not dependent on venous anastomosis. Plast ReconstrSurg, 2015, 135(1): 174-178.

[37] YOON A P, KIM J, EO S, et al. Reverse radial forearm flap to provide arterial inflow to a toe transfer. Plast ReconstrSurg, 2015, 136(4 Suppl): 25.

[38] MOORE A M, FRANCO M, TUNG T H. Motor and sensory nerve transfers in

the forearm and hand. Plast ReconstrSurg, 2014, 134(4): 721-730.

[39] FELDMAN G, ROZEN N, RUBIN G. Dupuytren's contracture: current treatment methods. Isr Med Assoc J, 2017, 19(10): 648-650.

[40] TZIKAS T. Autologous fat grafting combined with facelifting. Facial Plast Surg, 2017, 33(3): 285-298.

[41] GUNDESLIOGLU A O, ALTUNTAS Z, INAN I, et al. Cleft lip nose correction combining open rhinoplasty with the Dibbel technique. J CraniofacSurg, 2015, 26(3): 682-686.

[42] WAITE P D. Internal septorhinoplasty technique. Oral MaxillofacSurg Clin North Am, 2012, 24(1): 109-117.

跋

学习是做医生的终生任务之一。写完这本书，我更加深刻地认识到自己的不足。书中有些点评可能是肤浅片面的，请读者批判看待。

中美两国的医疗体系有很大的差异。在美国医疗体系框架内，保险公司、患者和医生三者处于博弈状态。这本书所记录的临床问题解决方案，应当放在美国医疗体系大背景下加以审视。作者个人认为，虽然美国医生的有些工作方法并不适合我国，但在注重患者安全、注重节约费用等方面是相通的，成熟的方案值得借鉴。

在历史上，绘画曾经是记载、传播医学知识的重要工具。最早的解剖学著作大多是医学专家和艺术工作者共同完成的。如今，数字化技术让医学影像资料更加精细、直观，但绘图作品具有高度概括的特点，在医学书中仍有一席之地。作为业余美术爱好者和临床工作者，作者体会绘画对临床工作也有帮助。绘画能够训练观察力和手眼协调能力，并帮助作者在紧张的工作中放松情绪、保持专注力。正如这本书——它记录了我在美国学习 1 年中的所见、所闻、所感，也帮助我有滋有味地度过了 1 年的留学生活。它会激励我在未来的工作中坚持自己的爱好，乐观、积极地工作和生活。

2023 年 8 月 17 日

图书在版编目（CIP）数据

整形外科访学笔记 / 毕宏达主编 . —北京：人民
卫生出版社，2023.6
ISBN 978-7-117-34955-0

Ⅰ . ①整⋯　Ⅱ . ①毕⋯　Ⅲ . ①整形外科手术　Ⅳ .
①R622

中国国家版本馆 CIP 数据核字（2023）第 111147 号

人卫智网	www.ipmph.com	医学教育、学术、考试、健康，购书智慧智能综合服务平台
人卫官网	www.pmph.com	人卫官方资讯发布平台

整形外科访学笔记
Zhengxing Waike Fangxue Biji

主　　编：毕宏达
出版发行：人民卫生出版社（中继线 010-59780011）
地　　址：北京市朝阳区潘家园南里 19 号
邮　　编：100021
E - mail：pmph @ pmph.com
购书热线：010-59787592　010-59787584　010-65264830
印　　刷：廊坊一二〇六印刷厂
经　　销：新华书店
开　　本：710×1000　1/16　印张：31
字　　数：482 千字
版　　次：2023 年 6 月第 1 版
印　　次：2023 年 9 月第 1 次印刷
标准书号：ISBN 978-7-117-34955-0
定　　价：228.00 元

打击盗版举报电话：010-59787491　E-mail：WQ @ pmph.com
质量问题联系电话：010-59787234　E-mail：zhiliang @ pmph.com
数字融合服务电话：4001118166　E-mail：zengzhi @ pmph.com

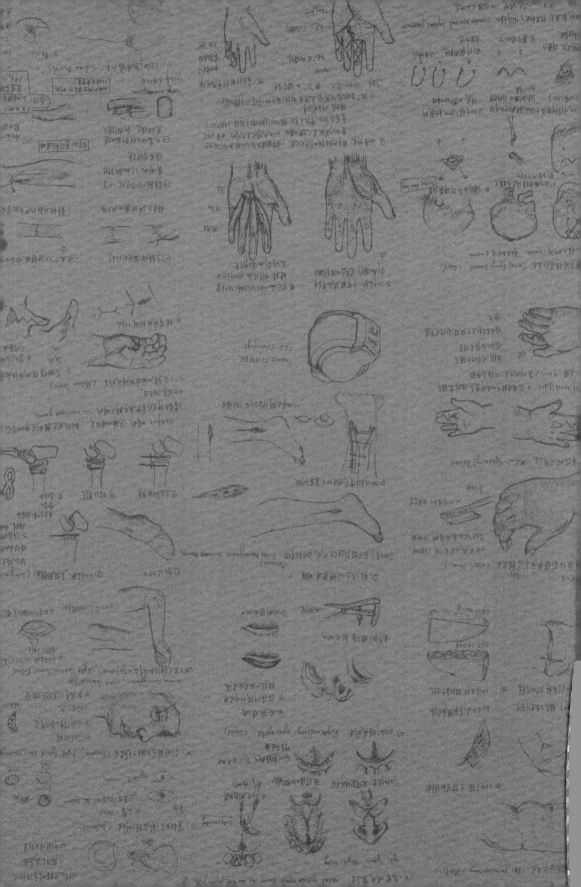